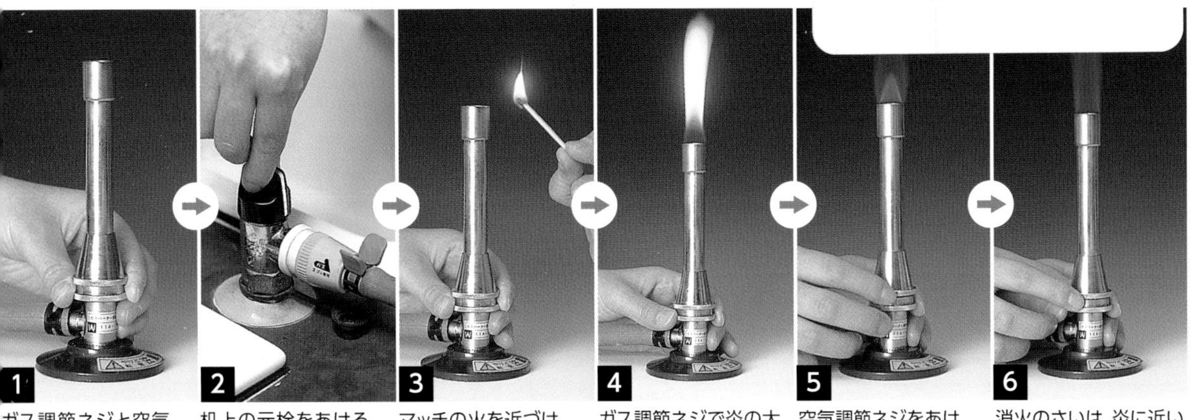

1 ガス調節ネジと空気調節ネジが閉じていることを確認する。

2 机上の元栓をあける。

3 マッチの火を近づけ，ガス調節ネジをあけて点火する。

4 ガス調節ネジで炎の大きさを決める。

5 空気調節ネジをあけ，炎の色を調節する。

6 消火のさいは，炎に近いネジから順に閉じ，最後に机上の元栓を閉じる。

試験管の加熱方法

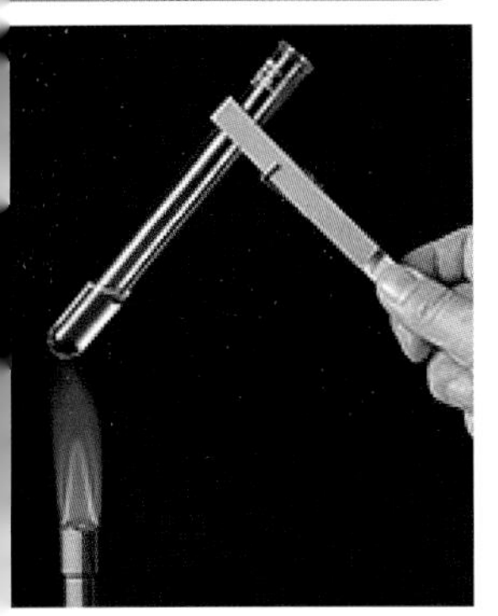

- 液量は試験管の $\frac{1}{4}$ ～ $\frac{1}{5}$
- 試験管ばさみは，試験管の上部 $\frac{1}{4}$ のあたりでつかむ。
- 試験管を斜めにして振りながら加熱する。

湯浴

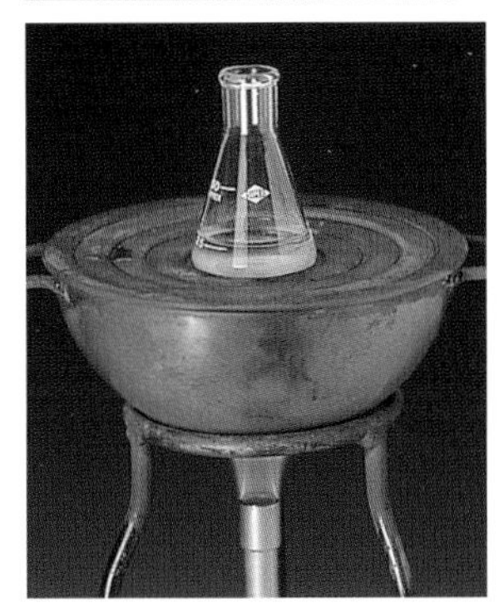

温度を100℃より上げたくない場合は，湯浴（ウォーターバス）を用いる。

蒸発皿

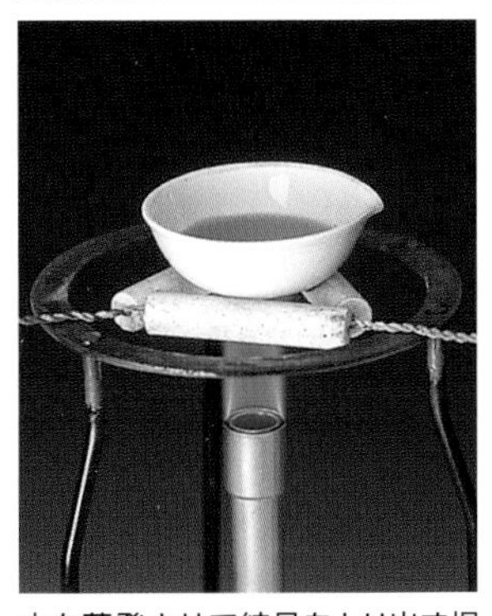

水を蒸発させて結晶をとり出す場合に用いる。最後は，はやめに火を消し，余熱で蒸発させる（結晶が飛び散ってしまうのを防ぐ）。

るつぼ

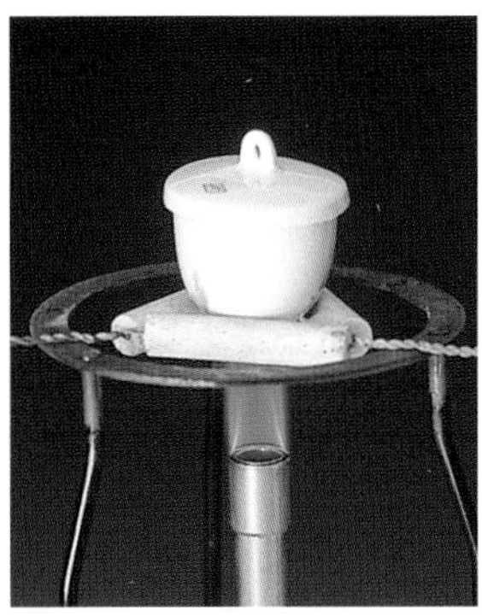

結晶を融解するなど，強熱する必要がある場合に用いる。つかむときは，るつぼばさみを用いる。

減圧ろ過

アスピレーター（水流ポンプ）で吸引し，ろ過をはやめる。ろ紙は，ブフナーろうとに平らに密着させる。止めるときは，安全びんのコックを開いてから水を止める。

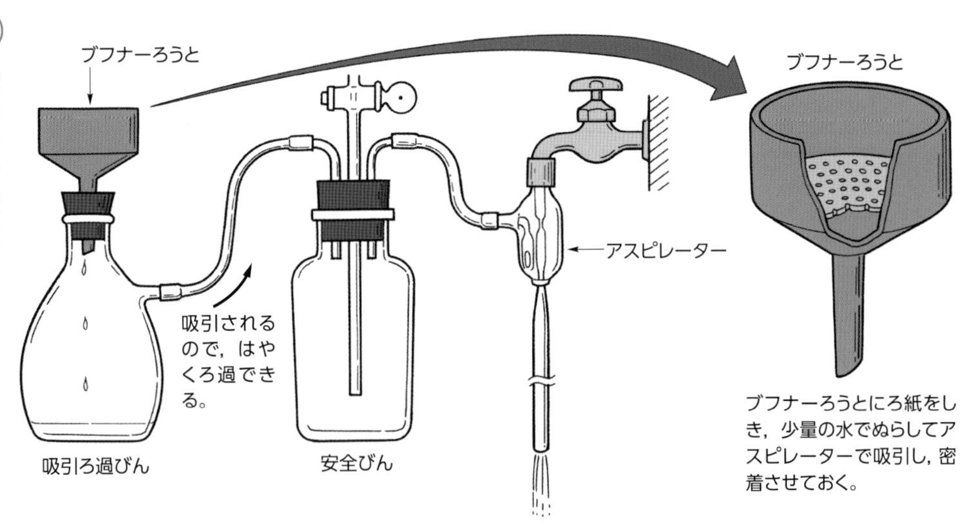

ブフナーろうとにろ紙をしき，少量の水でぬらしてアスピレーターで吸引し，密着させておく。

食品化学分析実験の基本操作 ❷

4 蒸留する

●液体の沸点の差を利用して分離する。

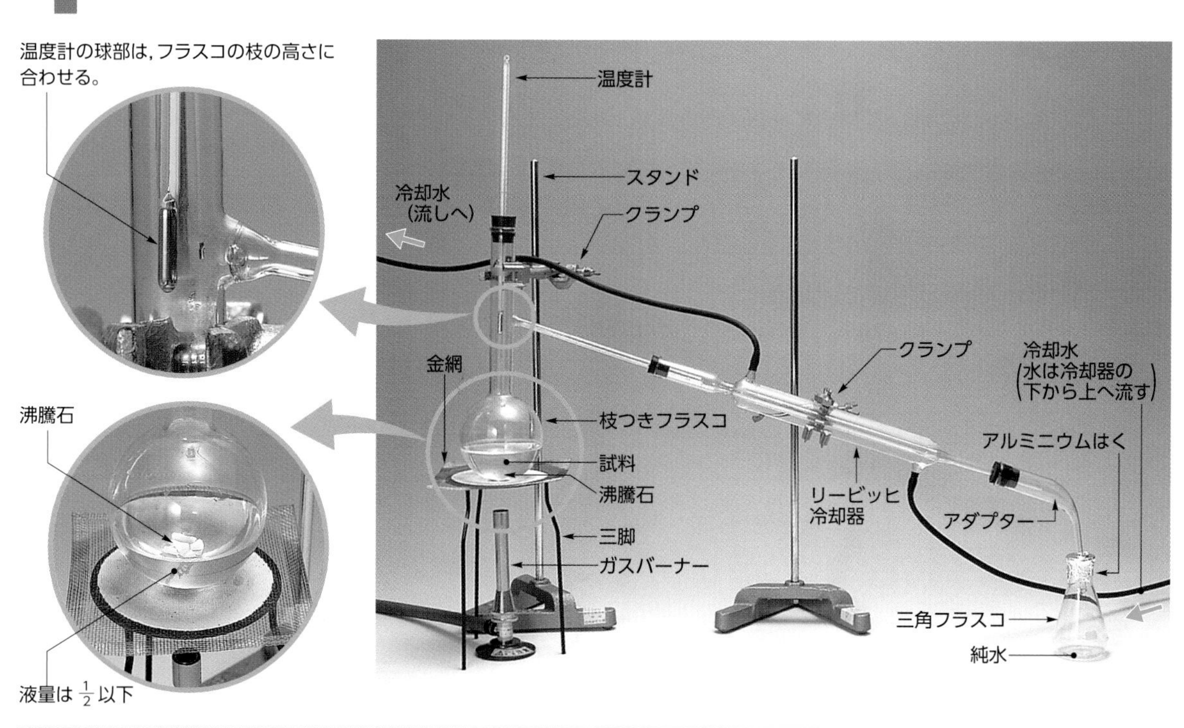

5 抽出する

●溶媒を用いて必要な成分を溶かし出して分離する。

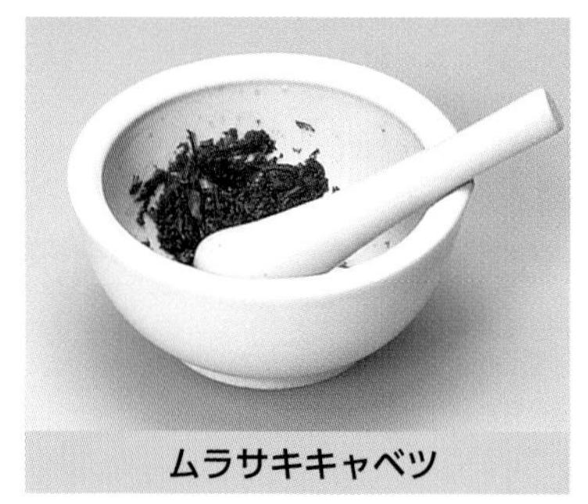
ムラサキキャベツ

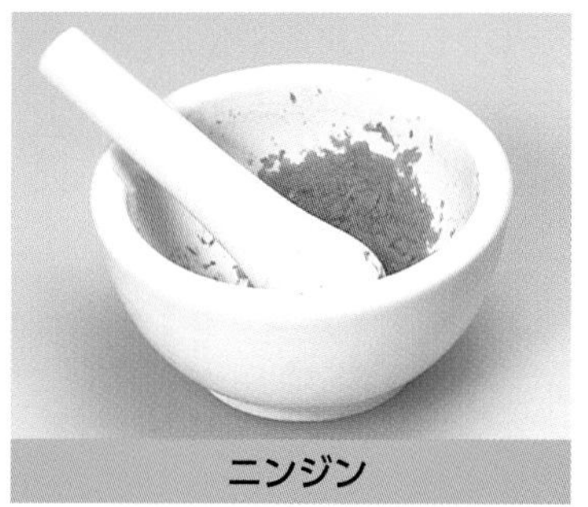
ニンジン

ムラサキキャベツとニンジンの色素を，水とシクロヘキサンで抽出する。

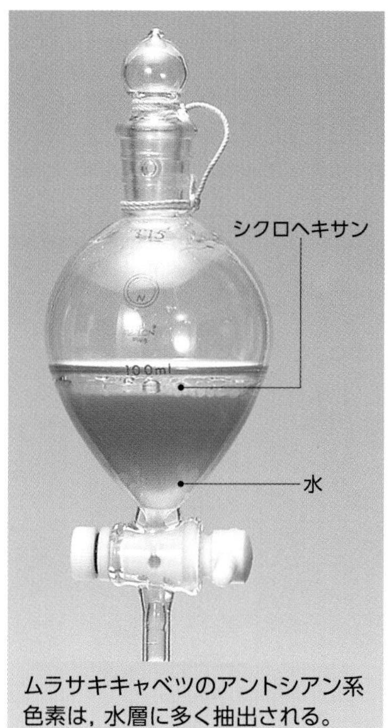

ムラサキキャベツのアントシアン系色素は，水層に多く抽出される。

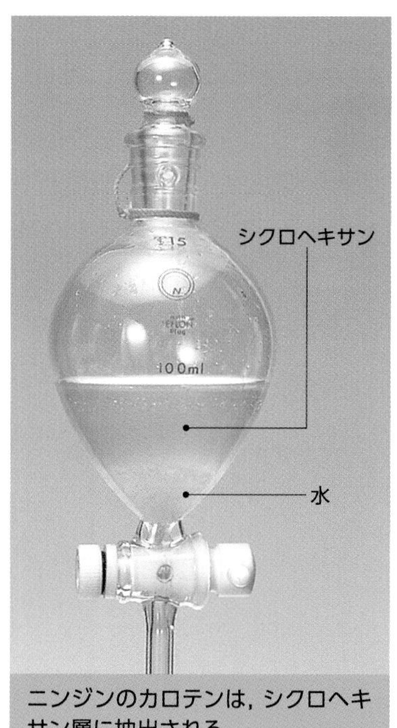

ニンジンのカロテンは，シクロヘキサン層に抽出される。

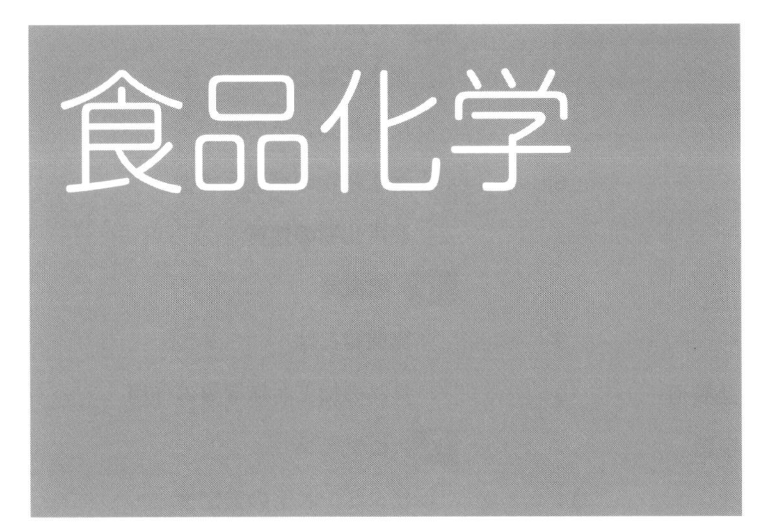

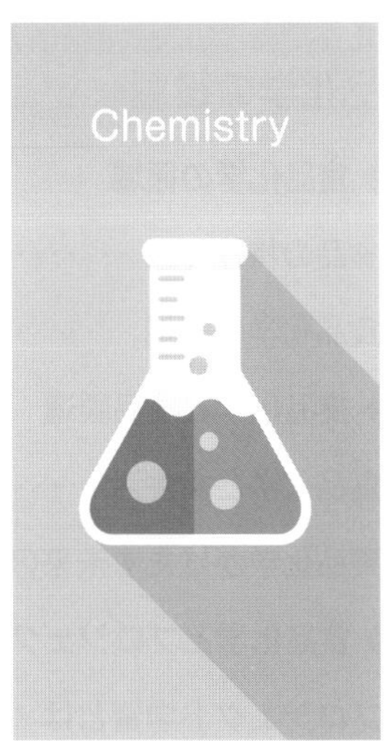

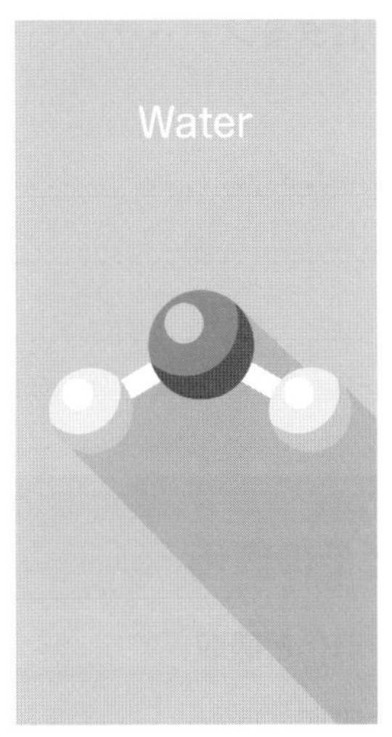

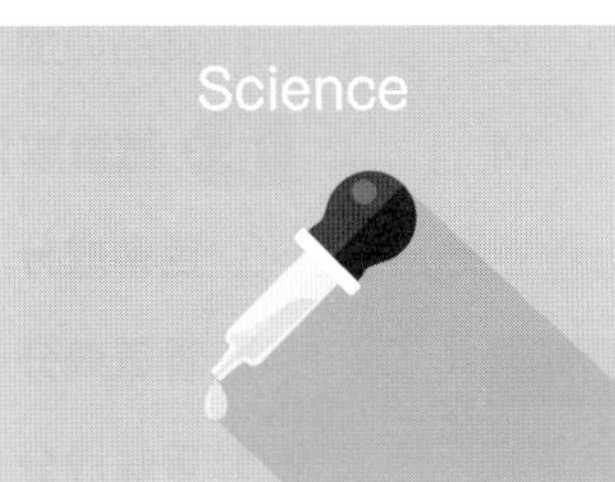

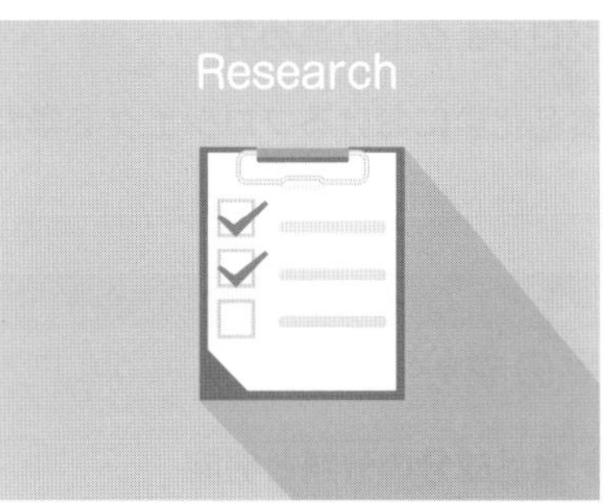

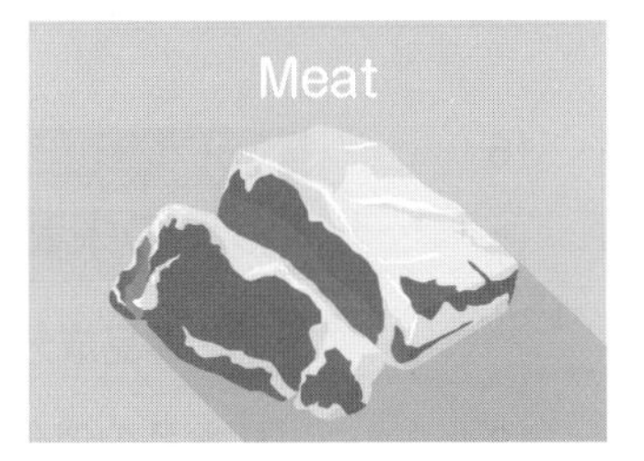

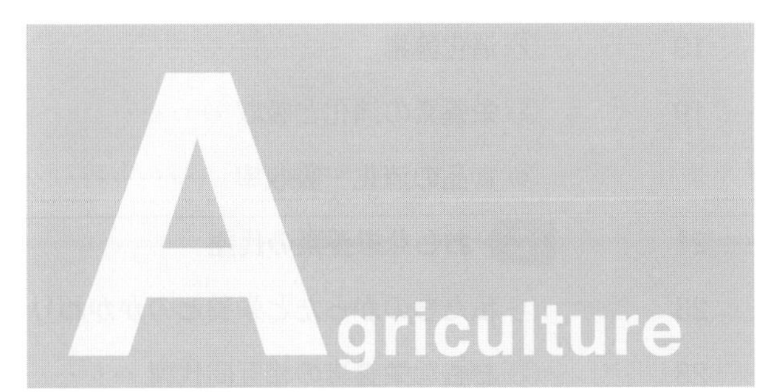

実教出版

もくじ

凡例

目標	各節の学習目標を示しました。
実験	食品の成分分析や，衛生検査に関する実験を掲載しました。
コラム	本文の内容に関連し，興味ある題材を解説しました。
やってみよう	簡単にとり組める題材を掲載しました。
調べてみよう	自学自習でとり組める課題を掲載しました。
考えてみよう	課題を考察し理解できる問題を掲載しました。

第1章

食品化学の役割

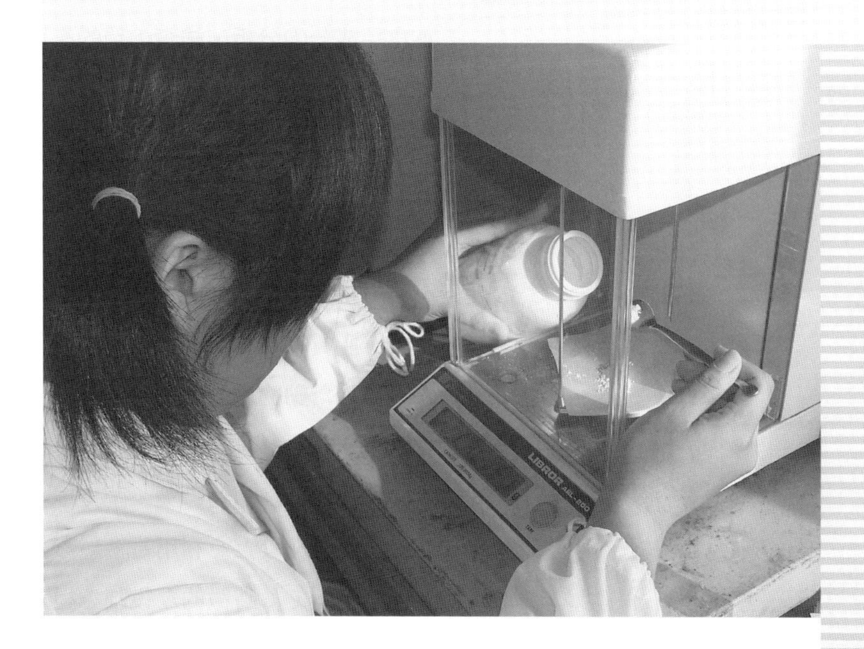

人類は，食品として，動植物の素材をそのまま利用するだけでなく，おいしく，便利で，より安全に，安心して食べられるよう，さまざまに加工し，保存の工夫をこらしてきた。さらに，栄養性や安全性を確認するため，各種の検査方法を開発してきた。これにより，だれもが，どこでも，食べたいときに，食べたい食品を，安心して，手ごろな価格で入手できるようになった。近年は，食品や食生活と健康との関係が強く意識されるようになり，特定の食品成分に，糖尿病や心疾患・大腸がん・アレルギーなどを改善する効果があることが明らかにされつつある。

また，生命科学の進展は，遺伝子組換えやクローン技術などによる食品の生産や改良を可能にしている。しかし，一方では，これらの技術によって生産・改良された食品に対する不安の声もある。

食品製造の目的は，食品をおいしく，安全に供給することにあるが，食品化学は，それを支える基礎となっている。

この章では，この食品化学の役割について学習していこう。

1 ……… 食品化学の領域

- 食品の生物的・化学的特徴を学習する。
- 食品の成分・品質変化の要因を理解する。
- 食品成分の分析・検査の目的を理解する。

1 食品の特性

あらゆる生物は，生きるために必要な物質を外界からとり入れている。植物は，二酸化炭素や水のほか，窒素・リン・カリウムなどの元素を葉や根から吸収し，さまざまな化学反応を経て炭水化物・タンパク質・脂質・ビタミンなどの有機化合物をつくり出している。一方，人を含めた動物は，植物がつくり出したこれらの有機化合物をとり入れて，生命を維持している(図 1)。

人は，食品として，植物の葉・茎・根・花蕾・果実・種子などを，動物の筋肉・乳・卵などを利用している。これらは，それぞれ生物の組織・器官として，特徴的な役割を担っている。水分を除くと，葉・茎・花蕾では，ほかの食品に比べてビタミンやミネラルなどが多く，根・果実・種子では，炭水化物やタンパク質・脂質などが多い。筋肉・乳・卵には，タンパク質や脂質などが多く含まれている。このように，組織や器官によって含まれる成分には特徴がある。

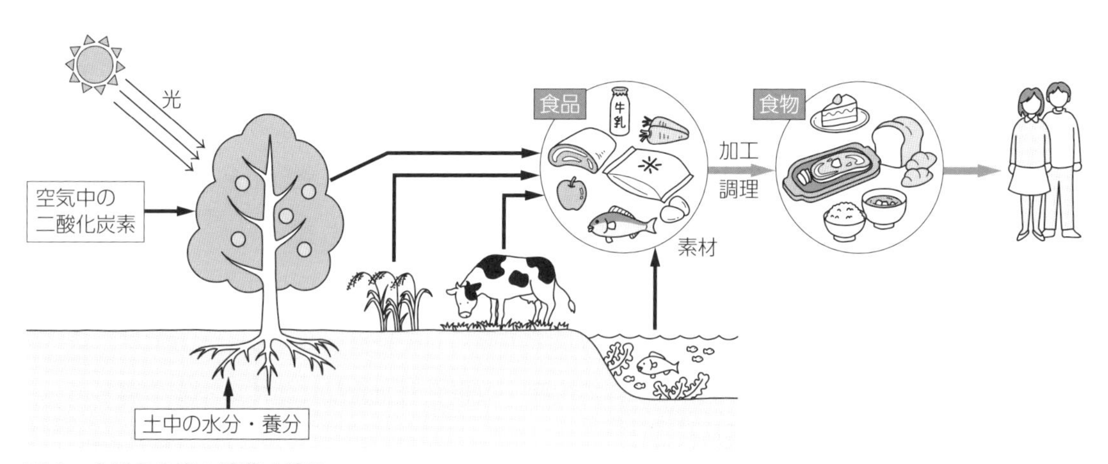

図 1　食料の生産と消費の流れ

2 食品化学の領域

食品成分の変化

食品の成分含有量やその性質は，つねに一定ではなく，生育状況や，貯蔵・加工などによって変化する。このような食品成分の変化は，生物的・化学的・物理的な要因によって引き起こされる(図2)。

◆生物的要因による変化　食品のほとんどが動植物体の一部，あるいはそれらの生産物なので，生物としての機能を保っている。野菜や果実・卵では，呼吸などの活動による成分の消耗(しょうもう)や変化，肉や魚では，死後硬直(こうちょく)や熟成(じゅくせい)などの変化が起きる(図2)。

また，微生物は食品中の成分に作用し，これらを分解・変化させて発酵や腐敗を引き起こす。

◆化学的要因による変化　pH(ピーエイチ)や酸素・金属などの作用による変化で，脂質やビタミンの酸化(図3)，色素の退色・変色などがある。

◆物理的要因による変化　温度や湿度，振動などによって引き起こされる変化(図4)で，乾燥や吸湿による水分の変動，においの喪失・移動，油脂の溶解・凝固などがある。

考えてみよう
動植物以外の食品には，どんなものがあるだろうか。

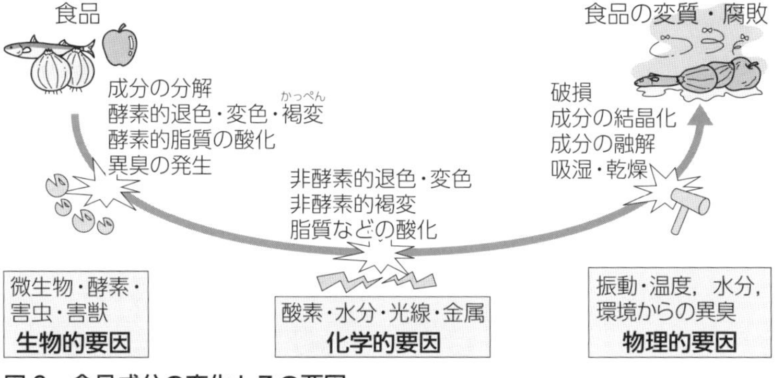

図2　食品成分の変化とその要因

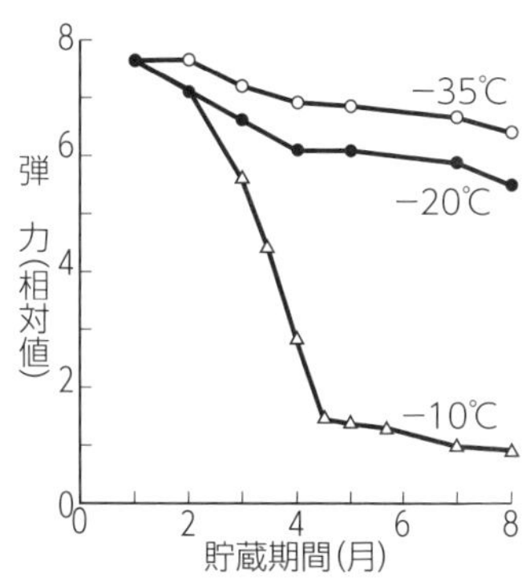

図4　かまぼこ(スケトウダラ)の貯蔵温度と弾力の変化
水が凍結すると体積が増えるため，細胞組織が破壊される。凍結温度が高いと氷の結晶が大きくなり，品質低下が大きくなる。

食品名	保存期間(か月)	貯蔵温度(℃)	損失量(%)
バター	12	5	0〜30 レチノール
	5	28	35 レチノール
脱脂粉乳	3	37	0〜5 レチノール
	12	23	10〜30 レチノール
乾燥卵黄	3	37	5 カロテン
	12	23	20 カロテン
缶ジュース	12	23	0〜15 カロテン

図3　貯蔵中の栄養素の損失　レチノール(→p.119)やカロテン(→p.119)は，酸化されやすいため貯蔵条件によって失われやすい。

表1　食品成分表 2015 に掲載されている食品の種類と食品数

食品の種類	食品数
植物性食品	
穀類	166
いもおよびデンプン類	67
砂糖および甘味類	27
豆類	102
種実類	44
野菜類	384
果実類	178
きのこ類	53
藻類	55
動物性食品	
魚介類	441
肉類	298
卵類	20
乳類	58
加工食品	
油脂類	31
菓子類	144
嗜好飲料類	59
調味料および香辛料類	144
調理加工品類	23
計	2,294

食品成分の分析

食品は，水分や有機化合物・無機化合物によって構成されており，さまざまな化合物の集合体である。食品の性質や栄養価を把握(はあく)したり，食品を加工・利用する場合には，これら，食品中の成分の量を把握することが必要である。食品成分の分析は，食品の加工や利用をはじめ，栄養指導などの基礎として重要である。このため，多くの国では，それぞれの国の主要な食品について，成分分析を行っている。

わが国の日本食品標準成分表 2015 年版(七訂)においては，2,294 種類の食品について成分値が記載されている(表1)。

食品の検査

食品には，人が生命を維持し，健康を増進するために必要なタンパク質・脂質・炭水化物・ビタミン・ミネラルなどの栄養成分を含むことや，加工・調理によって安全に食べられることなどが求められる。このため，食品が消費されるまでの生産・加工・流通の各段階では，成分分析のほかに，残留農薬，食品添加物，微生物や異物の混入など，品質や安全にかかわる各種の検査が行われる(図5)。

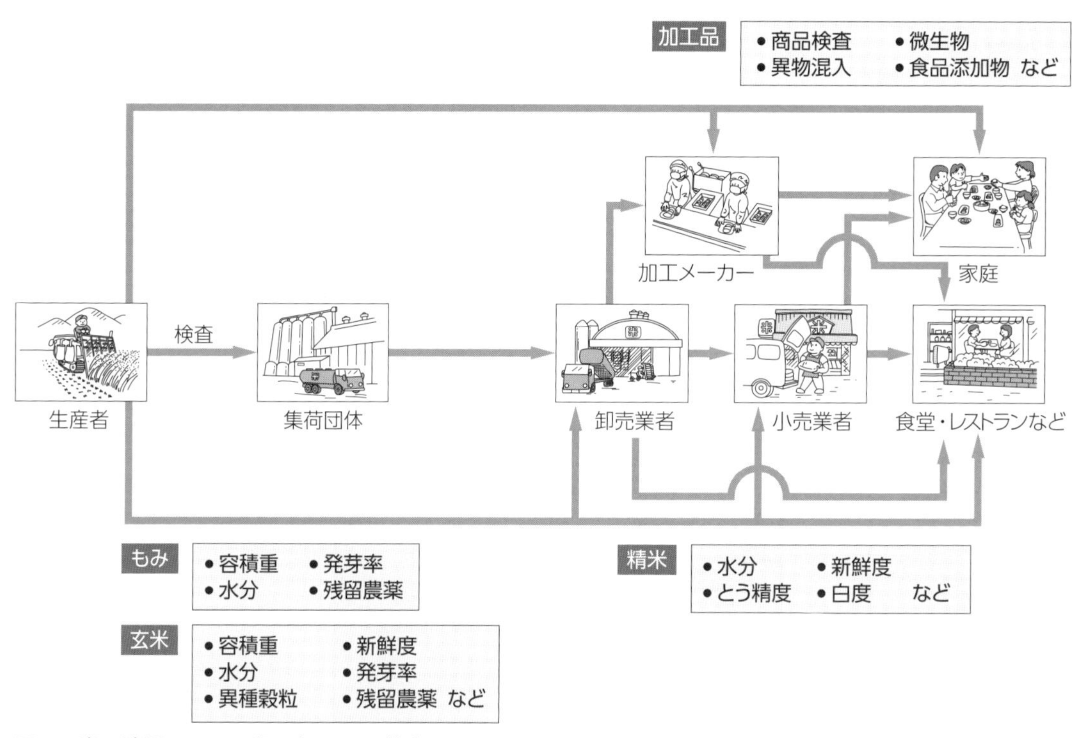

図5　米の流通とその工程で行われる検査

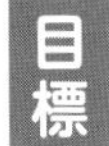

2 ………食品化学と食品製造

目標
- 食品化学と食生活の関係を理解する。
- 食品製造における食品化学の役割を学ぶ。
- バイオテクノロジーと食品製造・検査の関係を学ぶ。

1 食品化学と食生活

食品製造の大きな目的は，安全で，栄養価にすぐれ，おいしい食品をつくって供給することである。食品化学の発展により，食品成分の化学的性質の理解と，その分解や変化の制御が可能になり，さまざまな食品が新鮮で，おいしく，安全に供給されるようになった。

さらに，食品化学の進歩によって，インスタント食品や組立て(コピー)食品❶など，新たな食品がつくり出された(表1，図1)。また，食と健康の関係が究明されるようになり，従来，非栄養成分とされていた繊維成分や，色素・香気(こうき)成分・呈味(ていみ)成分などの微量成分の健康に対する役割が新たに見い出された。このような背景から，食品はたんに栄養成分を供給するものから，疾病(しっぺい)の予防や回復など，健康を維持・増進させる役割が認識されるようになった。

❶本来と異なる原料を用いたり，各種の原料から抽出した成分を組み合わせてつくられた，味や外観が本物によく似ている食品。

表1　インスタント食品・組立て食品の歴史

年	事項	年	事項
江戸時代	がんもどき・ちくわぶ	1960	インスタントコーヒーの国産化
1804	缶詰の開発		コーヒーホワイトナーの開発
1869	マーガリンの開発		
1908	マーガリンの国産化	1967	人造肉の生産が本格化
1909	グルタミン酸ナトリウム(化学調味料)誕生	1968	レトルト食品の量産化
		1971	カップめん発売
1938	インスタントライスの発売	1972	カニ風味かまぼこの開発
		1973	植物性チーズ生産
1945	人造米・海藻めん出まわる	1980	人造トリュフの開発
			人造イクラの発売
1949	加工カラスミの開発		こんにゃくゼリーの発売
1952	魚肉ハム・ソーセージ生産開始	1985	電子レンジ食品の発売
		1990	無菌米飯の発売
1954	冷凍食品，一般への普及開始	1991	豆乳ヨーグルト・こんにゃく米の販売
1958	インスタントラーメンの発売	1998	人造キャビアの生産

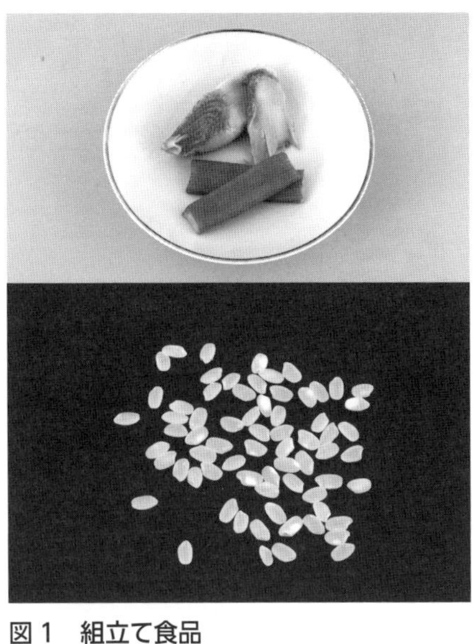

図1　組立て食品
(上)カニ風味かまぼこ，(下)マンナンごはん(こんにゃく加工食品)

2 食品化学がはたす未来の食品製造

食品製造とバイオテクノロジー

遺伝子(DNA)組換え技術や細胞融合・クローン技術(図2)などのバイオテクノロジーの急速な進歩は，食品製造の分野にも大きな影響を与え，食品化学の重要性はますます高まっている。これらの技術は，生産性ばかりでなく，従来にない特性をもった食品の開発や，高品質の食品を安定して生産するうえで重要な技術である。また，これらの技術を活用するためには，食品そのものがもつ望まれる性質を的確に抽出し，反映させることが必要である。今後，バイオテクノロジーと食品化学・食品製造の緊密な連携や融合化が，ますます進むものと思われる❶。

❶一方では，これらの技術で生産された食品の安全性とその確認に大きな関心が寄せられている。

食品検査とバイオテクノロジー

遺伝子の増幅技術と解析法が開発され，新たな食品原料の品種判別法として利用されている。この方法によって，従来，判別が困難であった偽装表示や混米(図3)，和牛肉と乳牛肉の判別が可能となった。また，多種の原料からなる食品の原料判別や，アレルゲンを含む食品の検出などへの利用も進められている。

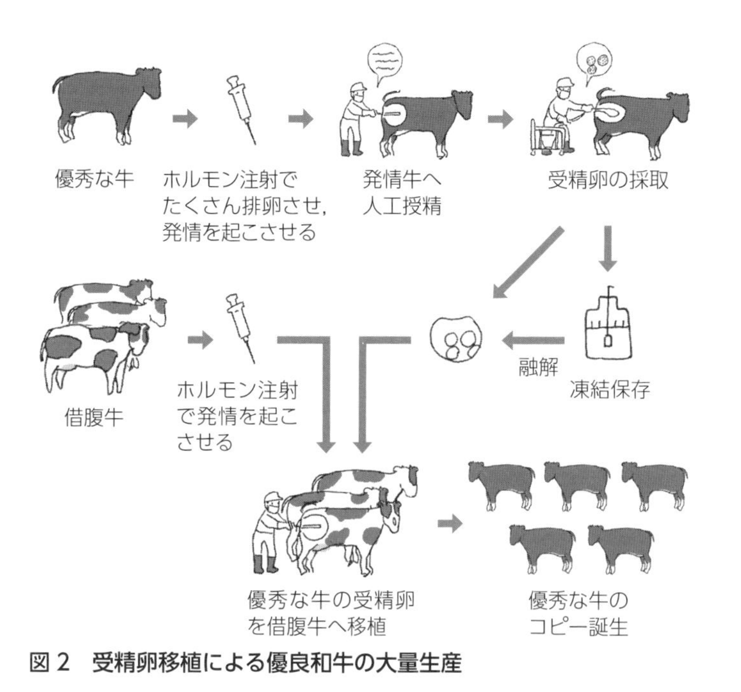

図2　受精卵移植による優良和牛の大量生産

米
DNA
① DNAの抽出
DNA増幅装置
② DNAの増幅
コシヒカリ　ひとめぼれ　ヒノヒカリ　あきたこまち　きらら397
③ 電気泳動
米のDNAを処理して現れるパターンに注目する。コシヒカリとほかの品種では線の数や位置が異なる。

図3　DNAの情報を利用した米の品種判別

3 ……食品化学とプロジェクト学習

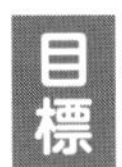
●プロジェクトの進め方を復習する。
●「食品化学」の学習の目的を理解する。

1 プロジェクト学習とは

農業学習との相性がよい学習法

食品化学を含む，農業分野の学習には以下のような特徴がある。

(1) 学習の対象が植物，動物，微生物，食品，環境，地域資源，経営，ヒューマンサービスなど幅が広く，さらに日々成長や変化を続けている。

(2) 自分たちが栽培や飼育をしたり，実験や調査を行うことを通じて，体験的に学習できる。

(3) 体験的に学習を進めるときに，よりよいものにしようと工夫(くふう)や改善をする中で，実践力や想像力が身につく。

農業高校では，このような特徴と相性がよく，効果的とされている学習法が実施されており，その学習法をプロジェクト学習とよんでいる。

プロジェクトを通して学ぶ

プロジェクト学習とは，問題点や課題を発見したうえでプロジェクトを設定し，主体的・計画的にとり組む学習法である。プロジェクトを実施する流れを利用して，新しい知識や技術の習得や科学的な思考力・判断力などを養う。

このことから，プロジェクト学習は課題解決学習ともよばれる。

プロジェクト学習を効果的に行うためには，まずプロジェクトの進め方を理解する必要がある。

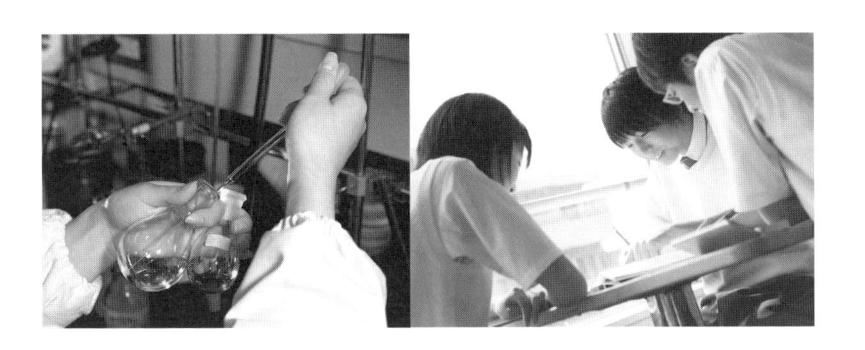

2 プロジェクトの進め方

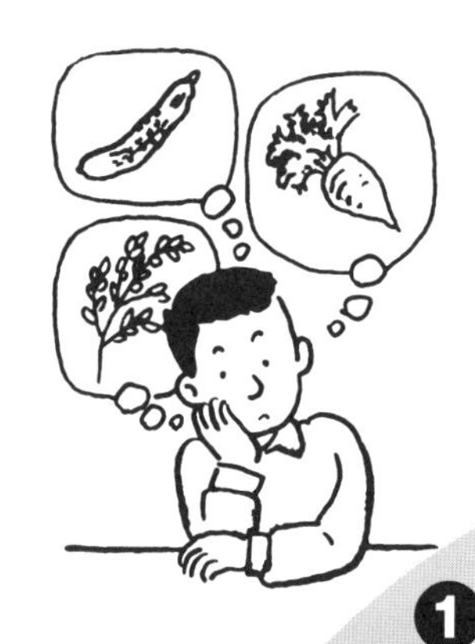

❶ 課題の設定

●現状の把握

身についている知識や技術をもとに，現状を把握する。

●目的・目標の設定

現状をどのように変化させたいのかを考え，プロジェクトを行う目的をはっきりさせる。その目的をなしとげるために必要と考えられる目標を設定する。

●問題点や疑問点の抽出

現状と目標を比較し，問題点や疑問点などをさがす。

●課題の設定

抽出した問題点や疑問点などから，優先的に解決するべきと考えられるものを，プロジェクトの課題として設定する。

❷ 計画の立案

●情報の収集

必要な情報を収集する。

●計画立案

どのような手順や手法でプロジェクトを行うかを計画する。

●計画書の作成

計画が固まったら，内容が具体的にわかるように計画書としてまとめる。

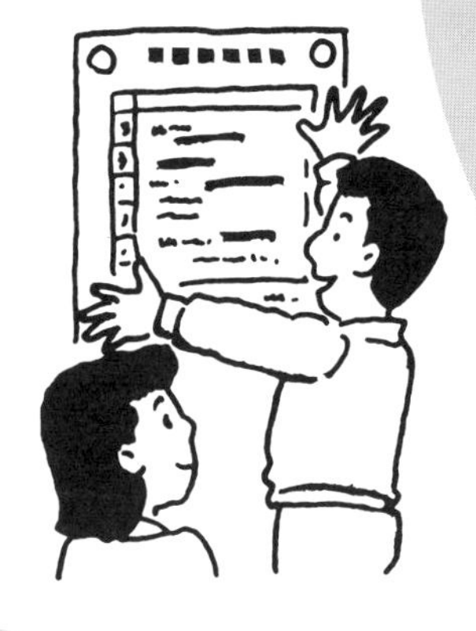

❸ 計画の実施

●実施

計画書に沿ってプロジェクトを実施する。

●データの記録

プロジェクトに関係するデータはできるかぎり詳細に記録し，いつでも振り返ることができるようにする。

●記録の整理

分析・考察を行いやすいよう，記録したデータを整理する。

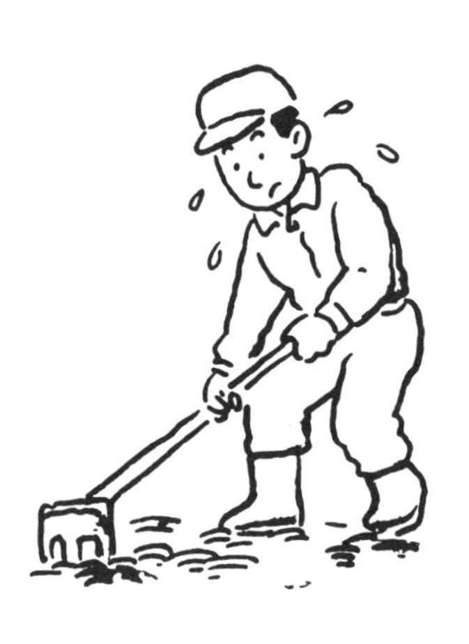

❶ 課題の設定

❷ 計画の立案

❸ 計画の実施

❺ 次のプロジェクト

●反省点をいかす

目標を達成できなかった場合は，反省点に注意して再度プロジェクトを実施する。

●新しいプロジェクト

目標を達成しても目的が果たせなかった場合は，違う目標を設定しプロジェクトを実施する。目的が果たせた場合には，新たな目的をみつけプロジェクトを実施する。

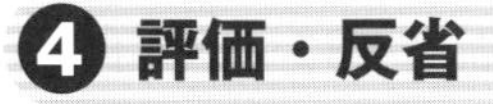

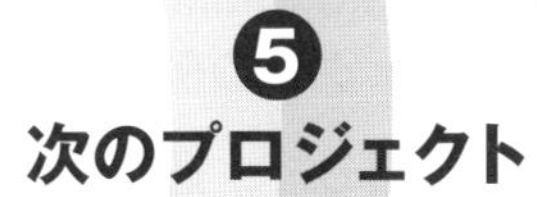

●分析・考察

記録したデータを分析し，考察する。

●評価

設定した課題は適切であったか。

目的や目標は達成できたか。

計画どおりに実施することができたか。

実施結果を正確に整理し，分析・考察ができたか。

●反省

計画どおりに実施できなかった場合や，期待していた結果が得られなかった場合は，その原因を考える。

❹
評価・反省

成果の報告・発表

●報告書の作成

プロジェクトの記録と分析・考察結果をもとに報告書を作成する。

●成果の発表

プロジェクトの成果を発表会，インターネットまたはマスメディアなどを通じて発信する。

3 食品化学におけるプロジェクト学習

食品化学を学ぶ目的

「食品化学」という科目を学ぶ目的は，食品の成分分析や栄養的価値の評価に必要な資質や能力を身につけることである。

その目的を達成するために，大きく分けて三つの目標をもとに課題を設定し日々の学習を進めていく。

(1) 食品化学について体系的・系統的に理解するとともに，関連する技術を身につけるようにする。

(2) 食品化学に関する課題を発見し，農業や農業関連産業にたずさわる者として合理的かつ創造的に解決する力を養う。

(3) 食品化学について食品の成分や栄養を理解し，農業の各分野で応用できるようみずから学び，農業の振興(しんこう)や社会貢献に主体的かつ協働的にとり組む態度を養う。

調べてみよう
農業高校では，食品化学に関するプロジェクトとしてどのようなことが行われているだろうか。

食品化学のプロジェクト

実際の食品化学におけるプロジェクトの例をみてみよう。

ある学校では，観光 PR 活動を通して，過疎化が進む地域を活気づけたいと考え，地域の魅力が詰まった商品を地元企業とともに開発することにした。材料に地域の特産品の規格外品を利用したお菓子の開発を行い，観光 PR 活動に利用している。

プロジェクトに必要なもの

実際に上記のプロジェクトを行うとしたとき，地域や特産物について理解している必要がある。商品として食品を製造し，アピールするためには，味・香り・食感などの評価のほかに，食品に含まれる栄養素や，賞味期限などを調べなければならない。そのため，食品におけるさまざまな知識や分析・評価方法を知っておく必要がある。何も知識や技術を身につけていない状態では，主体的にプロジェクトを計画すること自体がむずかしいため，まず知識や技術を身につけていくことが重要である。

しかし，ただ詰め込むのではなく，みずからなぜその知識や技術が必要なのか，どのように活用できるのか考えながら，主体的に学び，食品化学の知識や技術を身につけよう。

そして，いずれは得た知識や技術を活用し，みずから課題を設定しプロジェクトを行い，あらゆる目的や目標を達成していこう。

第2章

食品の成分

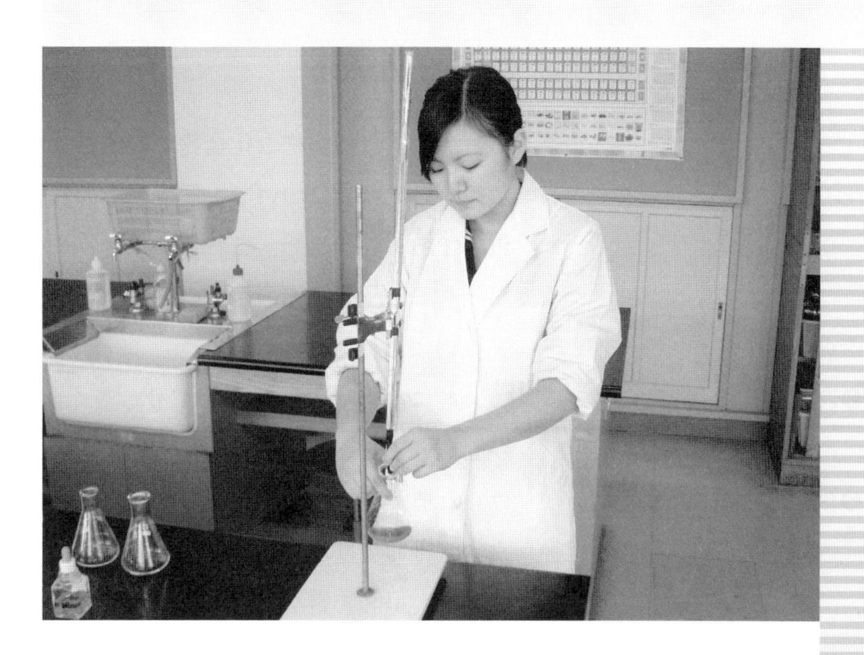

食品中に含まれる成分には，水分や栄養素であるタンパク質・糖質・脂質・無機質・ビタミンのほか，食品のおいしさにかかわる色素や香気物質・呈味物質，さらには，健康の増進や生活習慣病の予防にかかわる食物繊維やポリフェノール・オリゴ糖などがある。このように，食品は数多くの物質からなりたっている。

食品成分の性質や人体に対する作用(機能)を把握するためには，食品中の個々の成分の性質や機能を理解しておくことが大切である。また，食品を製造するさいには，貯蔵中や加熱・冷凍，pH，塩類などによる各成分の化学的変化や物理的変化を理解しておくことも大切である。

この章では，各成分に共通する性質や構造を学び，これら成分の性質とその変化をたくみに利用している食品製造への理解を深めよう。

1 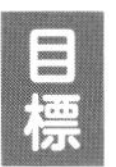 食品成分の分類と機能

目標
- ●食品成分を分類し，その特徴を理解する。
- ●食品成分の働きを理解する。

1 食品成分

食品は，多種多様な化合物で構成されている。食品中に含まれる数多くの化合物について，個々にその性質や役割を理解することが重要である。そこで，これらの化合物を構造や特性によってグループ化すると，食品間の相違(そうい)点や類似(るいじ)点が理解しやすい。食品成分は，表1のように分類される。

一般に，食品中には水分が最も多く含まれ❶，水分を除いたものが固形分である。固形分は，さらに**有機化合物**と**無機化合物**とにわけられる❷。有機化合物の主体は，**タンパク質**，**脂質**，**炭水化物**，**食物繊維**(せんい)および**ビタミン**で，そのほかに，微量成分として色素や香気(こうき)物質，呈味(ていみ)物質などがある。無機化合物は，食品を燃やすと灰として残る成分で，ナトリウム，カリウム，リンおよびカルシウムなどが多く，**灰分**(かいぶん)あるいは**無機質**(**ミネラル**)とよばれる。

❶穀類，豆類などを除く。

❷有機物，無機物ともよばれる。

表1　食品可食部100 g に含まれる栄養素

食品名 単位	水分 g	タンパク質 g	脂質 g	炭水化物 g	食物繊維 g	灰分 g	ナトリウム mg	カルシウム mg	レチノール µg	ビタミンD µg	α-トコフェロール mg	ビタミンB_1 mg	ビタミンB_2 mg	ビタミンB_6 mg	ビタミンB_{12} µg	ビタミンC mg
こめ[a]	60	2.5	0.3	37.1	0.3	0.1	1	3	0	0	0	0.02	0.01	0.02	0	0
だいこん[b]	94.6	0.5	0.1	4.1	1.4	0.6	19	24	0	0	0	0.02	0.01	0.04	0	12
りんご[c]	84.1	0.1	0.2	15.5	1.4	0.2	0	3	0	0	0.1	0.02	0	0.04	0	4
からふとます[d]	70.1	21.7	6.6	0.1	0	1.5	64	13	13	22	0.7	0.25	0.18	0.49	4.6	1
うし[e]	48.6	14	36.5	0.2	0	0.7	42	3	3	0	0.5	0.06	0.17	0.18	1.1	1
鶏卵[f]	76.1	12.3	10.3	0.3	0	1	140	51	140	1.8	1	0.06	0.43	0.08	0.9	0

a)水稲めし 精白米 うるち米，b)根 皮つき 生，c)皮むき 生，d)生，e)和牛肉 肩ロース 皮下脂肪なし 生，f)全卵 生

(食品成分表 2015)

2 食品の機能

私たちは，生命を維持するために必要な成分を食品から得ている。食品中の各種の成分は，私たちにさまざまな影響を及ぼす。このような，人体に対する食品中の成分の作用を**機能**という。その機能は，一般に次の三つに分類される。

①**栄養機能**(一次機能)：生命現象を営むために必要不可欠な，栄養素としての機能である。エネルギー源や生体構成成分の補強に必要な食品成分で，タンパク質，脂質，炭水化物，ビタミンおよび無機質[1]などの量や質・バランスが評価される[2]。

②**感覚機能**(二次機能)：色素や香気物質・呈味物質など，味覚，嗅覚(きゅうかく)，視覚および触覚(しょっかく)を刺激し，食品のおいしさや嗜好(しこう)に影響を及ぼす機能である。食べたときに感じる色・味・香り・テクスチャーなどが評価される[3]。

③**生体調節機能**(三次機能)：人体の生理機能を調節する働きをもつ機能である。食物繊維，オリゴ糖，オリゴペプチド，ポリフェノールなどが，体調を整えたり，病気を予防したりする作用である。近年，肥満や生活習慣病など，食生活に起因する疾病(しっぺい)が増加したことにより，食品自身の機能性が注目されている。

❶これらをまとめて５大栄養素とよぶ。

❷鈴木梅太郎は，脚気(かっけ)の予防，治療に有効な物質を米ぬかから分離し，オリザニン(ビタミン B_1)と命名した。

❸池田菊苗は，昆布だしの味成分がグルタミン酸というアミノ酸の一種であることを発見し，この味を「うま味」と命名した。

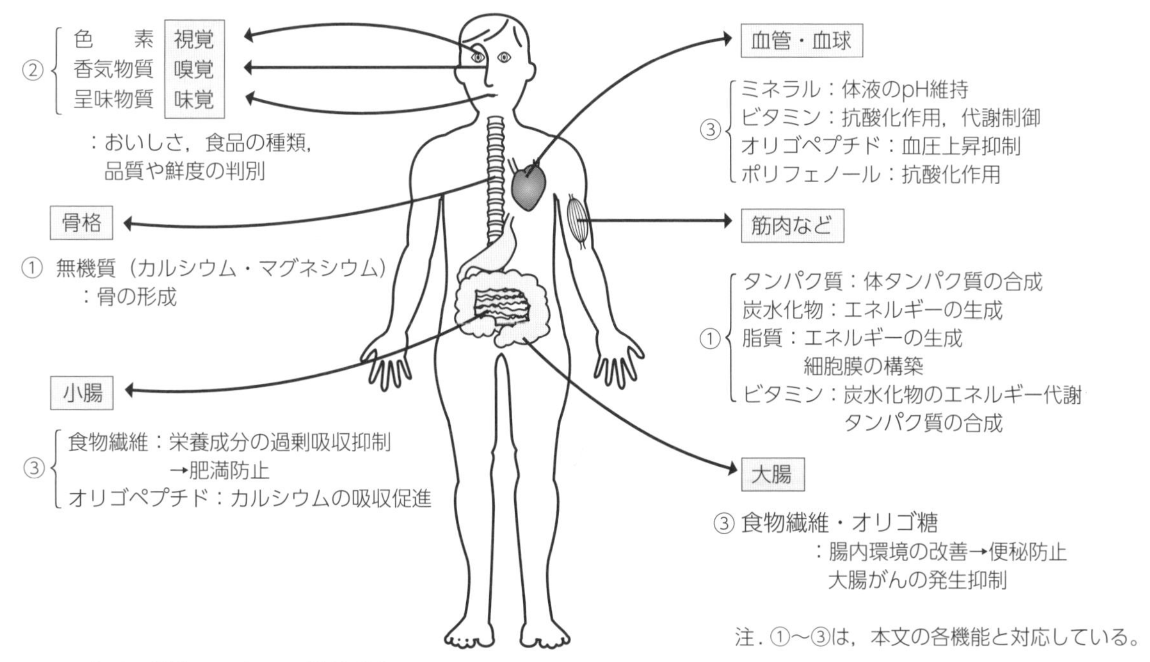

図１　食品の機能と関与する栄養成分

2 ……… 水分

目標
- 水の性質を理解する。
- 食品における水分の働きを知る。
- 食品の保存と水分の関係を理解する。

1 水の性質と水素結合

水の分子式はH_2O(分子量18)で，タンパク質，炭水化物および脂質などに比べると，分子の構造が簡単である。水は分子量が小さいが，沸点(100℃)と凍結点[1](0℃)が高い。これは，水分子が，酸素の部分はマイナス(−)の，水素の部分はプラス(＋)の電気を帯(お)びているためである。このため，水の分子は単独で存在せず，多くは電気的な力で結びついている。この結合を**水素結合**という(図1)。水の沸点は，分子間の水素結合がすべて切れて水蒸気になる温度，凍結点はすべての水分子が水素結合して氷になる温度である。

図2のように，一般に，分子量が大きい化合物ほど分子間の結合は強くなるため，沸点や凍結点は高くなる。水は，水素結合を形成するため，ほかの化合物に比べて分子量が小さいにもかかわらず，沸点・凍結点が高い。

また，水は，食品中のデンプンやタンパク質・塩分・ショ糖などと水素結合すると，沸点や凍結点などの性質が変化する(表1)。

❶融点，凝固点ともいう。

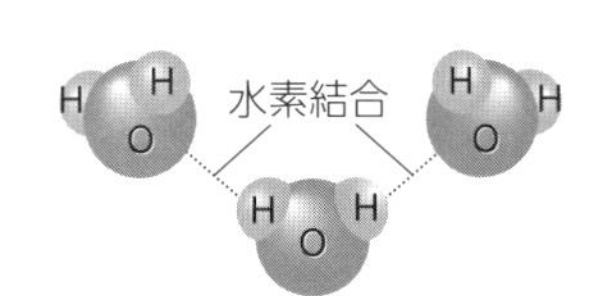

図1　水分子と水素結合

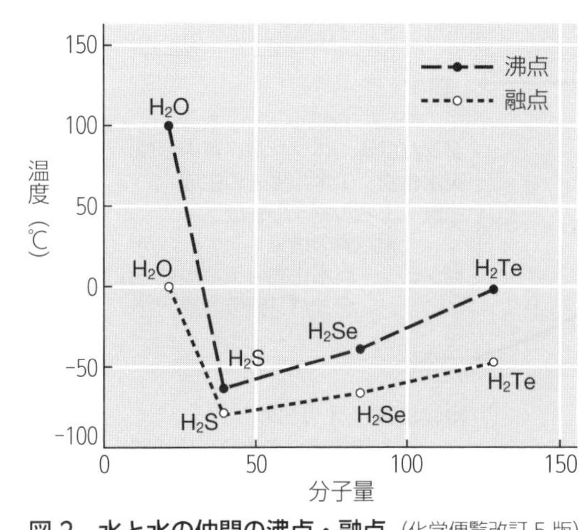

図2　水と水の仲間の沸点・融点 (化学便覧改訂5版)

表1　食塩・ショ糖の濃度と沸点・凍結点の関係

濃度(重量%)		沸点(℃)	凍結点(℃)
食塩	ショ糖		
0	0	100.00	0.00
—	15.45	100.29	−1.05
3.11	—	100.52	−1.86
—	39.6	101.20	−4.30
10.0	—	101.84	−6.58
21.8	87.7	105.09	−18.23

2 食品中における水の働き

水分

食品をはじめとする各種の物質に含まれる水を，水分とよぶ。水分が少ないほど味を濃く感じたり，固形の食品ではかたく，液状食品では粘りが大きくなる。このように，水分量は，食品の食味・食感・外観などにも影響を与える(図4)。また，水分は，食品の保存にも関与している。一般に，水分量が少ないほど食品の保存性が高く，乾燥した食品は，生の食品に比べて品質の変化が少ない。

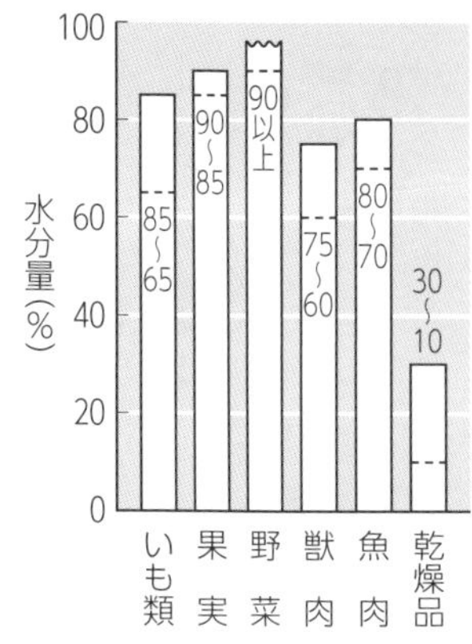

図3　食品の水分量
乾燥品を除けば，一般に$\frac{2}{3}$以上が水分で占められている。

溶媒としての水

水は，砂糖や食塩など，さまざまな物質を溶かす力をもっている。これは，水分子が＋と－の電気を帯びているため，いろいろな物質と電気的な力で結合できるためである。また，水分子はタンパク質や炭水化物などとも結合でき，それらの性質にも影響を与えている。

食品の保存と水

◆糖蔵・塩蔵　水分の多い食品に砂糖や食塩を加え，保存性を高める伝統的な保存方法である。糖蔵にはジャム・糖果，塩蔵には塩漬け・塩辛などがある。

◆乾燥　水を水蒸気として除去する**加熱乾燥法**と，水を凍らせて昇華させる**凍結乾燥法**とがある。

3 食品中の水の存在状態

自由水と結合水

果実を搾汁機(ジューサー)で処理すると果汁が得られるが，その残渣にも水分が残っている。食品中には，果汁中の水のように容易に分離できる**自由水**と，残渣中の水のように分離しにくい**結合水**とがある。

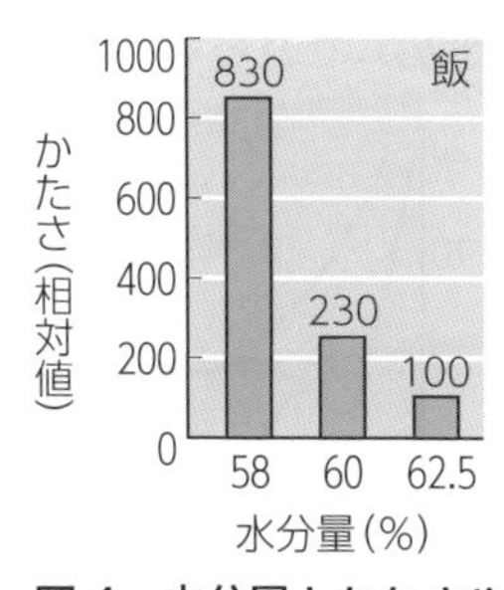

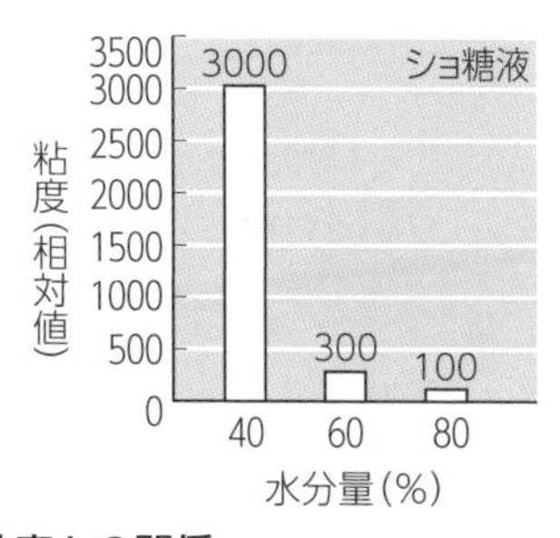

図4　水分量とかたさや粘度との関係
それぞれ，水分量が62.5 %，80 %のときの値を100とした値。

❶食品中の水分量を測定するさいには，一般に常圧 105℃乾燥法などが用いられる。

◆自由水　水分子どうしが水素結合した水である。自由水は，100℃で水素結合が切断され，沸騰（ふっとう）する。

◆結合水　タンパク質・炭水化物・ミネラルなど，食品中のほかの成分と水素結合している水である(図 5)。水分子とほかの成分との水素結合は強く，100℃では切断されない。そのため，結合水は自由水より蒸発しにくい❶。

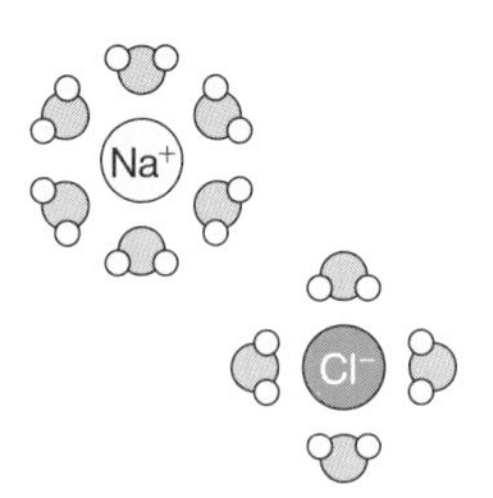

食塩と水

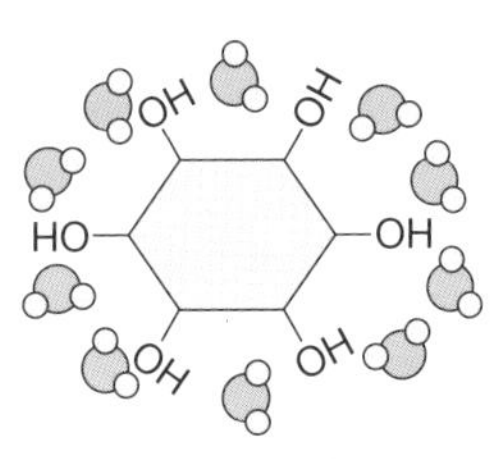

炭水化物と水

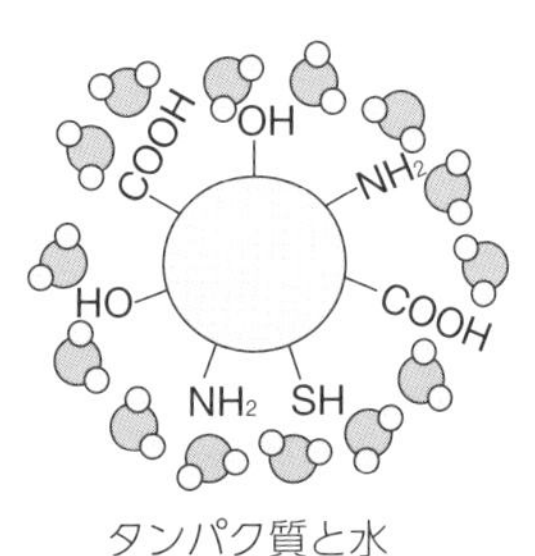

タンパク質と水

図 5　食品中の成分と水の相互関係

水分活性

食品を乾燥した空気中に置くと，食品から自由水が蒸発して乾燥する。一方，湿度の高い空気中に置くと吸湿する。このように，食品は周囲の空気の湿度によって，乾燥したり吸湿したりする。ある湿度では，乾燥も吸湿も起こらず，見かけ上，水分が移動しない湿度が存在する。このときの湿度を**水分活性**という。水分活性は，次の式によって求められる。

水分活性 ＝ 食品の相対湿度 ÷ 100

水分活性は 0～1 の範囲の値で，1 に近いほど自由水が多い。自由水は，微生物が生育に利用できる水であり，その多少は，微生物による食品の腐敗に大きく影響する。細菌は，水分活性が 0.9 以下，酵母は 0.88 以下，かびは 0.8 以下で生育できず，0.65 以下では多くの微生物の生育が抑制される。水分活性が低い食品ほど保存性が高く，水分量が違っていても水分活性が同じであれば，同じような保存性を示す(図 6)。

水と凍結

水は 0℃以下で凍結する。食品中の水分を凍結させることで保存性を付与したのが**冷凍食品**である。水は，凍結すると体積が増大する。氷の結晶が大きいと食品組織が傷つき，食感が悪くなる。そこで，氷の結晶の成長を防ぐため，**急速凍結法**が用いられる(図 7)。

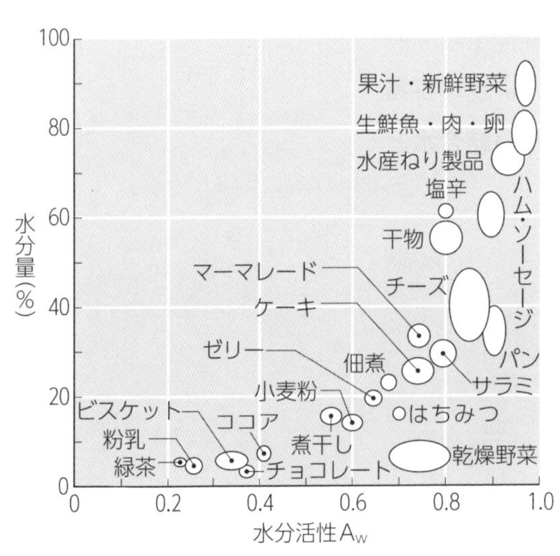

図 6　食品の水分活性と水分量

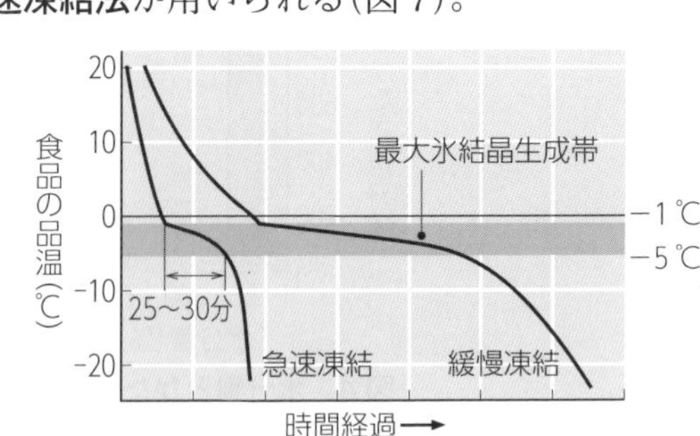

図 7　食品の凍結曲線

3 ………タンパク質

目標
- 食品としてのタンパク質について理解する。
- タンパク質の構造と，それに基づく酵素の性質を学ぶ。
- アミノ酸やタンパク質の性質，および，それに基づく食品加工上の特性を理解する。

1 食品としてのタンパク質の利用

タンパク質は，生物のからだを構成する主要な成分であり，生物の組織をつくるほか，酵素[1]やホルモン[2]などとして，生物の生命維持にとくに重要な働きをする。

[1]体内の化学反応を触媒する。
[2]特殊な器官から分泌され，体内の各組織・器官の働きを調整する。

食品中に含まれるタンパク質

食品中に占めるタンパク質のおよその割合は，図1のとおりである。タンパク質を多く含む食品は，食品として直接利用されるばかりでなく，含まれているタンパク質の特性を利用してさまざまな食品に加工される(表1)。食品として利用されるタンパク質は，動物ではおもに筋肉タンパク質や卵タンパク質，植物では穀類や豆類中の貯蔵タンパク質である。

食品中には，いくつかのタンパク質分子が混合して含まれている。電気泳動法により，タンパク質を分子の大きさの違いによって分離することができ，食品中にどのようなタンパク質が存在しているのかを判別できる(図2)。

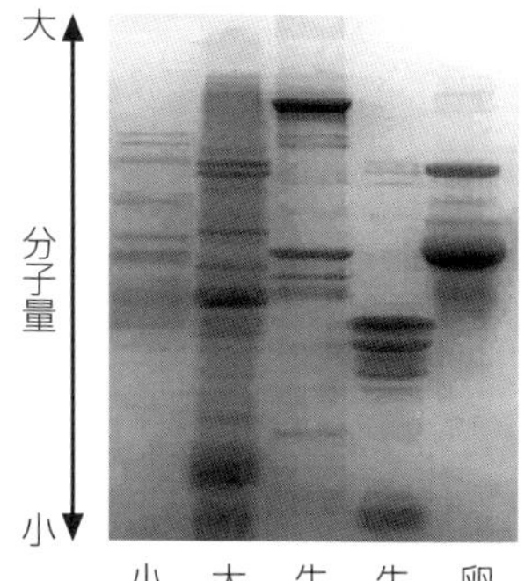

図2　食品中のタンパク質
一つひとつの縞がタンパク質であり，異なる数多くのタンパク質が存在するようすが観察できる。

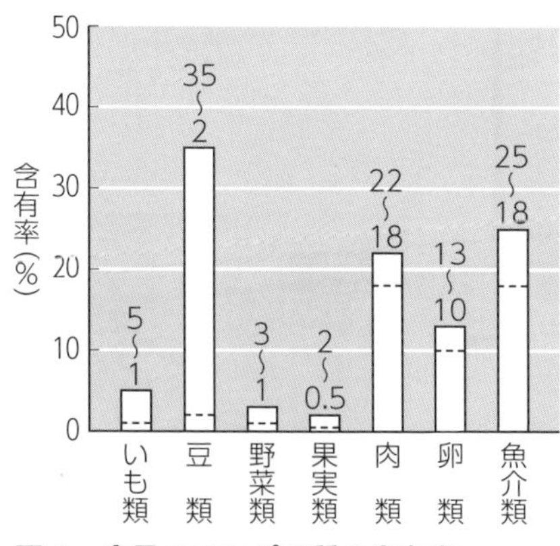

図1　食品のタンパク質の含有率

表1　タンパク質の性質を利用した加工食品

原料	性質	食品
小麦粉	水を加えて練ると粘りのある生地になる。	パン・めん類・カステラ・クッキー・天ぷらの衣・麩
大豆	カルシウム・マグネシウムと混ぜたり，加熱するとゲル化する。	豆乳・豆腐・凍り豆腐・ゆば
畜肉	加熱でゲル化する。	ハム・ソーセージ
魚肉(すり身)	加熱でゲル化する。	かまぼこ・はんぺん・ちくわ・魚肉ソーセージ
卵	加熱でゲル化する。	ゆでたまご・茶碗蒸し
乳	酸で不溶化する。	ヨーグルト・チーズ

◆**小麦粉のタンパク質**　小麦粉には，おもにグリアジンとグルテニンというタンパク質が含まれている。小麦粉に水を加えて練ると，この二つのタンパク質が複合してグルテンが形成される(図3上)。この特性を利用してパンや菓子・めんがつくられる。また，グルテンは，練られた小麦粉から分離することができ，麩として利用されている。ほかにも，保水性を高めたり弾力性を与える目的で畜肉加工品や水産練り製品に用いられる。

◆**大豆のタンパク質**　大豆に含まれる主要なタンパク質はグリシニンとよばれ，カルシウムやマグネシウムと結合すると不溶化する。これを利用して豆腐がつくられる。また，脱脂大豆からつくられる粉状・粒状・繊維状の大豆タンパク質は，保水性や乳化性にすぐれ，畜肉加工品などの保水性や結着性，ゲル形成などの品質改良にも用いられている(表2，図3下)。

◆**卵白のタンパク質**　卵白に含まれるおもなタンパク質は，オボトランスフェリン[1]とオボアルブミンである。オボトランスフェリンは60℃で凝集し，オボアルブミンは70～80℃で凝集する。卵白の起泡性には，オボグロブリンやオボムチンというタンパク質が関与している。製菓や製パンのほか，めんのコシやつるみの付与，畜肉加工品および水産練り製品の品質改良にも利用される。

表2　大豆タンパク質の作用と食品への利用

作用	食品への利用
溶解性	スープ，ソース
凝集性	豆腐
保水性	ハンバーグ，ソーセージ，パン，ケーキ
ゲル形成	水産練り製品，畜肉加工品，豆腐，めん
結着性	水産練り製品，畜肉加工品，豆腐，めん
弾性	水産練り製品，畜肉加工品，パン
乳化性	ソーセージ，スープ
保油性	畜肉加工品，ドーナッツ

❶コンアルブミンともよばれる。

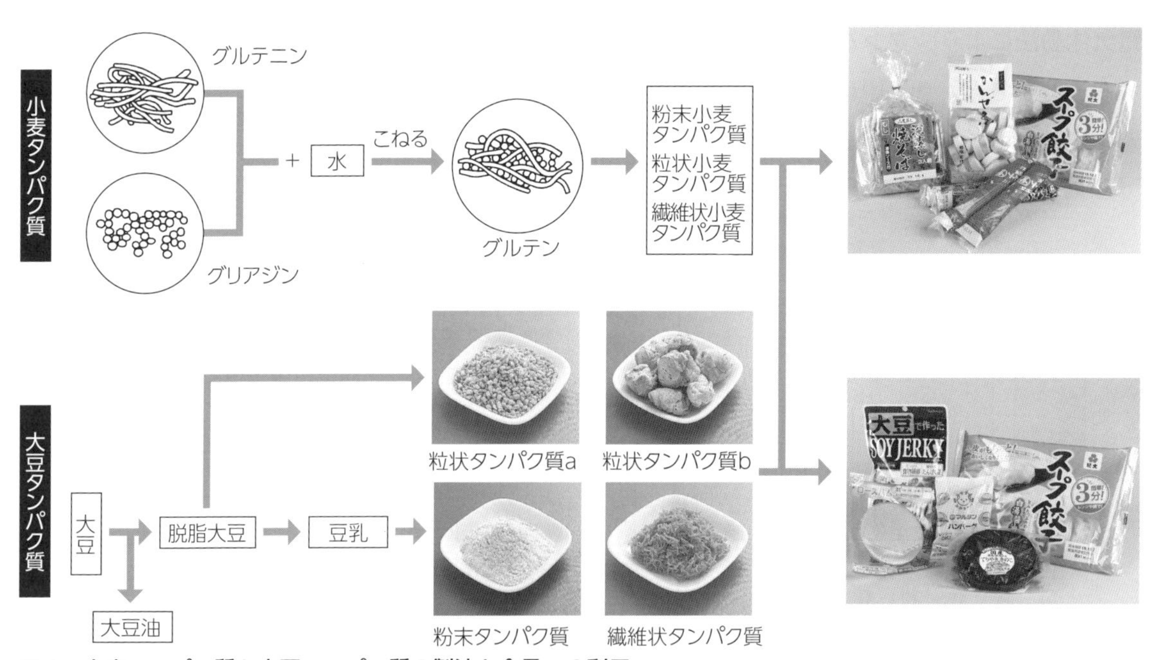

図3　小麦タンパク質と大豆タンパク質の製法と食品への利用

◆卵黄のタンパク質　卵黄の約15％はタンパク質で，大半が脂質と結合した低密度リポタンパク質(LDL)および高密度リポタンパク質(HDL)として存在する。すぐれた乳化性をもっているので，マヨネーズの製造に利用される。また，卵黄のタンパク質は65～70℃で凝固するので，卵を70℃前後で処理すると，卵黄のみ凝固し，卵白は完全には凝固していない温泉卵ができあがる。

考えてみよう
白身が固まり，黄身は固まらない半熟卵はどのようにつくればよいだろうか。

◆肉のタンパク質　主体は，塩可溶性のアクトミオシンで，60～70℃でゲル化する。畜肉からはハムやソーセージ，魚のすり身からは水産練り製品がつくられる。

◆乳のタンパク質　約80％がカゼインで，ヨーグルトやチーズはこれが凝固したものである。10～15％を占める水溶性のホエータンパク質は，60℃で凝集しはじめ80℃で完全に凝固する。

2 タンパク質の構造

タンパク質を構成する物質

タンパク質は，数多くのアミノ酸が結合した分子量の大きな化合物(**高分子化合物**)で，非常に複雑な構造をしている。色や形・大きさが異なる20種類の宝石(アミノ酸)が100個以上，糸で結ばれたネックレスを考えるとわかりやすい(図4左)。

タンパク質には，図5のように窒素が15～19％含まれている。炭水化物と脂質には，ほとんど窒素が含まれないため，食品中の窒素のほとんどがタンパク質中に存在すると考えることができる。

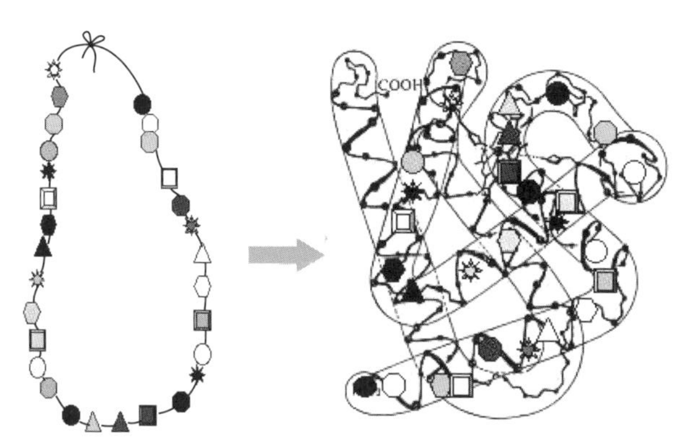

タンパク質は，20種類の宝石がたくさんつながったネックレス。

タンパク質は，側鎖間の結合によって折りたたまれ，コンパクトに安定した立体構造になる。

図4　アミノ酸からなるタンパク質とその立体構造

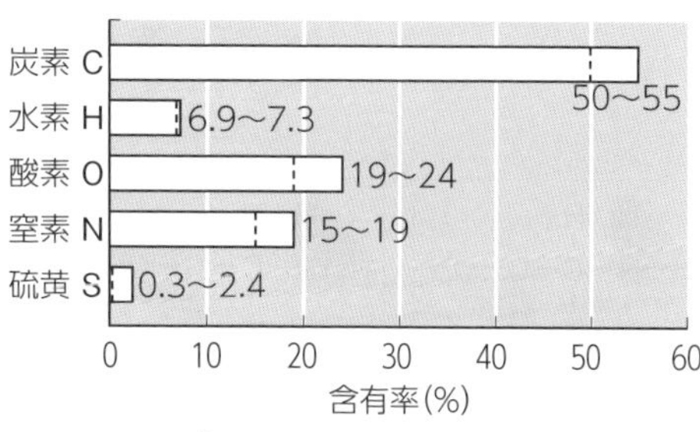

図5　タンパク質の元素組成

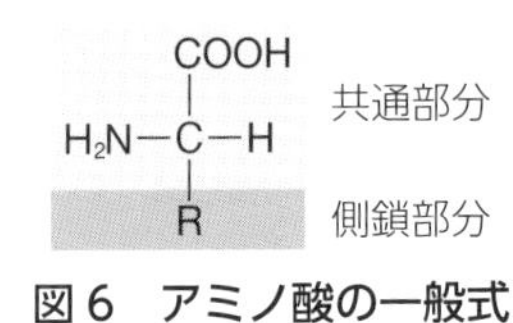

図6　アミノ酸の一般式

◆アミノ酸の構造と種類　アミノ酸は，図6のように共通部分としてアミノ基—NH_2 とカルボキシ基—COOH をもつ。タンパク質を構成するアミノ酸は20種類で，互いに側鎖(R)が異なっている。(→p.198)これら20種類のアミノ酸のうち，9種類のアミノ酸は，人の体内で合成できないため食品から摂取しなければならず，**必須アミノ酸**とよばれている。

◆ペプチド結合　アミノ酸は，図7のように，—COOH とほかのアミノ酸の—NH_2 とのあいだで結合する。これを**ペプチド結合**という。ペプチド結合は，タンパク質分解酵素のプロテアーゼやペプチダーゼで切断されるほか，酸やアルカリでも切断される。2個以上のアミノ酸がペプチド結合したものを総称して**ペプチド**といい，2個，3個のアミノ酸からなるものをジペプチド，トリペプチドという。一般的に，2～10個結合したものをオリゴペプチド，10個以上結合したものをポリペプチド，100個以上結合したものをタンパク質とよぶ。

◆一次構造・高次構造　アミノ酸の結合の順序は，タンパク質によって固有であり，この配列順序を**一次構造**という。この情報は，遺伝子のDNAに保存されている。結合したアミノ酸には，ペプチド結合に関与しない—NH_2 や—COOH のほか，水酸基—OH やチオール基—SH などをもつものがある。これらは，イオン結合や水素結合・ジスルフィド(S—S)結合などを形成する(図8)。このため，タンパク質は長くのびたネックレスではなく，コンパクトにまとまった状態で存在する(図4右)。これをタンパク質の**高次構造**という。

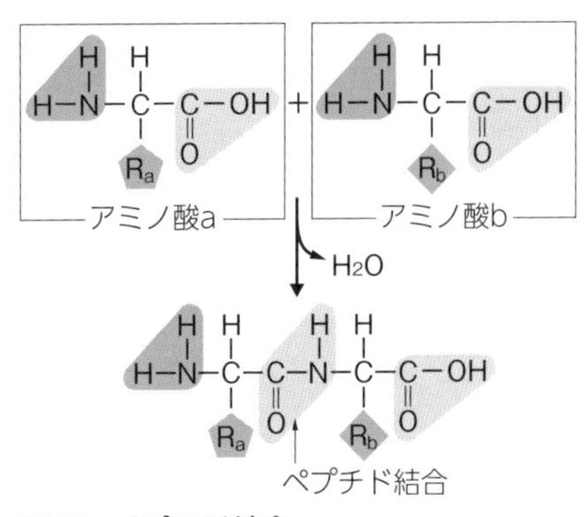

図7　ペプチド結合

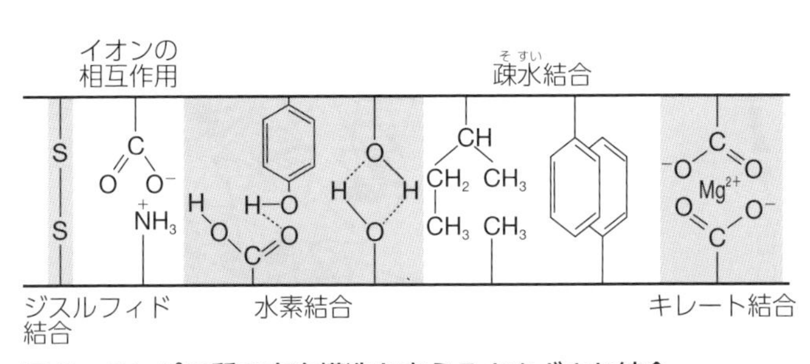

図8　タンパク質の高次構造を支えるさまざまな結合

タンパク質の変性

タンパク質のペプチド結合(一次構造)が切断され，小さなペプチドやアミノ酸になることを**分解**という。一方，高次構造をつくっているイオン結合や水素結合・ジスルフィド結合が切れたり，結合する相手がかわって高次構造が変化することを**変性**とよぶ。①肉を加熱すると色が変化し，かたくなる，②生卵が目玉焼きになる(図 9)，③牛乳を加熱すると薄い膜が張る，④卵白をかき混ぜると泡立つ，などは，いずれもタンパク質が変性したために起きる現象である。

変性は，加熱や凍結・かくはんなどの物理的な作用のほか，極端な pH の変化，金属やアルコールの存在など，化学的な作用によっても起きる(図 10)。変性したタンパク質を**変性タンパク質**，変性していないタンパク質を**未変性タンパク質**あるいは**天然タンパク質**という。変性によるタンパク質の性状変化は，①不溶化，②粘度増加，③凝固・ゲル化，④プロテアーゼによる分解が容易になる，などである。

ソーセージやかまぼこは，肉タンパク質のアクトミオシンが加熱によってゲル化したものである。これらは，ジスルフィド結合などによって，図 11 のようなタンパク質の網目構造が形成されることでゲル化する。

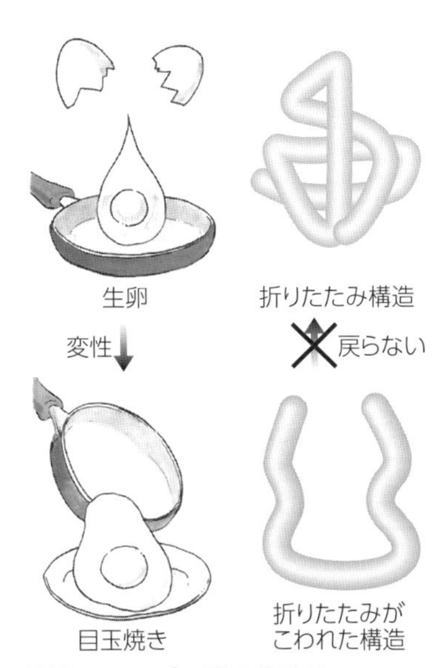

図 9　タンパク質の変性Ⅰ

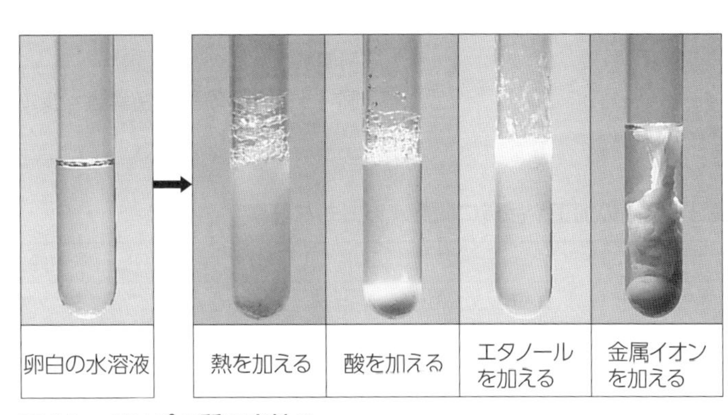

図 10　タンパク質の変性Ⅱ

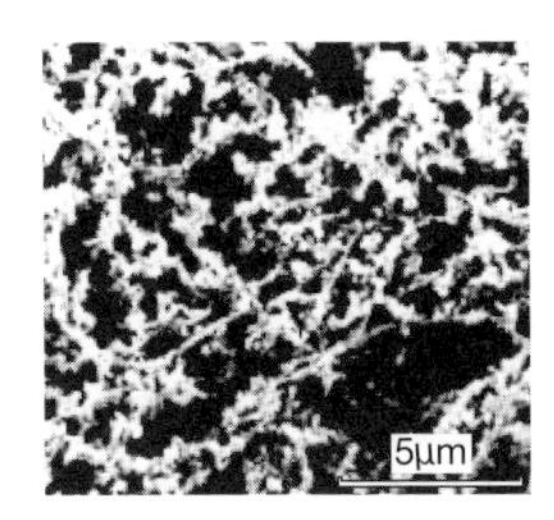

図 11　ソーセージ内部の電子顕微鏡写真
この網目構造が密になるほど，弾力に富んだ食感となる。

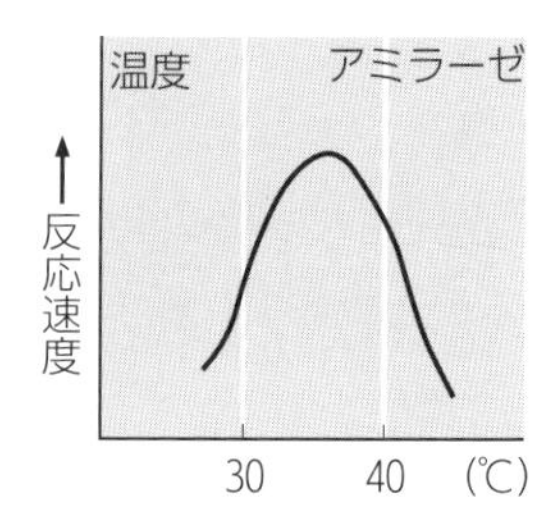

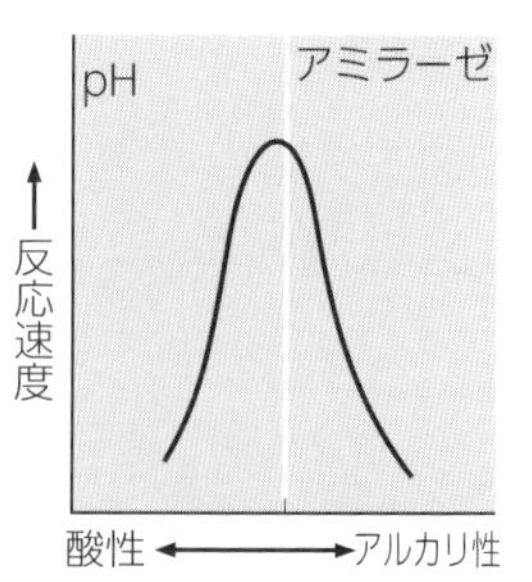

図 12　酵素反応に対する温度と pH の影響

酵素

私たちは，とり入れた食物を体内で分解して，別の物質を合成したり，エネルギーをとり出したりして利用している。これを**代謝**という。酵素は，その代謝の化学反応において触媒として作用する。

一般に，化学反応は，高温のほうが反応速度がはやく，酵素による反応も同様である。しかし，酵素の場合は，ある温度をこえると低下してしまう(図 12 上)。これは，高温ではタンパク質である酵素が，変性して不活性化されるためである。また，pH によってもその働きが変化する(図 12 下)。これは，酵素反応の発現には，酵素の電気的性質が重要であることを示している。また，酵素ごとに決まった立体構造をもつため，酵素の種類によって作用する物質(**基質**)が決まっている。このような性質を**基質特異性**とよぶ(図 13)。

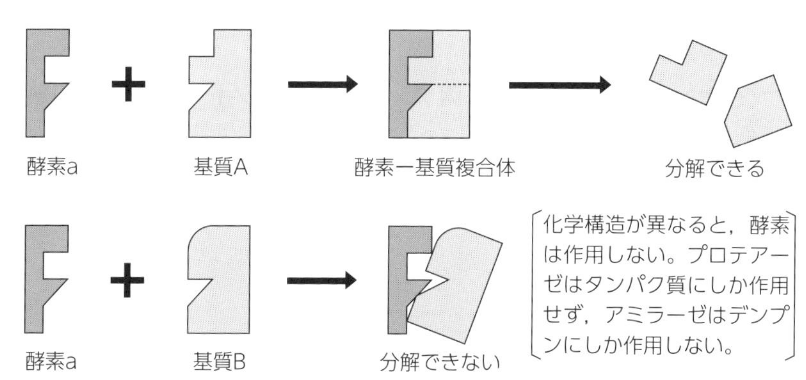

図 13　酵素の基質特異性　反応相手(基質)の形を正確に見わけて結合し，化学反応を触媒する。

表 3　食品の加工や品質に関与するおもな酵素

酵素	作用	基質	生成物	食品加工との関係	
アミラーゼ	デンプンの分解	デンプン	グルコース・マルトース	水あめ・液糖の製造	みそ・しょうゆ・酒など，発酵食品の製造
プロテアーゼ	タンパク質の分解	タンパク質	アミノ酸・ペプチド	食肉の熟成・軟化，凝乳・チーズの熟成	
リパーゼ	脂質の分解	油脂	脂肪酸・グリセロール	乳フレーバーの生成	
リポキシゲナーゼ	脂質の酸化	不飽和脂肪酸	過酸化脂質	緑茶の香りや豆乳の青くさみの生成，クロロフィルの分解	
アスコルビン酸オキシダーゼ	アスコルビン酸(ビタミン C)の酸化	アスコルビン酸	デヒドロアスコルビン酸	アスコルビン酸の分解	
ポリフェノールオキシダーゼ	褐変	ポリフェノール	キノン	皮をむいたリンゴやモモなどの褐変[1]，紅茶の色素形成	
チロシナーゼ	褐変	チロシン	メラニン	皮をむいたジャガイモの褐変[1]	
アリナーゼ	香気の生成	アリイン	アリシン	ニンニク臭の生成	
ミロシナーゼ	香気の生成	シニグリン	イソチオシアナート	ワサビの辛味と香りの生成	

1) 食品加工では負の作用なので，その防止につとめなければならない。

◆酵素の利用　食品は動植物体を原料としているため，食品中には多くの酵素が存在している。そして，表3に示したように，食品成分の分解や褐変（かっぺん），香気の生成などにかかわっている。みそやしょうゆ・日本酒の製造では，麹（こうじ）の酵素がタンパク質やデンプンを分解し，アミノ酸や糖あるいはアルコールの生成に大きくかかわっている（図14，図15）。

❶フーゼル油ともよばれる。イソブチルアルコール，イソアミルアルコールなどがある。
❷脂肪酸は，酵母から生成されたエタノールと反応し，香気成分である脂肪酸エステルとなる。

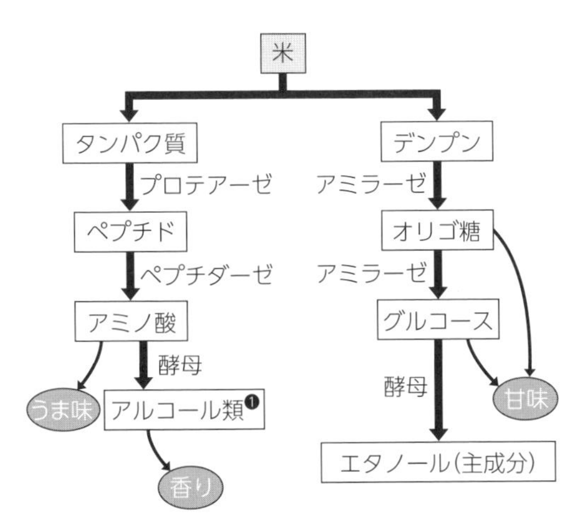

図14　日本酒の製造における酵素の働き

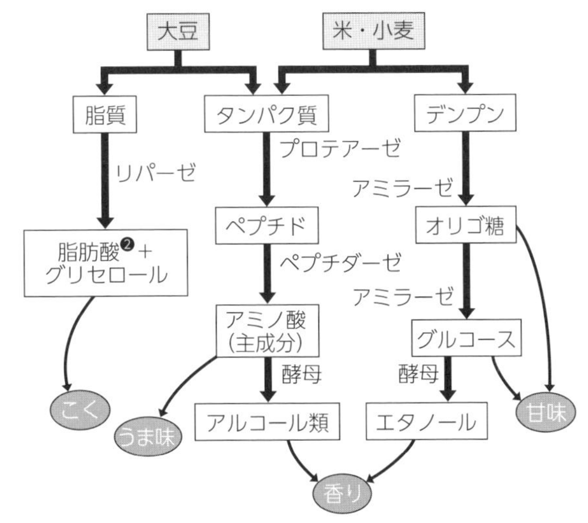

図15　みそ・しょうゆ製造における酵素の働き

実験 2-1　麹の酵素によるデンプンの分解と還元糖の生成

◉目的…麹菌のアミラーゼによるデンプンの分解ならびに還元糖の生成について調べる。

◉準備…(1) 試料：麹・飯
(2) 器具：ミキサー，三角フラスコ（500 mL），試験管（20 mL），恒温槽
(3) 試薬：ヨウ素試薬，フェーリング試薬

◉方法

① 炊きたての飯 50 g をミキサーに入れる。さらに水 50 g，麹 50 g を加え，2 分間ミキサーを運転して液状にする。
② 液状のものを三角フラスコに入れ，55～60 ℃の恒温槽で反応させる。
③ 0，1，2，3，4 時間ごとに，2 本の試験管にそれぞれ 1 mL ずつ上澄み液を採取する。
④ 2 本のうち，1 本にはヨウ素液を，もう 1 本にはフェーリング液を加え，変化のようすを観察し，記録する。

3 タンパク質の性質

アミノ酸の種類と性質

アミノ酸は，側鎖部分にカルボキシ基—COOH やアミノ基—NH_2 をもつかどうかにより，中性アミノ酸・酸性アミノ酸・塩基性アミノ酸にわけられる(表 4)。

側鎖の—COOH や—NH_2 は，p.24 の図 7 に示されるように，ペプチド結合に関与しない。そのため，酸性アミノ酸や塩基性アミノ酸を含むタンパク質やペプチドには，ペプチド結合に関与しない—NH_2 と—COOH が存在する。タンパク質やペプチドは，大きなアミノ酸と考えることができる。

—NH_2 と—COOH は H^+(水素イオン)との反応によって，それぞれ＋と－の電気を帯びる。

$$—NH_2 + H^+ \rightleftarrows —NH_3^+$$

$$—COOH \rightleftarrows —COO^- + H^+$$

このように，分子内に＋と－の電気をもつことができる物質を**両性電解質**といい，アミノ酸・ペプチド・タンパク質は，生体内の代表的な両性電解質である。

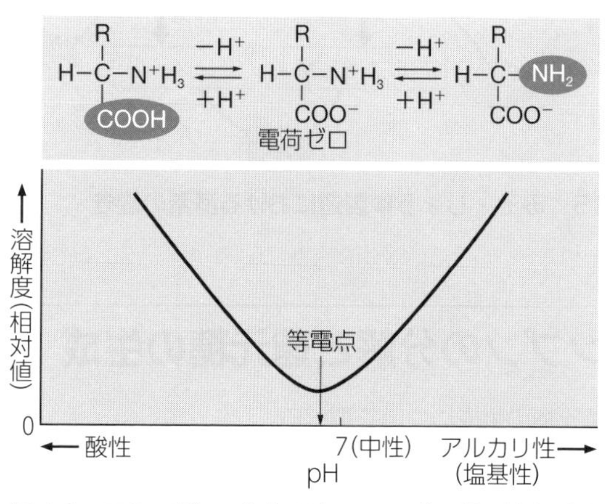

図 16　アミノ酸・ペプチド・タンパク質の溶解度曲線

表 4　酸性アミノ酸・中性アミノ酸・塩基性アミノ酸

分類	共通部分	側鎖(R)部分	名称
酸性アミノ酸	HOOC—C(H)(NH₂)—R	CH_2—COOH	アスパラギン酸
		CH_2—CH_2—COOH	グルタミン酸
中性アミノ酸		(—COOH や—NH_2 をもたない)	バリン，ロイシンなど多数
塩基性アミノ酸		CH_2—CH_2—CH_2—CH_2—NH_2	リシン
		CH_2—CH_2—CH_2—NH—C(=NH)—NH_2	アルギニン

また，両性電解質は図16のように，pHによって電気的性質が変化する。分子内に正負の電気をもち，電気量がゼロになるpHを**等電点**とよぶ(表5，表6)。等電点では，電気的性質が中性になり，水と水素結合を形成できないため，溶解度が最も小さくなる❶❷。

◆アミノ酸の味と作用　各種のアミノ酸には，それぞれ特有の味がある(表7)。グルタミン酸は，とくにうま味が強く，昆布(こんぶ)のうま味物質として発見された。みそやしょうゆの主要なうま味物質でもある。みそやしょうゆは，原料の大豆・小麦中のタンパク質の一部が，アミノ酸に分解された食品である。

みそやしょうゆに酢を加えた酢みそやポン酢がまろやかに感じられるのは，酢から生じた水素イオンH^+とアミノ酸が結合するためである。また，みそやしょうゆには，多くの塩化ナトリウム(食塩)が加えられるが，アミノ酸が食塩と結合するので，同濃度の食塩水に比べて塩辛く感じない。

ペプチドの種類

ペプチドには，天然に存在するものと，プロテアーゼによってタンパク質が分解されてできたものなどがある。天然のペプチドには，肝臓中に多く存在し還元作用をもつグルタチオン，食肉中のカルノシン・アンセリンなどがある(図17)。また，インスリンやオキシトシン・バソプレシンなどのホルモンのほか，抗生物質のペニシリンなどもペプチドである。

表5　アミノ酸の等電点

アミノ酸	等電点(pH)
酸性アミノ酸	2〜3
中性アミノ酸	6前後
塩基性アミノ酸	9〜10

表6　タンパク質の等電点

タンパク質	等電点(pH)
オボアルブミン	4.6
カゼイン	4.7
ミオグロビン	6.8
ヘモグロビン	6.8

❶たけのこの水煮の白い斑点は，チロシンが等電点で不溶化し，析出したものである。
❷乳タンパク質のカゼインは，中性の水溶液中では－(マイナス)の電気を帯びているが，乳酸菌が生成した乳酸の働きでpHが低下すると等電点に達し，不溶化してヨーグルトができる。

考えてみよう
図17のペプチド結合に○をつけてみよう。

表7　アミノ酸の味

アミノ酸	味
アラニン	甘み
ロイシン	わずかな苦味
イソロイシン	苦味
アスパラギン酸	弱いうま味
グルタミン酸	うま味
セリン	わずかな甘み
メチオニン	わずかな苦味
ヒスチジン	わずかな苦味
プロリン	甘み
フェニルアラニン	わずかな苦味
トリプトファン	わずかな苦味

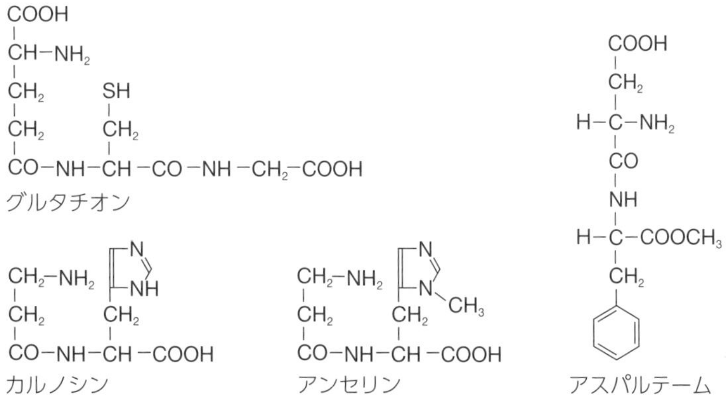

```
COOH
|
CH−NH2
|
CH2        SH
|          |
CH2        CH2
|          |
CO−NH−CH−CO−NH−CH2−COOH
グルタチオン

                 ┌N
CH2−NH2          │ ＞
|                └NH
CH2        CH2
|          |
CO−NH−CH−COOH
カルノシン

                 ┌N
CH2−NH2          │ ＞
|                └N−CH3
CH2        CH2
|          |
CO−NH−CH−COOH
アンセリン

     COOH
     |
     CH2
     |
  H−C−NH2
     |
     CO
     |
     NH
     |
  H−C−COOCH3
     |
     CH2
     |
    (ベンゼン環)
アスパルテーム
```

図17　いろいろなタンパク質の構造

ペプチドの性質

みそやチーズにも，プロテアーゼの作用でできたペプチドが存在し，これらの食品の風味に大きな影響を及ぼしている。ナチュラルチーズには，少し苦味を示すものがあるが，これは，苦味ペプチドの作用といわれている。また，人工的に合成されたペプチドでは，砂糖の180倍の甘さをもつアスパルテームが知られている。

調べてみよう
ゴーダチーズに含まれる苦味ペプチドの一つは，
Phe-Met-Glu-Ala-Pro-His-Lys
とアミノ酸がつながってできている。p.198のアミノ酸の構造と略記をみて，確認してみよう。

タンパク質の種類と性質

タンパク質は，非常に種類が多い。アミノ酸だけからできている**単純タンパク質**と，タンパク質にそのほかの物質が結合した**複合タンパク質**とに大別される。さらには，表8，表9のように，結合している物質や溶解度の違いによっても分類されている。

表9のように，多くのタンパク質は水や各種の水溶液に溶ける。このように，タンパク質が水となじみやすいのは，タンパク質が＋と－の電気を帯びており，水と水素結合するためである。乾燥したタンパク質1 gは，およそ0.3 gの水と結合できる。

◆酸沈殿　食品中のタンパク質の多くは，等電点が酸性であるため，アルカリ性の溶液によく溶け，酸性溶液では溶けにくくなる性質をもっている。このような酸による不溶化を，タンパク質の**酸沈殿**あるいは**等電点沈殿**という。ヨーグルトは，乳酸菌がつくり出した乳酸によって牛乳中のタンパク質が酸沈殿し，凝固したものである。

また，魚に酢をかけると魚肉が白濁するのは，魚肉のタンパク質が酸によって不溶化したためである。

表8　複合タンパク質

種類	結合物質	タンパク質
糖タンパク質	糖	オボムコイド(卵白)・オボムチン(卵白)
リンタンパク質	リン酸	カゼイン(乳)・ビテリン(卵黄)
リポタンパク質	脂質	リポビテリン(卵黄)・リポビテレニン(卵黄)
色素タンパク質	色素	ミオグロビン(肉)・ヘモグロビン(血液)

表9　単純タンパク質

種類	溶解性				タンパク質
	水	塩類溶液	アルコール[1]	酸・アルカリ[2]	
アルブミン	○	○	×	○	オボアルブミン(卵白)・ラクトアルブミン(乳)
グロブリン	×	○	×	○	オボグロブリン(卵白)・ラクトグロブリン(乳)・グリシニン(大豆)・アクトミオシン(肉・魚)
プロラミン	×	×	○	○	グリアジン(小麦)・ツエイン(とうもろこし)
グルテリン	×	×	×	○	グルテニン(小麦)・オリゼニン(米)
アルブミノイド	×	×	×	×	コラーゲン(皮・軟骨)・ケラチン(つめ・毛髪)

○：可溶，×：不溶，1)70～80 %アルコール，2)希酸・希アルカリ

実験 2-2　アミノ酸やタンパク質と酸・アルカリの反応

◉目的…酸やアルカリに対するアミノ酸やタンパク質の反応を調べ，これらが両性電解質であることを確認する。

◉準備…⑴ 試料：5％しょうゆ水溶液，10％みそ水溶液，5％牛乳水溶液など
⑵ 器具：pH メーター，ビーカー，ビュレット，ピペット
⑶ 試薬：0.1 mol/L 塩酸，0.1 mol/L 水酸化ナトリウム

◉方法

① ビーカーに各試料液 100 mL，対照として水 100 mL をとり，pH 電極を浸す。
② 0.1 mol/L 塩酸または 0.1 mol/L 水酸化ナトリウム水溶液で滴定しながら，pH を測定する。
③ 滴定量と測定した pH をプロットしてグラフ化する。

実験 2-3　アミノ酸やタンパク質の定性試験

◉目的…アミノ酸のアミノ基や側鎖が示す特有の反応を利用して，アミノ酸やタンパク質の存在を確認する。

2-3-1　ニンヒドリン反応

◉原理…アミノ酸とニンヒドリンを反応させると，—NH_2 が反応し，一般に青紫色を呈する。ただし，アミノ酸の種類によって色調が少しずつ異なる。ペプチドやタンパク質でも呈色する。

◉準備…⑴ 試料：アミノ酸溶液 (しょうゆの希釈液，みその抽出液，タンパク質溶液など)
⑵ 器具：試験管，メスピペット
⑶ 試薬：0.1 %ニンヒドリン溶液

◉方法

① 試料液 3 mL を試験管にとる。
② 0.1 %ニンヒドリン溶液を 1 mL 加え，混合する。
③ 煮沸すると，青紫色に呈色する。
④ 室温まで冷却する。
⑤ いろいろな試料について観察と記録を行う。

2-3-2　キサントプロテイン反応

◉原理…チロシンやトリプトファンのような芳香族アミノ酸は，硝酸と反応してオレンジ色に呈色する。

◉準備…⑴ 試料：アミノ酸溶液 (しょうゆの希釈液，みその抽出液，タンパク質溶液など)
⑵ 器具：試験管，メスピペット
⑶ 試薬：10 %アンモニア水溶液，濃硝酸

◉方法

① 試料液 3 mL を試験管にとる。
② 濃硝酸を 1 mL 加え，混合する。
③ 煮沸すると，黄色に呈色する。
④ 室温まで冷却する。
⑤ 冷却した試料に 10 %アンモニア水溶液を加えてアルカリ性にすると，オレンジ色に呈色する。
⑥ いろいろな試料について観察と記録を行う。

2-3-3　シスチン・システインの沈殿反応（硫化鉛反応）

◉**原理**…シスチンやシステイン中の硫黄は，鉛と反応して硫化鉛の沈殿を生じる。

◉**準備**…⑴ 試料：アミノ酸溶液（しょうゆの希釈液，みその抽出液，タンパク質溶液など）
⑵ 器具：試験管，メスピペット
⑶ 試薬：10 %酢酸鉛水溶液，30 %水酸化ナトリウム水溶液

◉**方法**

① 試料液 3 mL を試験管にとる。
② 10 %酢酸鉛水溶液を 1 滴加えて混合すると，タンパク質が沈殿する。
③ 30 %水酸化ナトリウム水溶液を少しずつ加え，沈殿したタンパク質を溶かす。
④ 煮沸する。
⑤ 黒色の硫化鉛が析出する。
⑥ いろいろな試料について観察と記録を行う。

2-3-4　ビウレット反応

◉**原理**…2 個以上のペプチド結合をもつ化合物は，アルカリ溶液中で銅塩と結合し，赤紫色に発色する。測定範囲は 1～10 mg/mL である。牛血清アルブミンを用いて検量線を作成すると定量もできる。

◉**準備**…⑴ 試料：アミノ酸溶液（しょうゆの希釈液，みその抽出液，タンパク質溶液など）
⑵ 器具：試験管，メスピペット
⑶ 試薬：10 %水酸化ナトリウム水溶液，0.5 %硫酸銅水溶液

◉**方法**

① 試料液 1 mL を試験管にとる。
② 10 %水酸化ナトリウム水溶液 1 mL を加え，混合する。
③ 0.5 %硫酸銅水溶液 4 mL を加えて混合すると，赤紫色を呈する。

実験 2-4　タンパク質の溶解度試験

◉**目的**…食品中のタンパク質を抽出し，食品によってタンパク質の溶解度が異なることをビウレット反応を用いて確認する。

◉**原理**…2 個以上のペプチド結合をもつ化合物は，アルカリ溶液中で銅塩と結合し，赤紫色に発色する。測定範囲は 1～10 mg/mL である。牛血清アルブミンを用いて検量線を作成すると定量もできる。

◉**準備**…⑴ 試料：脱脂大豆，鶏胸肉，小麦粉，米，卵白
⑵ 器具：乳鉢，乳棒，ろ紙，ビーカー，試験管，メスピペット
⑶ 試薬：抽出液（1 mol/L 塩化ナトリウム水溶液，70 %エタノール水溶液，1 mol/L 水酸化ナトリウム水溶液），10 %水酸化ナトリウム水溶液，0.5 %硫酸銅水溶液

◉**方法**

① 用意した抽出液の数に相当する乳鉢に，試料 1 g ずつを採取する。
② 純水と各抽出液 20 mL を乳鉢へ加え，乳棒で破砕，混合する。
③ ろ過をして，抽出液をビーカーにとる。
④ 抽出液 1 mL に 10 %水酸化ナトリウム水溶液 1 mL を加え，混合する。
⑤ さらに，0.5 %硫酸銅水溶液 4 mL を加えて混合し，30 分間静置する。
⑥ いろいろな試料について，発色の色と濃さを観察し，記録する。

◉**結果**　色の濃さから，試料中のタンパク質にはどの溶液に溶解する成分が多いかを考える。

4 ………脂質

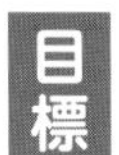

- 脂質の特徴を理解する。
- 脂質の構造と性質を理解する。

1 脂質とその利用

脂質とは

脂質は，タンパク質や炭水化物と同様，食品の主要成分の一つである。ジエチルエーテルやクロロホルムなどの有機溶媒に溶けるが，水にはほとんど溶けない。食品中の脂質は油脂ともよばれ，そのほとんどが中性脂肪である。栄養的には，エネルギー源としてだけでなく，必須脂肪酸[1]やビタミンEなどの脂溶性ビタミンの供給源として，また，細胞膜の構成成分として必要不可欠な成分である。

食用となる油脂は，原料の違いにより，植物油脂と動物油脂に分類され，さらに，常温で液体状の**液体油**(oil)と，固体状の**固体脂**(fat)に大別される。また，植物油は乾燥性[2]により**乾性油・不乾性油・半乾性油**に分類される(表1)。

食用油脂は，植物の種子や胚芽・果肉，動物の脂肪組織や乳などからしぼった原油に対して，図1のように精製を行い，不純物を除去したものである。わが国では，油糧原料も含めて，ほとんどを輸入にたよっている。

❶人の体内では合成できないため，食事から摂取しなければならない脂肪酸で，リノール酸と α-リノレン酸がある。

❷空気中(常温)で油脂が固化する性質のことで，固化しやすい油脂を乾性油，固化しない油脂を不乾性油，中間的な油脂を半乾性油という。これは，油脂の不飽和度を表すヨウ素価(→ p.37)により分類される。

表1　原料・性質による油脂の分類

原料	性質	特徴や部位など	食用油脂
植物油	油(液体油)	乾性油，半乾性油，不乾性油	紅花油，大豆油，あまに油，オリーブ油，綿実油，なたね油，落花生油
	脂(固体脂)		パーム核油，カカオ脂
動物油	油(液体油)	水産動物油，陸産動物油	魚油，牛脚油
	脂(固体脂)	体脂肪，乳脂肪	牛脂，豚脂，乳脂

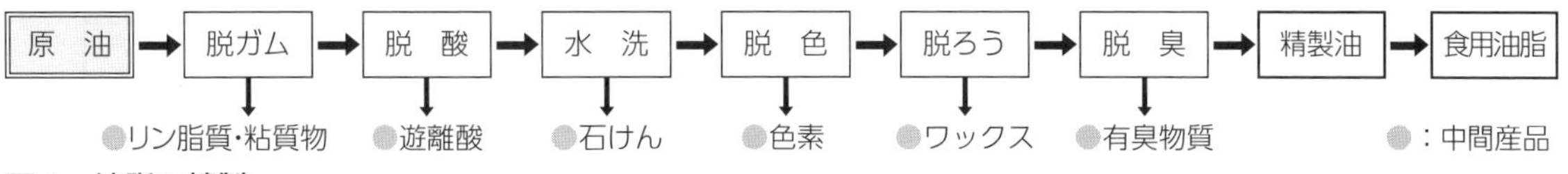

図1　油脂の精製

食用油脂の利用

◆植物油脂　植物油脂は，ほとんどが液体油である。食用油脂全体のなかでも，なたね油・パーム油・大豆油は供給量が多い。なたね油は，家庭用の炒め油や揚げ油だけでなく，食品加工原料としても利用される。大豆油も炒め油や揚げ油などに広く使用されている。また，パーム油はヤシ科のアブラヤシの果肉から得られ，食品加工原料油や業務用の揚げ油として利用されている(表2)。

◆動物油脂　牛脂や豚脂などの固体脂は，特有な風味をもち，植物油と混合して揚げ油として使用される。魚油は，硬化油(→p.41)として利用される(表2)。

◆食用加工油脂　動植物油脂を原料とし，融点を調整したり，安定性を付与したものを食用加工油脂という。たとえば，マーガリンやショートニング❶は，製品に風味やこくを与えるだけでなく，これらのもつショートニング性❷やクリーミング性❸，可塑性❹などの特性が利用され，製菓材料に用いられる。

❶水分や乳成分を含まず，ほぼ100％が油脂成分で，白色の無味無臭の油脂。

❷グルテンの形成をおさえ，製品にもろさと砕けやすさを与える性質。

❸かくはんにより，大量の空気をだき込む性質。

❹固形でありながら，温度変化によって状態を変化させられる性質。

表2　食用油脂の特徴

名称	特徴	名称	特徴
なたね油	旧来のナタネ(菜種)を品種改良して，オレイン酸を多く含む。	やし油	ココヤシの種子を原料とし，ラウリン酸が主成分で，酸化安定性が高い。
パーム油	ヤシ科のアブラヤシの果肉から得られ，安価である。酸化安定性が高い。生産量が多い。	ごま油	世界最古の油糧種子であり，特有の芳香とすぐれた抗酸化機能をもつ。
大豆油	無味・無臭で，くせがない。	綿実油	ワタの種子を原料とし，風味などから高級油脂とされる。
米油	米ぬか油ともよばれ，健康志向から消費量が増加傾向にある。	豚脂(ラード)	かつては，ショートニングや揚げ油などに多用されていた。
とうもろこし油	コーンスターチ製造時の胚芽が原料で，高級油脂とされる。	牛脂	豚脂同様，かつてはショートニングやマーガリンなどに多用されていた。
オリーブ油	オリーブの果実から搾油され，精製は行わない。オレイン酸を多く含む油脂である。	魚油	酸化安定性は低く，硬化油に加工されて幅広く利用される(マイワシが主原料)。

コラム

マーガリンとファットスプレッド

マーガリンは大豆油やなたね油などの精製した植物・動物油脂に粉乳や発酵乳・食塩・ビタミン類などを加えて乳化し，練り合わせた加工食品で，表3のように油脂含有率により分類される。

表3　マーガリン類の分類　(JAS規格)

	油脂含有率	水分含有量
マーガリン	90％以上	17％以下
ファットスプレッド	80％未満	油脂と水分で85％以上

2 脂質の構造と分類

油脂の構造

油脂の基本構造は，グリセリン❶(図2)に脂肪酸が3分子結合したトリアシルグリセロール(図3)である。ただし，未精製オリーブ油のように，そのほかの物質がある程度含まれている油脂もある。

❶グリセロールともよばれる。

CH_2-OH
$CH-OH$
CH_2-OH

図2 グリセリンの構造

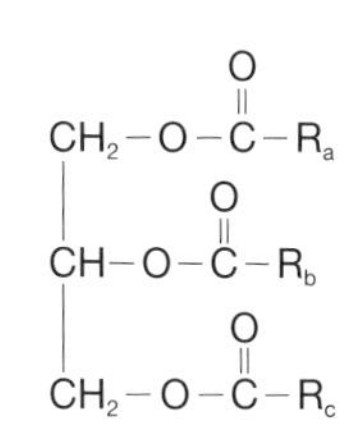

図3 トリアシルグリセロールの構造

脂肪酸の構造

脂肪酸は，末端にカルボキシ基─COOHとメチル基─CH_3をもった炭素の鎖状物質である(図4)。食品では，炭素原子数が偶数個で12～24個，なかでも，16，18個の炭素をもつ脂肪酸が主要である。

また，脂肪酸は，分子内の炭素鎖に二重結合をもたない**飽和脂肪酸**と，二重結合をもつ**不飽和脂肪酸**に大別される。さらに，不飽和脂肪酸は，二重結合が1個の1価不飽和脂肪酸と，2個以上の**多価不飽和脂肪酸**にわけられる(表4)。また，炭素鎖の長さや二重結合数，および，二重結合の存在する位置によっても分類され，その性質や役割が異なる。

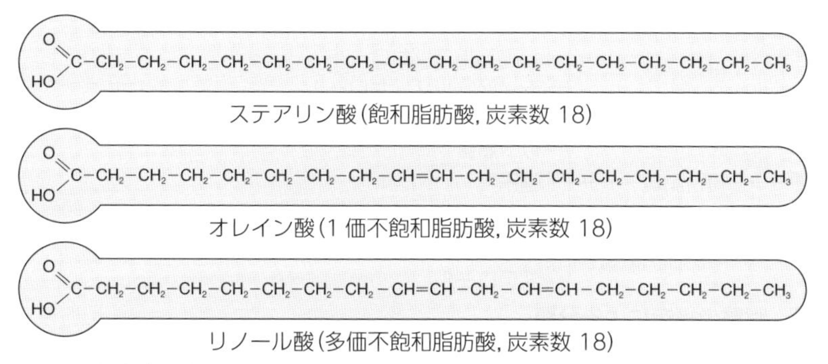

図4 脂肪酸の構造

表4 油脂中に含まれるおもな脂肪酸

	慣用名	炭素数	二重結合数	略号[1]
飽和脂肪酸	ラウリン酸	12	0	12：0
	ミリスチン酸	14	0	14：0
	パルミチン酸	16	0	16：0
	ステアリン酸	18	0	18：0
不飽和脂肪酸	オレイン酸	18	1	18：1n9
	リノール酸	18	2	18：2n6
	α-リノレン酸	18	3	18：3n3
	エイコサペンタエン酸[2]	20	5	20：5n3
	ドコサヘキサエン酸	22	6	22：6n3

1)炭素数：二重結合数。nは，メチル基から数えた二重結合の位置。
2)近年は，イコサペンタエン酸ともよばれる。

脂質の分類

脂質は，**単純脂質・複合脂質**・その他の脂質に分類される(図5，図6)。単純脂質とは，アルコール(グリセロール)と脂肪酸のみからなる脂質で，動植物中に最も広く，多量に存在している。トリアシルグリセロールが主成分である。

一方，生体内での役割で分類すると，**貯蔵脂質**と**構造脂質**にわけられる。貯蔵脂質は，主としてトリアシルグリセロールで，エネルギー源として，動植物の体内に多量に蓄積されている。また，構造脂質は，リン脂質やステロール[1]に分類されるコレステロールなどで，生体中の細胞膜などの構成成分となっている。

[1]アルコールの一種で，動植物界に広く分布している。動物にはコレステロールが，植物にはβ-シトステロール・カンペステロールなどがおもに含まれる。

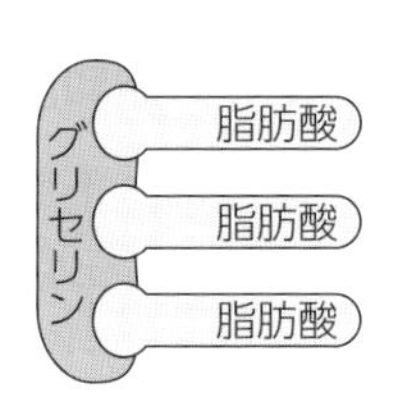

単純脂質
(トリアシルグリセロール)

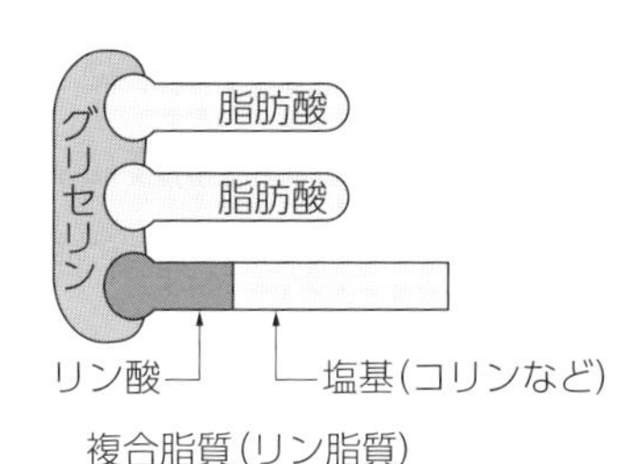

複合脂質(リン脂質)

図5　単純脂質と複合脂質

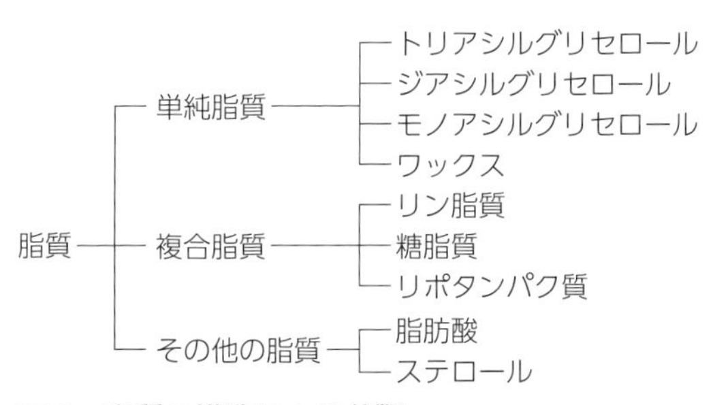

図6　脂質の構造による分類

実験 2-5　アクロレイン反応

◉**目的**…油脂にグリセリンが含まれていることを確認する。

◉**原理**…グリセリンと硫酸水素カリウムを高温で反応させると，刺激臭の強いアクロレインが生成する。グリセリンと脂肪酸からなる油脂も同様に反応する。

◉**準備**…(1) 試料：油脂・リン脂質など
(2) 器具：耐高温試験管，ビーカー，バーナー，試験管ばさみ
(3) 試薬：硫酸水素カリウム

◉**方法**…試験管に油脂やリン脂質などを約 1 mL 入れ，硫酸水素カリウム 0.5 g を加える。弱火で徐々に加熱(230 ℃程度)すると，刺激臭のある白煙を生じる(アクロレイン※の生成)。

※有害物質なので，吸い込まないように注意する。

油脂の特徴

油脂の分子量や不飽和の程度(不飽和度)を知ることによって，その油脂の特徴を推測できる。油脂の分子量の大小はケン化[1]価を，また，不飽和度はヨウ素価を測定することによって求められる。

◆ケン化価　油脂の平均分子量[2]の大きさを示す数値で，油脂 1 g を完全にケン化するために必要なアルカリ[3]の質量(mg)で表される。ケン化価が高いことは，油脂の平均分子量が小さいことを示し，逆に，ケン化価が低いことは，それが大きいことを示す。ふつうの油脂では 190 前後(図 7)で，やし油のように，低分子量の脂肪酸が多く含まれる場合は 240～270 と高い。

◆ヨウ素価　油脂中に存在する二重結合の多少を表す数値である。飽和脂肪酸は，二重結合をもたないのでヨウ素価は 0 である。ヨウ素価は，油脂 100 g に付加できるヨウ素 I_2 の質量(g)で表される。ヨウ素価が高いことは，油脂の不飽和度が高い，つまり，二重結合数が多いことを示し，逆に，ヨウ素価が低いことは，それが少ないことを示す。通常，豚脂やカカオ脂などの固体脂肪では 10～70，オリーブ油などの不乾性油では 70～100，ごま油などの半乾性油では 100～130，大豆油などの乾性油や魚油では 110～190 を示す(図 7)。

[1]油脂を，水酸化カリウムや水酸化ナトリウムなどのアルカリで加水分解すること。

[2]一般に，油脂は，分子ごとに結合している脂肪酸が異なり，すべての分子が同じ分子式をもつことはない。すなわち，油脂の分子量は，すべての分子の平均値で表される。

[3]ふつうは，水酸化カリウムが用いられる。

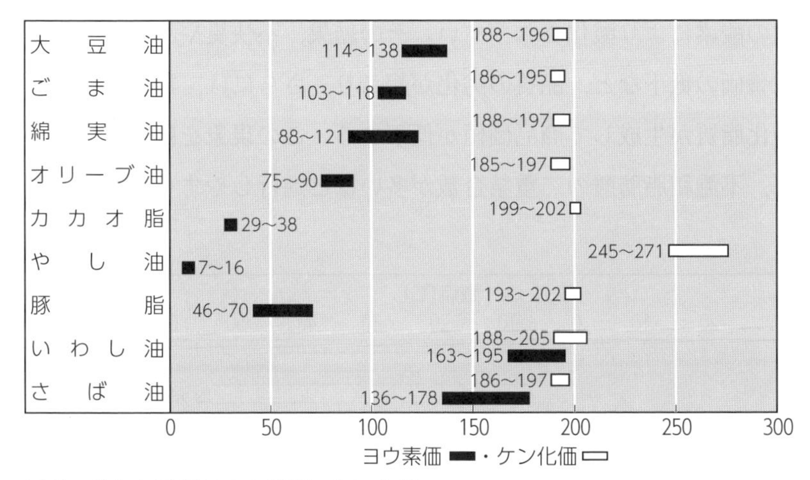

図 7　おもな油脂のヨウ素価・ケン化価

3 油脂の性質

融点

油脂の融点とは，固体状の油脂が液体状に変化するときの温度であり，結合する脂肪酸の二重結合数と炭素原子数に影響される。飽和脂肪酸では，炭素数が多いほど融点が高く，不飽和脂肪酸では，炭素数が同数の場合，二重結合数が多いほど低い(図8)。

◆融点と食品のかかわり 油脂の融点は，食品の食感に深くかかわっている。たとえば，鶏肉や豚肉は調理後少々さめても食べられるが，牛肉はさめるとかたくなり，おいしくない。これは，豚肉や鶏肉に含まれる油脂の融点が，それぞれ28～48℃，30～32℃であるのに対して，牛肉では45～50℃と高いためである。

チョコレートに含まれるカカオ脂❶の融点は，体温よりもわずかに低い(32～35℃)。また，そのおもな油脂の構造(図9)は，中央に融点の低いオレイン酸が，両端部に融点の高いパルミチン酸とステアリン酸が結合しており，この構造が80％以上を占めている。この二つのことが，シャープな口融けと深い関係をもっている。

考えてみよう
融点が高いとおいしくないのはなぜだろうか。

❶カカオバターともよぶ。

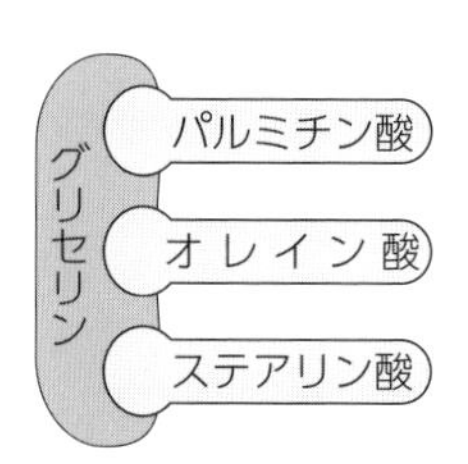

図9 カカオ脂の構造

酸化

サラダ油などの食用油脂やポテトチップスなど，脂質を多く含む食品(油脂食品)では，それらの脂質を構成する不飽和脂肪酸が大気中の酸素により酸化されやすい。その結果，不快臭や不快味の発生，栄養価の低下など，品質の劣化が起こり，さらには，毒性をもつ過酸化脂質が生成して商品価値が低下する。この現象を**自動酸化**とよび，不飽和脂肪酸の二重結合数が多いほど進行しやすく(表5)，さ

	慣用名	略記	融点(℃)
飽和脂肪酸	ラウリン酸	12:0	44.2
	ミリスチン酸	14:0	53.9
	パルミチン酸	16:0	63.1
	ステアリン酸	18:0	69.6
不飽和脂肪酸	ゾーマリン酸	16:1n7	0.5
	オレイン酸	18:1n9	13.4
	ゴンドイン酸	20:1n9	22
	エルカ酸	22:1n9	34.7
	オレイン酸	18:1n9	13.4
	リノール酸	18:2n6	-5.2
	α-リノレン酸	18:3n3	-10.7

図8 油脂に含まれる脂肪酸と融点の関係 (油脂化学便覧)

らに，高温や光・金属イオンの存在により促進される。油脂の過酸化脂質量(過酸化物価)を調べれば，油脂または油脂食品の品質が，どれくらい劣化しているかを判断できる。

◆酸化防止　酸化を防ぐためには，食品と酸素を接触させないことが最もよく，一般的には，真空包装や脱酸素剤の封入などの対策がとられている。さらに，温度や光の影響も大きいので，できるだけ低い温度の，暗所での保存が望ましい。

一方，天然油脂中に含まれるトコフェロール❶は，酸化を抑制し，安全性も高いことから，天然の酸化防止剤として広く利用されている(図 10)。さらに，より効果的な酸化防止物質が広く調べられており，ポリフェノール類やカロテノイド系色素などの効果が見い出されている。

❶植物種子の油に多く含まれる。ビタミンEともよばれている。

表 5　脂肪酸の酸化反応速度の違い

脂肪酸	炭素数	二重結合数	反応速度[1)]
ステアリン酸	18	0	0.6
オレイン酸	18	1	6
リノール酸	18	2	64
α-リノレン酸	18	3	100

1) 100℃における α-リノレン酸の酸化の反応速度を 100 としたときの値。

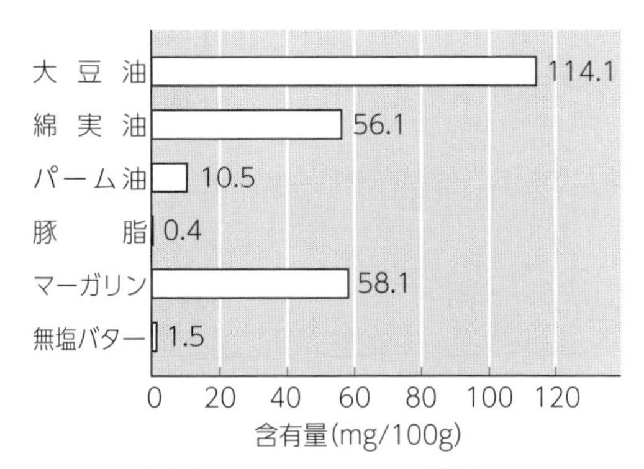

図 10　油脂中のトコフェロール総量

(食品成分表 2015)

実験 2-6　過酸化物検出法

◉目的…空気中に長期間放置された油脂中には，過酸化物が生じる。その存在を確認する。

◉原理…油脂にヨウ化カリウムを反応させ，遊離するヨウ素にデンプンを加えて，ヨウ素デンプン反応を起こさせる。その結果の着色によって判定する。

◉準備…(1) 試料：古い油脂❷と新しい油脂
(2) 器具：試験管，ビーカー，バーナー，三脚，湯浴装置，駒込ピペット
(3) 試薬：飽和ヨウ化カリウム溶液❸，1％デンプン溶液，クロロホルム❹

◉方法…2 本の試験管に古い油脂と新しい油脂をそれぞれ 2 mL ずつとり，クロロホルム 3 mL で溶解する。これに，飽和ヨウ化カリウム溶液 2 mL を加えて混合し，沸騰水中で数分間反応させる。水道水で冷却後，1％デンプン溶液を 1～2 mL 加えて着色状況を判定する。空試験として，油脂を加えずに同様の試験を行う。

❷賞味期限の過ぎた油脂や，何回も高温で利用された天ぷら油など。
❸ヨウ化カリウム 20 g を純水 10 mL に溶かす。実験直前に調製する。
❹劇物・腐食性物質に指定されているので，使用時には換気に十分注意する。

乳化

水と油のように，互いに混じり合わない，性質の異なる二つの液体どうしが混合している状態を**エマルジョン**(**乳濁液**)といい(図11)，その方法を**乳化**という。エマルジョンの基本型は，水(親水性溶液)中に油(疎水性液体)が粒子となって分散している**水中油滴型**(**O/W 型**)と，逆に，油の中に水の粒子が分散した**油中水滴型**(**W/O 型**)とがある。また，エマルジョンは非常に不安定であるが，乳化剤を添加することで安定する。

◆乳化剤　乳化剤は，その分子中に親水部と親油部(疎水部)をもつ**両親媒性物質**，すなわち，水と油の両方の性質をもつ物質(図12)である。わが国において，食品用として認可されている乳化剤には，グリセリン脂肪酸エステルなどの合成品と，大豆レシチン・卵黄レシチンなどの天然品とがある(表6)。いずれも，わが国の食品衛生法で安全性が認められている物質で，さまざまな目的で食品製造時に使用される。たとえば，アイスクリームなどの乳製品，マーガリンやショートニングなどの加工油脂，パンやケーキ，ビスケット・クッキー・チョコレート・キャンディなどの菓子類，コーヒーなどの飲料，ドレッシングなどの調味料などに幅広く使用されている。

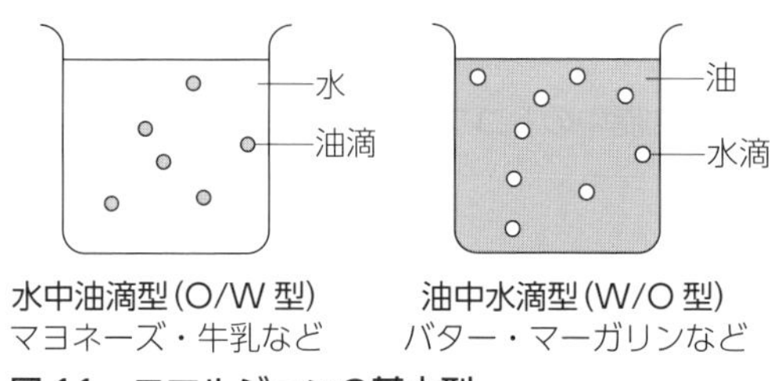

図11　エマルジョンの基本型

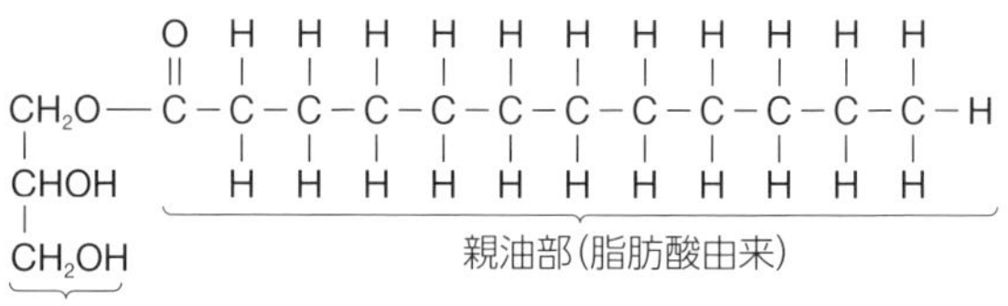

図12　乳化剤(モノアシルグリセロールの構造)

表6　食品用乳化剤

合成乳化剤	天然乳化剤	
グリセリン脂肪酸エステル	酵素処理大豆レシチン	チャ種子サポニン
ソルビタン脂肪酸エステル	酵素処理レシチン	植物性ステロール(フィトステロール)
ショ糖脂肪酸エステル	酵素分解レシチン	動物性ステロール(コレステロール)
プロピレングリコール脂肪酸エステル	分別レシチン	オオムギ殻皮抽出物
	卵黄レシチン	キラヤ抽出物(キラヤサポニン)
	大豆サポニン	胆汁末(コール酸・デオキシコール酸)
	ビートサポニン	トマト糖脂質(トマト抽出物)
	エンジュサポニン	

油脂の改質

油脂に対し，水素添加や分別・エステル交換などの処理を行ったものを食用精製加工油脂といい，日本農林規格(JAS)では，原材料や性状などについて規定している。

◆水素添加　原料油脂の不飽和脂肪酸の二重結合部位のすべて，または一部に水素を付加させることを**水素添加**(図 13)といい，その製品を**硬化油**という。硬化油は，原料油脂より①融点が上昇する，②酸化されにくくなる，③魚油などのフレーバーが改良される，などの特徴をもつ。原料油脂には，魚油や大豆油・やし油・パーム核油などが用いられる。

◆分別　油脂は，結合している脂肪酸の種類によってさまざまな特性を示すので，これを利用して油脂を分離できる。この技術を**分別**という。たとえば，原料油脂を融点の高低によって分別し，高融点部分をショートニング用に，低融点部分をサラダ油や天ぷら油に利用する。また，分別技術は，高価なカカオバターの代用脂の製造などにも利用されている。

◆エステル交換　脂質に結合している脂肪酸を交換させる反応のことで(図 14)，アルカリ処理による化学的方法と酵素を用いた生物化学的方法とがある。脂肪酸を交換させることにより，油脂の融点を高めたり，人に有益な脂肪酸であるEPAやDHA，あるいは中鎖脂肪酸[❶]などを効率的に利用できる。さらに吸収性，おいしさ，調理特性などをあわせて付加することもできる。

調べてみよう
パーム油とパーム核油にはどんな違いがあるか調べてみよう。

❶炭素数が 8，10 の脂肪酸。消化・吸収性にすぐれ，からだに蓄積しにくく，今後，利用価値がより高まると考えられる脂肪酸である。

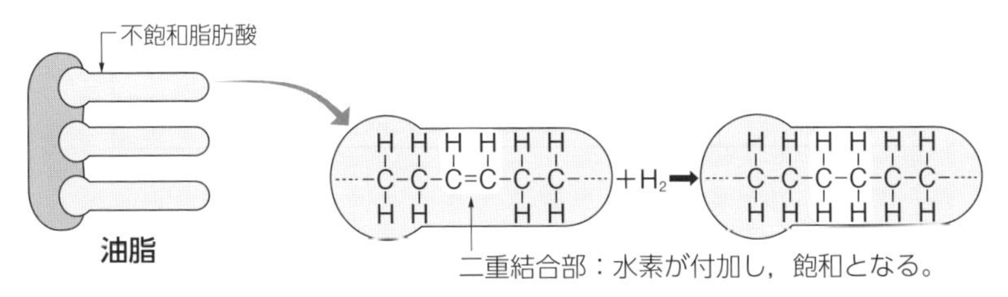

図 13　油脂の水素添加のしくみ

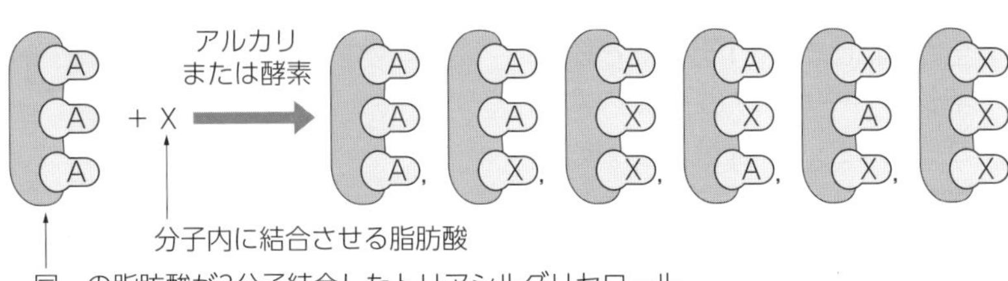

図 14　油脂のエステル交換のしくみ

5 ……… 炭水化物

目標
- ●炭水化物の特徴を理解する。
- ●炭水化物と食品加工との関係を学ぶ。
- ●炭水化物の構造と性質を理解する。

1 炭水化物とは

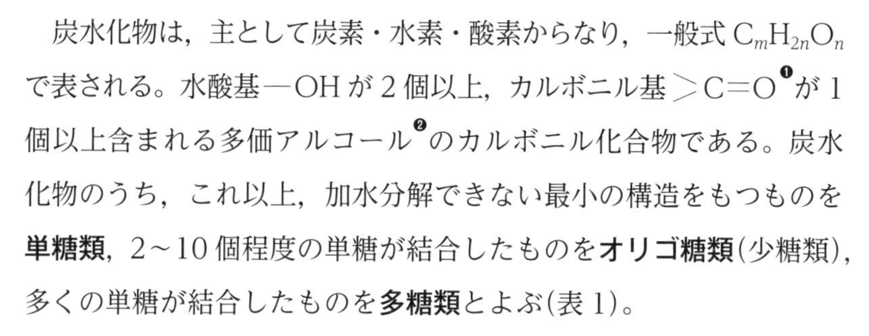

炭水化物は，主として炭素・水素・酸素からなり，一般式 $C_mH_{2n}O_n$ で表される。水酸基—OH が 2 個以上，カルボニル基 $>C=O$ [1] が 1 個以上含まれる多価アルコール[2]のカルボニル化合物である。炭水化物のうち，これ以上，加水分解できない最小の構造をもつものを**単糖類**，2～10 個程度の単糖が結合したものを**オリゴ糖類**(少糖類)，多くの単糖が結合したものを**多糖類**とよぶ(表 1)。

炭水化物は，人間の生命活動のためのエネルギー源として重要な物質である。また，スクロース(ショ糖)のように，甘味(かんみ)成分としての役割をもつものもある。寒天やペクチンなどはエネルギー源とはならないが，食物繊維として重要な成分である。

❶ R_1-C(=O)-R_2
炭素原子と酸素原子の間に二重結合をもつ原子団。R_1，R_2 が炭化水素基のものはケトン基ともよばれる。また，R_1，R_2 のどちらかが水素原子のものをホルミル基（アルデヒド基）とよぶ。

❷ 1 分子中に 2 個以上の水酸基をもつアルコール。

表 1　炭水化物の分類

種類		名称
単糖類		グルコース，フルクトース，リボースなど
オリゴ糖類	二糖類	スクロース，マルトースなど
	三糖類	ラフィノースなど
	四糖類	スタキオースなど
	⋮	
多糖類		デンプン，セルロース，寒天，ペクチンなど

コラム　希少糖

希少糖は，自然界にその存在量が少ない単糖およびその誘導体で，全て合わせても0.1 %程度である。キシリトール，アロース，プシコースなど，50 種類以上が確認されており，近年，これら希少糖には，人間にとって有用な生理機能があることが解明されている。

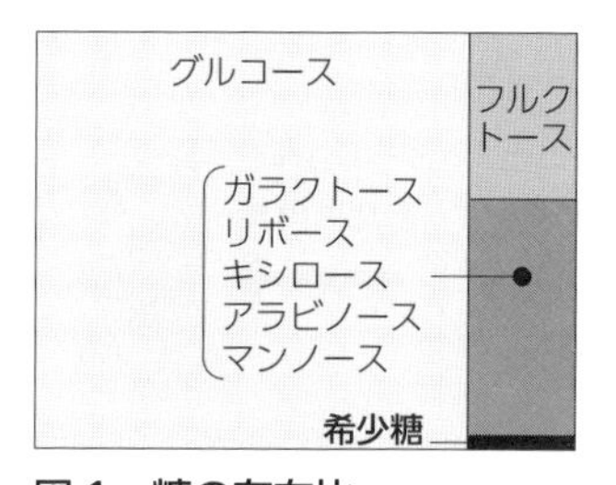

図 1　糖の存在比
四角の大きさは自然界での存在比を表している。

2 炭水化物とその利用

炭水化物は，食品加工においても広く利用されている。デンプンや寒天，ペクチンなどはすぐれたゲル化特性をもつため，食品の成形に利用される。また，甘味料としての利用や，デンプン分解酵素による糖化作用を利用した食品も多い。

ゲル化特性の利用

果実や野菜に含まれるペクチン，コンニャクイモの球茎に含まれるコンニャクマンナン，テングサやオゴノリなどの紅藻類に含まれる寒天(図2)，微生物が産生するカードランは，すぐれたゲル化特性をもつ多糖類である。

◆ペクチン　野菜や果実に多く含まれている天然の多糖類である。セルロースなどとともに細胞壁の構成成分で，細胞どうしの接着に関与している。ペクチンは，ガラクツロン酸(図3)が多数結合した多糖類で，適度な糖と酸の存在下でゲル(ゼリー)を形成する。たとえば，果実を糖分とともに水煮するとペクチンが溶出し，さらに煮詰めると，果実中の酸との作用によってゼリー状になる。ペクチンは，そのすぐれたゲル化特性から，ジャムやゼリーなどの製造に幅広く利用されている(図4)。

また，ゲル化剤としてだけでなく，増粘剤(ぞうねんざい)や安定剤などとして食品製造に利用されている。なお，果実中のペクチンは，果実の成熟段階によって構造が変化し，果実が軟化する要因でもある(表2)。

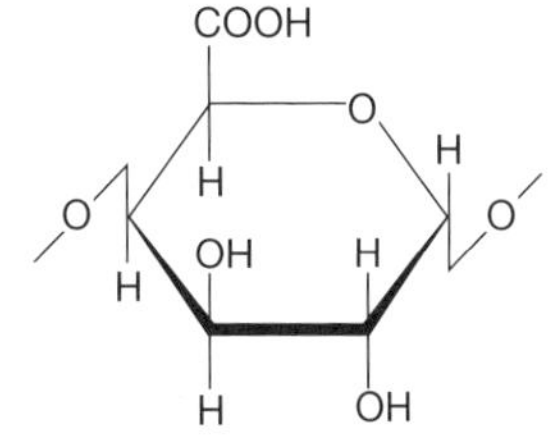

図3　ガラクツロン酸の構造

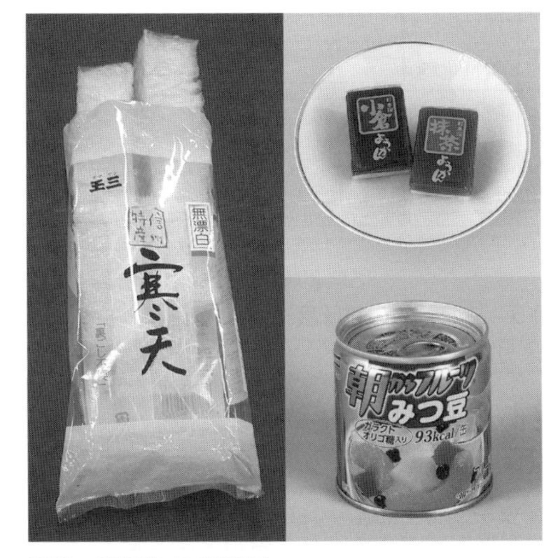

図2　寒天とその利用

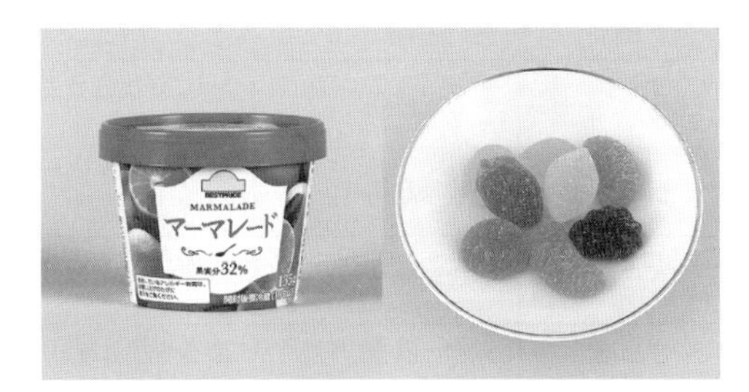

図4　ペクチンを利用した食品

表2　成熟に伴う果実中のペクチンの変化

成熟段階	主成分	ゲル化能
未熟	プロトペクチン	×
成熟	ペクチニン酸	○
過熟	ペクチン酸	×

甘味料

砂糖[1]は，甘味物質としてさまざまな食品加工に利用されている(表3)。砂糖の主成分は，スクロースである。ふつう，人は単糖類やオリゴ糖類に甘味を感じる(図5)。最も甘味を強く感じるのはフルクトースで，低温ほど強く感じる。さらに，スクロースとフルクトースを混合した場合，甘味度が増すなどの相乗作用もある。

◆異性化糖　グルコース(ブドウ糖)とフルクトース(果糖)を主成分とする液状の糖で，デンプンをいくつかの酵素によって分解させて製造される(表4)。食品分野では，清涼飲料やパン・缶詰・乳製品などで，砂糖と同様に大量に使われ，また，低温での甘味度が強いことから，冷菓にも広く用いられている。

酵素による糖化作用

アミラーゼ[2]によるデンプンの糖化作用は，食品加工において重要である。麦芽アミラーゼを使ったビール製造や水あめ製造，麹(こうじ)菌アミラーゼを使った清酒・みそ・しょうゆ製造など，古くから利用されている。

◆清酒製造における酵素　酵母は，直接デンプンを発酵させることができないので，麹菌が生産するアミラーゼ，または，麦芽に含まれるアミラーゼによって，デンプンをマルトースやグルコースにまで分解する(糖化)。デンプンの糖化によって生成したグルコースが，酵母のアルコール発酵によってエタノールとなる。

❶製造工程の違いにより多くの種類がある。

調べてみよう
砂糖の原料は何だろうか。

❷デンプンの加水分解酵素の総称で，α-アミラーゼ，β-アミラーゼ，グルコアミラーゼがある。最も一般的な酵素はβ-アミラーゼ。また，デンプンを加水分解すると，まず，二糖類よりも分子量が大きいデキストリンが生成する。

表3　砂糖の種類と特徴

種類	用途	特徴
上白糖	一般家庭用	何にでも合う万能砂糖
グラニュー糖	一般家庭用	素材の味をいかす甘さ
白ざら糖	高級菓子・ゼリー	無色透明で光沢あり
中ざら糖	煮物・漬物	まろやかな風味
角砂糖	コーヒー・紅茶	簡単計量で便利
粉砂糖	洋菓子	グラニュー糖を細かく砕いたもの
顆粒砂糖	冷たい飲み物	水に溶けやすい
三温糖	煮物・漬物	強い甘さとコク
氷砂糖	果実酒	大きな粒でゆっくり溶ける
和三盆	和菓子	日本の伝統的な製法

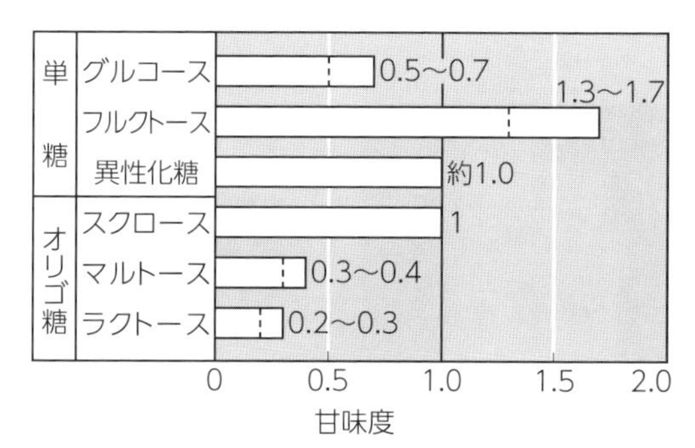

図5　甘味物質の甘味度
スクロースの甘味度を1とした値。

表4　異性化糖の種類

名称	果糖含有率
(a) ブドウ糖果糖液糖	50％未満
(b) 果糖ブドウ糖液糖	50％以上
(c) 砂糖混合異性化液糖	(a)または(b)+砂糖10％以上

3 炭水化物の構造と特徴

単糖類

これ以上，加水分解できない最小の構造をもつ炭水化物で，1分子中の炭素数によって**三炭糖・四炭糖・五炭糖・六炭糖**に分類される(表5)。食品に最も多く含まれるのは六炭糖である。また，ホルミル基(アルデヒド基)をもつものをアルドース，カルボニル基(ケトン基)をもつものをケトースとよぶ。五炭糖や六炭糖は，水溶液中では五員環および六員環の環状構造を示し，水酸基の結合位置によりα(アルファ)型とβ(ベータ)型にわけられる(図7)。

◆グルコース(ブドウ糖)　食品中の炭水化物のなかで最も多く存在し，血液中にも血糖として約0.1％含まれる。スクロースなどの二糖類や，デンプン・セルロースなどの多糖類の主要な構成成分である。グルコースは，水溶性で甘味をもち，水中ではほとんど環状構造(六員環)となる。なお，多糖類のデンプンはα-グルコース(図7左)，セルロースはβ-グルコース(図7右)で構成されている。

◆フルクトース(果糖)　リンゴやナシなどの果実や，はちみつなどに多く含まれる。スクロースの構成糖であり，甘味度は高い(図8)。

◆ガラクトース　天然には，遊離の状態ではほとんど存在しない。二糖類のラクトースや多糖類の寒天などの構成成分である(図9)。

◆マンノース　天然には，遊離の状態ではほとんど存在しない。こんにゃくの中の多糖(マンナン)の構成成分である(図10)。

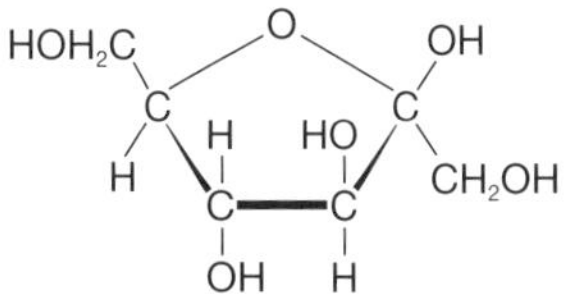

α-グルコース　鎖状構造　β-グルコース

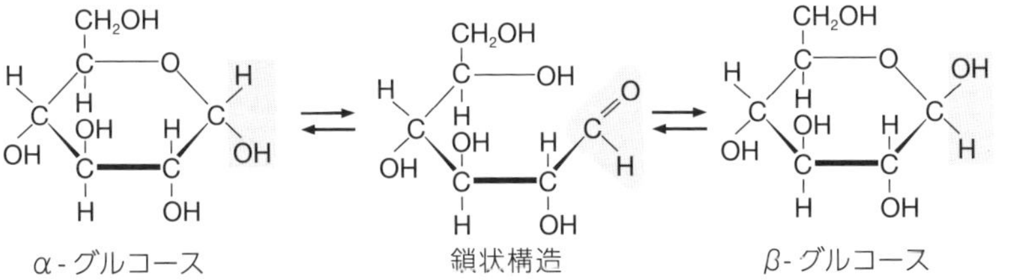

図7　グルコースの構造

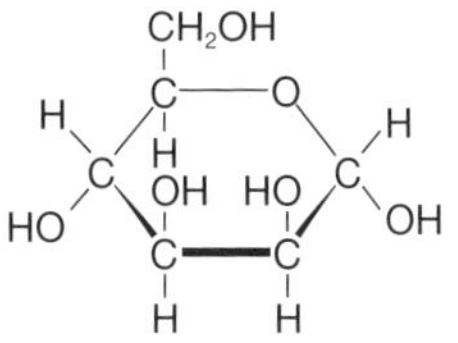

図8　β-フルクトースの構造(五員環)

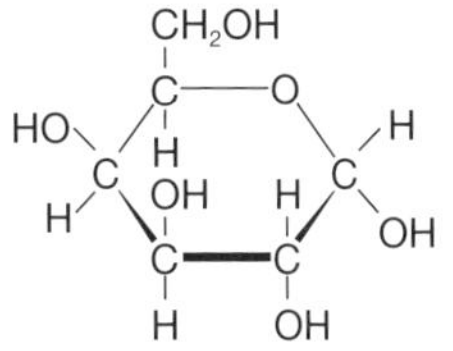

図9　α-ガラクトースの構造(六員環)

図10　α-マンノースの構造(六員環)

表5　構造による単糖類の分類

構造	名称
三炭糖	グリセルアルデヒド
四炭糖	トレオース，エリトロース
五炭糖	リボース，デオキシリボース，キシロース
六炭糖	グルコース，フルクトース，ガラクトース，マンノース

六炭糖
- アルドース
  - グルコース：天然に広く存在
  - ガラクトース：乳汁中
  - マンノース：こんにゃくなど
- ケトース－フルクトース：植物など

図6　六炭糖の分類

オリゴ糖類

オリゴ糖(少糖類)は，グルコースやフルクトースなどの単糖類が2〜10分子結合したものである。2分子が結合したものを二糖類(図11，表6)，3分子が結合したものを三糖類，4分子が結合したものを四糖類とよぶ。結合する単糖類は，ほとんどが六炭糖である。また，食品用素材としてシクロデキストリン❶などが開発され，利用されている。

❶グルコースが数個結合した環状構造のオリゴ糖。

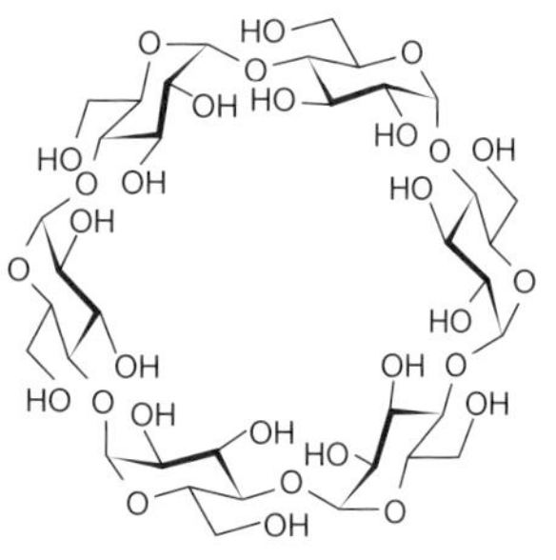

図12　シクロデキストリン

◆転化糖　スクロースを希酸または分解酵素インベルターゼで加水分解すると，グルコースとフルクトースに分解される。この混合物を転化糖とよぶ。転化糖は，消化・吸収性にすぐれ，低温でも甘味度が高いことから，菓子や清涼飲料水などに広く利用されている。はちみつは天然の転化糖である。

多糖類

単糖が多数結合した高分子化合物❷で，分子式は$(C_6H_{10}O_5)_n$で示される。多糖類は，1種類の単糖から構成されている**ホモ多糖類**(単純多糖類)と，2種類以上から構成されている**ヘテロ多糖類**(複合多糖類)に分類される(表7)。また，人の酵素で消化できる**消化性多糖類**と消化しにくい**難消化性多糖類**(食物繊維)にも分類される。

❷数百から数千個結合している。

◆デンプン　α-グルコースだけが，数百〜数千個結合した天然のホモ多糖類であり，アミロースとアミロペクチンの混合物である。

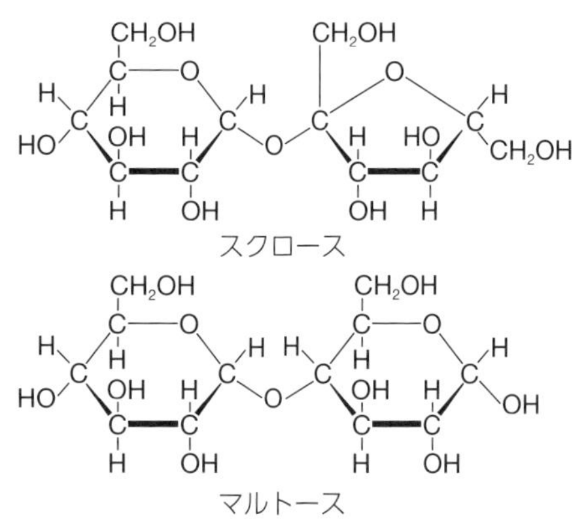

図11　二糖類の構造

表6　二糖類とその所在

名称	構成成分	所在
マルトース(麦芽糖)[1]	グルコース+グルコース	麦芽汁・水あめ
ラクトース(乳糖)	ガラクトース+グルコース	ほ乳動物の乳汁のみ(母乳7％，牛乳4.5％)
イソマルトース[1]	グルコース+グルコース	はちみつ・水あめ
セロビオース[1]	グルコース+グルコース	多糖類セルロース
スクロース(ショ糖)	グルコース+フルクトース	砂糖の主成分。サトウキビなど植物界に広く分布
トレハロース[1]	グルコース+グルコース	きのこに含まれる

1)構成成分が同じでも，結合状態などが異なる。

表7　食品に含まれる多糖類

種類	消化性	名称	所在	種類	消化性	名称	所在
ホモ多糖類	有	アミロース	デンプンの主要構成成分	ヘテロ多糖類	難	アガロース	紅藻類の粘性物質(寒天成分)
	有	アミロペクチン	デンプンの主要構成成分		難	ペクチン	植物細胞壁構成物質
	有	グリコーゲン	動物の貯蔵物質		難	グルコマンナン	コンニャク根茎構成物質
	難	セルロース	植物の構造物質		難	カラギーナン	紅藻の細胞壁構成物質
	難	キチン	甲殻(こうかく)類の殻構造物質		難	アルギン酸	褐藻の細胞壁構成物質

アミロースは，グルコースが直鎖状に結合した構造で，アミロペクチンは，アミロースに枝わかれ構造が付加された構造をしている(図 13)。デンプンは，光合成によって合成され，穀類や豆類・いも類などには，水に不溶のデンプン粒として多く含まれている。原料によって，アミロースとアミロペクチンの割合はさまざまである(表 8，図 14)。

◆セルロース　植物の細胞壁の主要成分で，図 15 に示すように，β-グルコースだけが直鎖状に多数結合した天然のホモ多糖類である。セルロースは，自然界では最も多く存在する炭水化物であり，分子量はデンプンよりも大きく，さらにヨウ素デンプン反応も示さない。綿や麻あるいは紙などは，ほとんどがセルロースである。

やってみよう
少量のうるち米ともち米を別々の皿に用意し，それぞれにヨウ素液を滴下し，色調の変化を調べてみよう。

表 8　おもなデンプンとその特徴

デンプン	原料	使用状況，特徴
コーンスターチ	トウモロコシ	主として糖化原料。
小麦デンプン	コムギ	米菓，水産練り製品など。
米デンプン	コメ	打ち粉や生和菓子など。高価。
緑豆デンプン	リョクトウ	はるさめの原料。
じゃがいもデンプン	ジャガイモ	水産練り製品，製菓用など。
さつまいもデンプン	サツマイモ	主として糖化原料。
タピオカデンプン	キャッサバ	粒状製品として利用。
くずデンプン	クズの根	独特の風味をもつ。
片栗デンプン	カタクリの根	食用としては生産されていない[1]。

1) カタクリの根からとったデンプンを片栗粉というが，現在では，じゃがいもデンプンを主成分としている。

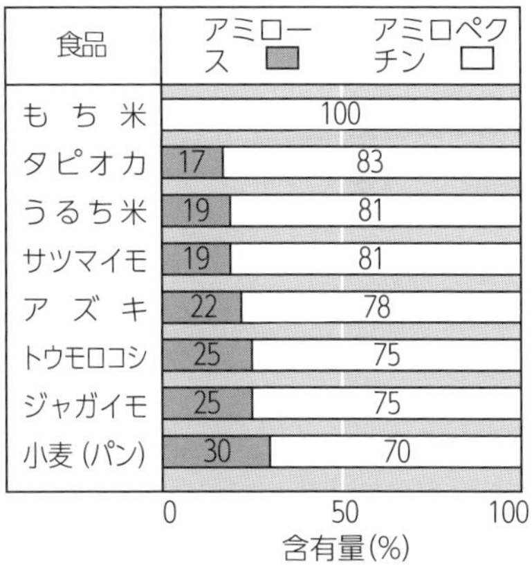

食品
アミロース
アミロペクチン
もち米 100
タピオカ 17 83
うるち米 19 81
サツマイモ 19 81
アズキ 22 78
トウモロコシ 25 75
ジャガイモ 25 75
小麦(パン) 30 70
0
50
100
含有量(%)

図 14　食品に含まれるデンプンの組成

アミロース
CH_2OH
H
O
OH
α-グルコースの単位
マルトースの単位
アミロペクチン
CH_2

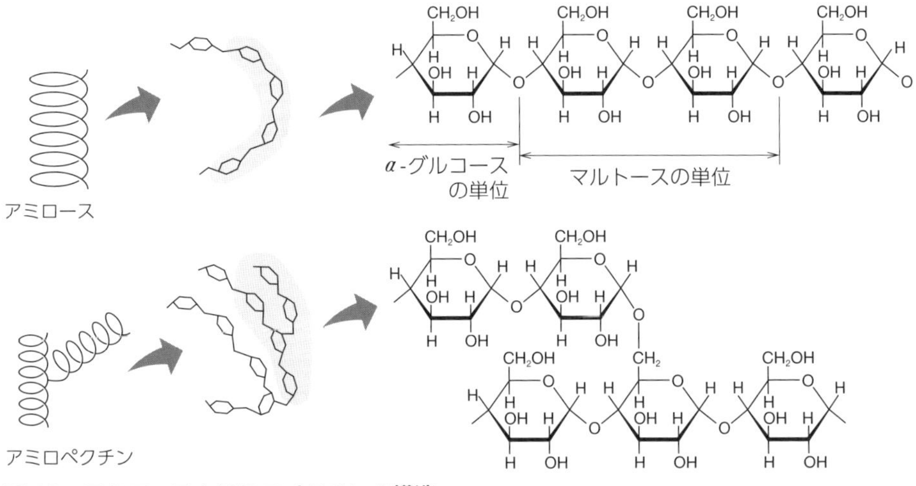

図 13　アミロースとアミロペクチンの構造

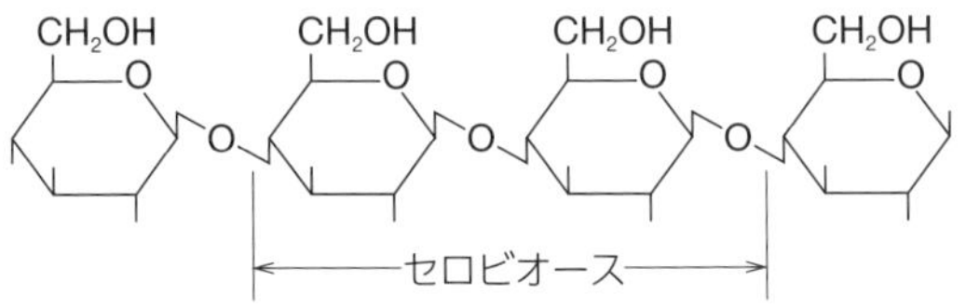

CH_2OH
O
セロビオース

図 15　セルロースの構造
セロビオースはβ-グルコースが 2 分子結合したもの。

◆食物繊維　人の消化酵素で消化できないため，エネルギー源とはなりにくいが，人にとって有益なさまざまな機能を有することが知られている。疾病(しっぺい)予防などのために，より多く摂取することが望まれている(図 16)。

4 炭水化物の性質

還元性

図 17 において，炭素原子 C に水酸基—OH が結合し，さらにその炭素原子がエーテル結合 C — O — C となる構造を**ヘミアセタール構造**とよぶ。ヘミアセタールは，塩基性溶液中でこの構造が変化し，ホルミル基—CHO を形成するので還元性を示す。還元性を示す糖類を**還元糖**という。二糖類のマルトースは還元性を示すが，スクロースは，もととなる単糖の還元性を示す部分どうしが結合しているため，還元性を示さない(図 17)。また，デンプンは還元性を示さないが，加水分解によって低分子化されると還元性を示すようになる。なお，還元性の有無(うむ)は，フェーリング反応や銀鏡反応によって調べることができる。

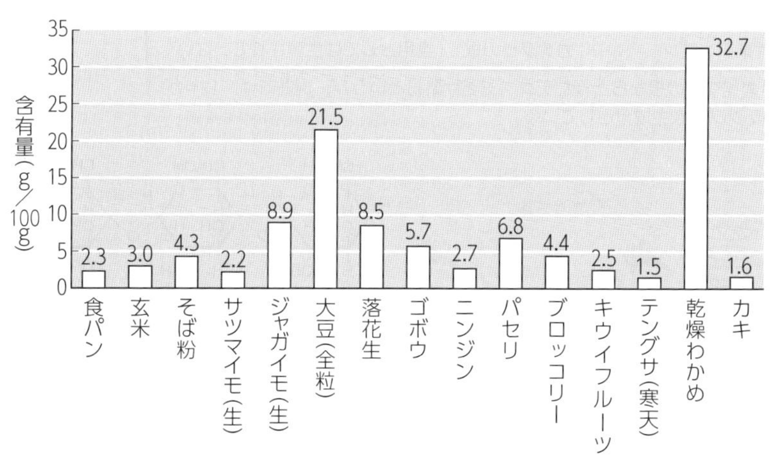

図 16　食品に含まれる食物繊維　(食品成分表 2015)

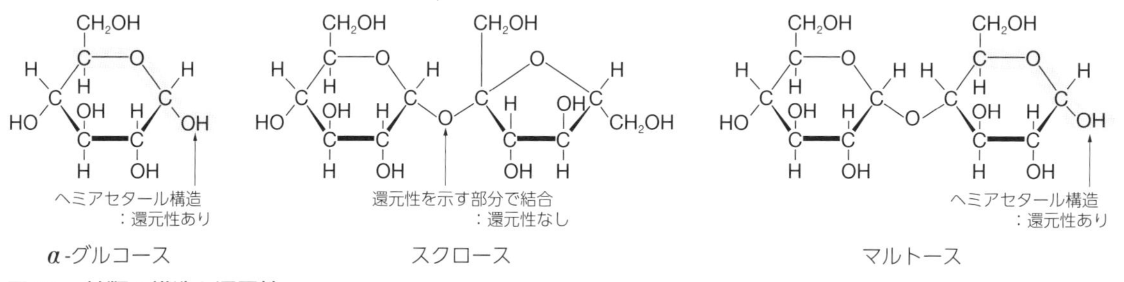

図 17　糖類の構造と還元性

実験 2-7 ヨウ素デンプン反応

◉**目的**…デンプンの構造や分子量の違いによって，ヨウ素デンプン反応による呈色が違うことを確認する❶。

◉**原理**…デンプンの糖鎖（らせん構造）の内側にヨウ素がはいると，濃青色を呈する。呈色は，その長さなどによって異なる。また，酵素や酸によって分解され，分解の程度（分子量）によっても呈色が異なる。

◉**準備**…⑴ 試料：デンプン溶液（可溶性デンプン 1 g を 100 mL の純水に加熱溶解する）

⑵ 器具：試験管，湯せんなべ，ガスバーナー

⑶ 試薬：ヨウ素液，3 mol/L 硫酸

◉**方法**

① デンプン溶液 2 mL を試験管にとり，これを 10 本用意する。

② 3 mol/L 硫酸を 2 mL 加える。

③ 沸騰湯浴中に 10 本とも入れ加熱する。

④ 試験管を 1 分おきに 1 本ずつとり出す。

⑤ ヨウ素液を 1 滴ずつ加え色の変化❷を観察する。

❶この実験は，だ液アミラーゼを用いた酵素活性の判定実験にも用いられる。

❷デンプンが分解され，糖鎖が徐々に短くなってデキストリン→マルトース→グルコースと変化する。それに伴って，青色から紫色→赤色→褐色へと変化し，最終的には無色となる。

実験 2-8 フェーリング反応

◉**目的**…フェーリング反応を起こさせて，糖が還元性をもつことを確認する。

◉**原理**…還元糖が 2 価の銅イオン Cu^{2+} を還元すると，赤褐色の酸化銅（Ⅰ）Cu_2O の沈殿が生成する。これをフェーリング反応という。

◉**準備**…⑴ 試料：グルコース・フルクトース・スクロース・デンプンの各溶液（濃度 1 %）

⑵ 器具：試験管，ビーカー，金網，バーナー，三脚

⑶ 試薬：フェーリング A 液（硫酸銅 6.9 g を純水に溶かして 100 mL とする），フェーリング B 液（酒石酸カリウムナトリウム 34.6 g と水酸化ナトリウム 10 g を純水に溶かして 100 mL とする）

◉**方法**…フェーリング A 液と B 液の各 1 mL を試験管にとり，混合する。糖溶液 1 mL を加え，沸騰水浴中に試験管を入れて呈色反応を調べる。

実験 2-9 銀鏡反応

◉**目的**…銀鏡反応により，糖が還元性をもつことを確認する。

◉**原理**…還元糖が銀イオンを還元し，金属銀が試験管の壁面に生成する。これを銀鏡反応という。

◉**準備**…⑴ 試料：グルコース・フルクトース・スクロース・マルトースの各溶液（それぞれ 0.5 g ずつを 5 mL の純水に溶かす）

⑵ 器具：試験管，ビーカー，温度計

⑶ 試薬：アンモニア性硝酸銀溶液（使用直前に 0.1 mol/L 硝酸銀溶液 3 mL に 1 %アンモニア水を滴下して，黄土色の沈殿が消失したもの）

◉**方法**…それぞれの糖溶液 1 mL を試験管にとり，アンモニア性硝酸銀溶液 2 mL を加える。50～60 ℃の湯浴中に試験管を入れると，金属銀が生成し，試験管壁に付着して銀鏡ができる❸。

❸試験管が汚れている場合は，銀鏡ができにくい。

デンプンの糊化と老化

植物細胞中に存在している生(なま)デンプン(βデンプン)は，水に不溶で消化されにくいが，水を加えて加熱(約60℃)すると膨潤(ぼうじゅん)し，さらに加熱(70℃以上)すると粘性のある糊(のり)状に変化する。この変化を**糊化**(こか)(α化)といい，糊化したデンプンを**糊化デンプン**(αデンプン)という。糊化温度は，デンプンによって異なり(図18)，アミロース含量が多いほど糊化しにくい。調理や加工のさいの糊化の代表例は，生米(βデンプン)に水を加えて加熱し，炊飯(すいはん)した米である(図19)。

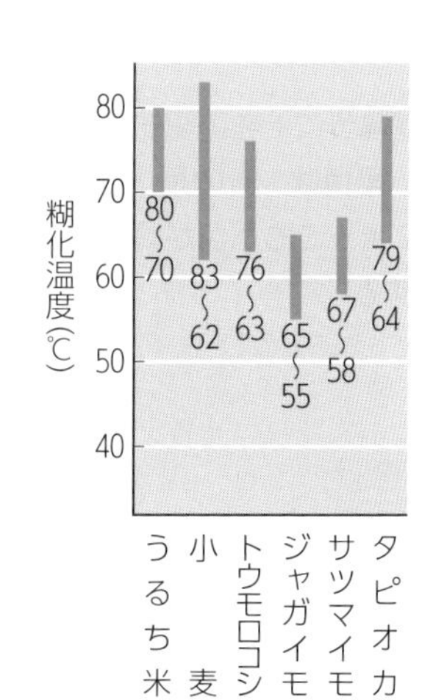

図18　各種デンプンの糊化温度

一方，この糊化デンプンを室温に放置すると，乱れた構造が徐々に戻り，かたくなる。これを**老化**(β化)という。ふつうは味も外観も劣化し，食品価値を失う。老化は，水分30〜60％，低温(0〜5℃)で起こりやすい。また，デンプンの種類によって，老化しやすいものとしにくいものとがある❶。この老化を利用した食品加工には，はるさめの製造やポテトフレークの加工などがある。

❶タピオカ・レンコン・ユリ根などのデンプンは老化が遅い。一方，クズやナガイモなどのデンプンは老化がはやい。

調理・加工時の炭水化物の変化

◆アミノカルボニル反応(メイラード反応)　アミノ酸のアミノ基—NH_2と還元糖のカルボニル基＞C＝Oが反応すると，褐色の色素であるメラノイジンという高分子物質が生成する。これを**アミノカルボニル反応**という。この反応は，みそなどの発酵過程や，パン・クッキーなどの調理・加工のさいに起こり，独特のフレーバーや色などを形成する❷。

❷一方では，栄養価の低下など，食品自体の品質劣化をまねく場合もある。

この反応は，酵素に影響されず，温度が高いほど，また，pHが6.5〜8.5で最もはやく進む❸。

❸水分や金属イオンなどにも影響される。

◆カラメル化　単糖類のフルクトースやグルコース，二糖類のスクロースなどを160〜200℃で加熱すると，独特の香りと味をもつ褐色物質が生成する。この反応を**カラメル化**といい，生成した物質を**カラメル**という。食品としては，プリンのカラメルソース，黒ビールやソース類・つくだ煮などの着色料に広く用いられている。

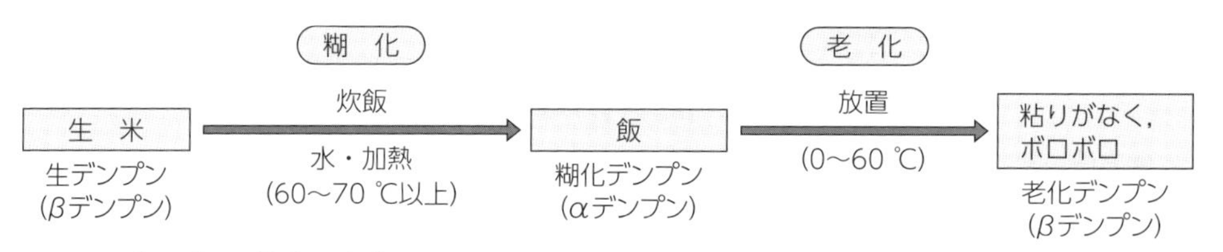

図19　デンプンの糊化と老化

6 ………無機質

目標
- 無機質の性質を理解する。
- 食品加工における無機質の働きを学ぶ。

1 無機質とは

無機質と灰分

食品を構成する元素のうち，炭素・水素・酸素・窒素以外の元素が**無機質**(**ミネラル**)である。「食品化学」では，燃焼して残った灰の重量を灰分といい，これを無機質の総量としてとり扱う[1](表1)。無機質は，人体内でつくり出せないので，食品から摂取しなければならない。

[1] 金属元素は，燃焼すると酸化物・リン酸化物・硫化物となるが，塩素やフッ素などは，燃焼によって揮発してしまう。そのため，灰分量は，正確な無機質量ではない。

2 食品の加工と無機質の作用

食品中の無機質の含量は，多くても数%であるが，食品の色や組織の状態に大きな影響を与える。また，塩化ナトリウム(食塩)のように，食品の味つけや保存など，食品の製造に不可欠なものも多い。

表1　食品100gに含まれる灰分量と無機質量

	食品名	灰分	無機質(mg)								
		(g)	Na	K	Ca	Mg	P	Fe	Zn	Cu	Mn
植物性食品	精白米	0.4	1	89	5	23	95	0.8	1.4	0.22	0.81
	木綿豆腐	0.7	9	110	93	57	88	1.5	0.6	0.16	0.41
	えだまめ(ゆで)	1.4	2	490	76	72	170	2.5	1.3	0.36	0.74
	いちご(生)	0.5	Tr[1]	170	17	13	31	0.3	0.2	0.05	0.2
	焼きのり	8.3	530	2400	280	300	700	11.4	3.6	0.55	3.72
	わかめ(素干し)	30.8	6600	5200	780	1100	350	2.6	0.9	0.08	0.32
動物性食品	さんま(生)	1	140	200	28	28	180	1.4	0.8	0.12	0.02
	にわとり(もも，皮なし)	0.9	50	220	9	21	150	2.1	2.3	0.09	0.01
	にわとり(肝臓)	1.7	85	330	5	19	300	9	3.3	0.32	0.33
	鶏卵(全卵)	1	140	130	51	11	180	1.8	1.3	0.08	0.02
	普通牛乳	0.7	41	150	110	10	93	0	0.4	0.01	Tr[1]
	プロセスチーズ	5	1100	60	630	19	730	0.3	3.2	0.08	−

1) Tr：トレース(痕跡量)のこと。含まれているが，最小記載量(3μg)に達していない。　(食品成分表2015)

食品の色

緑色野菜のクロロフィルにはマグネシウムが含まれ，これが失われると褐変(かっぺん)する。また，食肉の赤色は，鉄を含む色素タンパク質のミオグロビンによるものである。

硬化・ゲル化

肉や豆類・根菜類などを，カルシウムやマグネシウムの多い硬水で調理すると，かたくなる。これは，カルシウムやマグネシウムによってタンパク質が凝固しやすくなったり，植物の細胞壁の成分であるペクチンの結合が強くなるためである。

たとえば，硫酸カルシウムや塩化マグネシウムは，豆乳のタンパク質をゲル化させるので，豆腐の製造に用いられている。梅漬けの製造時に，カルシウム塩を添加すると，ペクチンの結合が強くなり組織がかたくなるので，カリカリとした食感に仕上がる。

食品加工に用いられるおもな無機質

食品の加工に用いられる無機質には，豆腐の製造に用いられる硫酸カルシウムや塩化マグネシウムのほか，塩化ナトリウム(食塩)や炭酸水素ナトリウム・かん水・ミョウバンなどがある。

◆塩化ナトリウム(食塩)　食塩は食品の味つけのほか，漬け物やみそ・しょうゆの製造など，広く食品の製造に用いられている(表 2)。

表 2　食品加工・調理における食塩の作用

作用	原理	加工・調理例
保存・防腐作用	水分活性の低下や，浸透圧による原形質分離によって，微生物が生育しにくくなる。	食品全般
発酵の調整	有害菌の増殖をおさえ，酵母などの有用な微生物の増殖を適度に調整する。	みそ・しょうゆ・チーズなどの発酵食品
脱水	浸透圧の差によって，細胞内から水分をうばう。細胞膜の半透性が失われ，調味成分が内部に浸透する。	漬け物
タンパク質の加熱凝固促進	塩分があると，タンパク質の熱凝固温度が低くなる。魚や肉の表面に塩をふると，表面がはやく凝固するので，うま味成分が逃げない。	魚・肉の塩焼き，ゆで卵
タンパク質の溶解	畜肉・魚肉の筋肉中のアクトミオシンを可溶化し，加熱によるゲル形成を促進する。	畜肉，水産練り製品
グルテンの形成促進	グルテンの形成を促進し，プロテアーゼの作用を阻害することで，生地に適度な弾力を保持させる。	パン・めん
酸化酵素の阻害	リンゴやモモなどのポリフェノールオキシダーゼの作用を抑制して，褐変を防止する。	果実の褐変防止
クロロフィルの退色防止	ナトリウムがクロロフィルのマグネシウムと置換し，クロロフィルが安定化する。(→ p.56)	青菜の塩ゆで
味の対比効果	砂糖に少量の食塩が混ざると，砂糖の甘味が強められる。	スイカや汁粉などの甘味増加
味の抑制効果	酢に少量の食塩を加えると，酢の酸味が抑制される。	酢の物・酢飯の酸味抑制

◆**かん水**　炭酸カリウムやリン酸カリウム・リン酸ナトリウムなどを含む混合物で，弱アルカリ性を示す。中華めんの製造に用いられ，グルテンに作用して，中華めん特有の食感を与える。また，中華めんの淡黄色は，アルカリ性のもとで小麦粉中のフラボノイドが発色したものである。

◆**炭酸水素ナトリウム(重曹(じゅうそう))**　加熱すると，以下のように分解して二酸化炭素 CO_2 が発生する。

$$2NaHCO_3 \longrightarrow Na_2CO_3 + CO_2 + H_2O$$

そのため，膨張剤(ふくらし粉)として，パンやビスケットなどの製造に用いられる(図 1)。

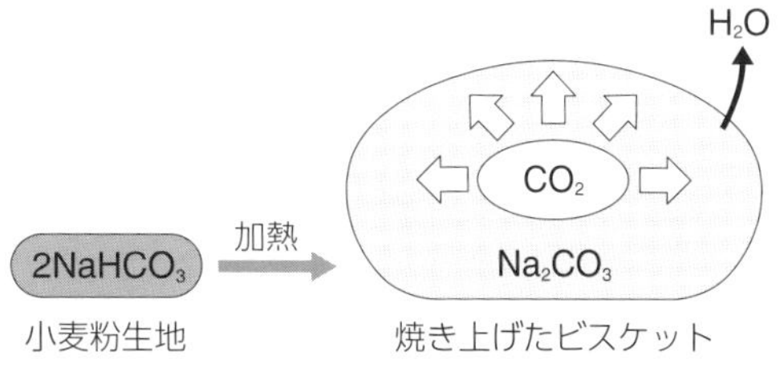

図 1　ビスケットにおける膨張剤の作用

実験 2-10　大豆タンパク質のゲル化

◉**目的**…豆腐製造の原理を知るために，大豆タンパク質のゲル化に対するカルシウムとマグネシウムの作用を調べる。

◉**準備**…(1) 試料：大豆(または，脱脂大豆)
(2) 器具：スターラー，ガーゼ，ビーカー(100 mL)，ミキサー，試験管，ビーカー，温度計
(3) 試薬：6 %硫酸カルシウム水溶液，6 %塩化マグネシウム水溶液

◉**方法**

① 大豆 50 g を水に一晩浸漬し，水切りしたあとで，水 500 mL を加えてミキサーにかける。5 分間破砕してタンパク質を十分に抽出する。
② ガーゼでこして豆乳を得る。
③ 豆乳の半分を 80 ℃で 10 分間加熱する。
④ 加熱したものとしないものと 50 mL ずつビーカーにとる。
⑤ これに，6 %硫酸カルシウムあるいは塩化マグネシウムの水溶液 2 mL を加え，凝固の状態を観察する。

コラム

成分表示の食塩相当量について

厚生労働省は，日本人の食事摂取基準(2015 年版)において，生活習慣病予防の観点から，日本人の食塩摂取量の目標値を男性 8.0 g/日未満，女性 7.0 g/日未満とし，従来の男性 9.0 g/日未満，女性 7.5 g/日未満よりも低い目標値を定めた。

健康を維持するための食塩摂取量(g)の目標値が定められているにもかかわらず，栄養成分表示ではナトリウム(mg)として記載されていた。そのため，食塩量を知るためにはナトリウムを食塩相当量に換算する必要があった。食塩つまり塩化ナトリウム(NaCl)は，原子量 23 のナトリウム(Na)と 35.5 の塩素(Cl)からなる式量 58.5 の化合物である。食塩相当量は，ナトリウム量に換算係数である 2.54 (=58.5/23)をかけることで求めることができる。

食塩相当量(g)＝ナトリウム(mg)× 2.54 ÷ 1000

「食品表示法」が 2015 年 4 月 1 日に施行され，「熱量(エネルギー)」，「たんぱく質」，「脂質」，「炭水化物」，「ナトリウム」の 5 項目の表示が義務づけられ，原則として，ナトリウムは食塩相当量として記載されることとなった。

7 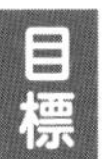 ビタミン

目標
- ビタミンの種類と性質を理解する。
- 食品加工におけるビタミンの働きを学ぶ。

1 ビタミンとその安定性

ビタミンとは

ごく微量で，体内の代謝を円滑にする有機化合物の総称である。ビタミンは体内で合成できないので，食品から摂取しなければならない。現在，ビタミンは13種類知られており，**脂溶性ビタミン**と**水溶性ビタミン**に大別される(表1)。おもな食品中に含まれるビタミンの種類や量は，食品によってさまざまである(表2)。

ビタミンの安定性

ビタミンの多くは，酸素や光・熱などに不安定である。ビタミンA，D，E，C，B_1などは酸化されやすく，ビタミンC，B_2，B_6，葉酸，脂溶性ビタミンは光によって分解されやすい。ビタミンK，ビタミンB_{12}，ナイアシン以外のビタミンは熱に弱い。

表1　ビタミンの安定性

	ビタミン(代表的な物質)	pH 酸性	pH 中性	pH アルカリ性	酸素	光	熱
脂溶性ビタミン	ビタミンA(レチノール)	×	○	○	×	×	×
	ビタミンD(カルシフェロール)	○	○	×	×	×	×
	ビタミンE(トコフェロール)	○	○	○	×	×	×
	ビタミンK(フィロキノン)	○	○	×	○	×	○
水溶性ビタミン	ビタミンB_1(チアミン)	○	×	×	×	○	×
	ビタミンB_2(リボフラビン)	○	○	×	○	×	○
	ナイアシン(ニコチン酸)	○	○	○	○	○	○
	ビタミンB_6(ピリドキシン)	○	○	○	○	×	×
	ビタミンB_{12}(シアノコバラミン)	○	○	○	×	×	○
	葉酸(プテロイルグルタミン酸)	×	×	×	×	×	×
	パントテン酸	×	○	×	○	○	×
	ビオチン	○	○	○	○	○	×
	ビタミンC(アスコルビン酸)	○	×	×	×	×	×

○：安定，×：不安定

表2　食品100gあたりのビタミン含有量

食品	脂溶性ビタミン A(μg)[1]	D(μg)	E(mg)	水溶性ビタミン B_1(mg)	B_2(mg)	C(mg)
精白米	0	0	0.2	0.08	0.02	0
玄米	0	0	1.3	0.41	0.04	0
トマト	90	0	0.9	0.05	0.02	15
ニンジン	1500	0	1.1	1.1	0	22
ホウレンソウ	700	0	2.1	0.11	0.2	35
ウナギ	2400	18	7.4	0.37	0.48	2
サンマ	13	19	1.3	0.01	0.26	Tr[2]
豚肉(もも)	4	Tr	0.3	0.9	0.21	1
卵	150	3	1.1	0.06	0.43	0
牛乳	39	Tr	0.1	0.04	0.15	1

1)レチノール相当量，2)痕跡量(→p.51)

(食品成分表2015)

2 食品の加工とビタミン

食品中のビタミンは，加工や調理・保存中に減少していく。一般に，脂溶性ビタミンに比べて水溶性ビタミンの減少量が大きい。なお，食品の品質や加工と関係しているビタミンには，おもにビタミンC，Eなどがある。

ビタミンC(アスコルビン酸)

果実や野菜に多く含まれ，工業的にはブドウ糖から合成される。強い還元作用があるため，食品中や生体内において酸化反応を抑制する働きがある。各種の食品に，酸化防止剤(抗酸化剤)として添加される。とくに，リンゴの混濁果汁の製造では，果汁の褐変(かっぺん)防止に重要な働きをしている。また，パンのふくらみをよくする品質改良剤としても利用されている。

やってみよう
リンゴをおろし金でおろすとき，ビタミンC(アスコルビン酸)を振りかけながらすりおろし，放置してみよう。

ビタミンE(トコフェロール)

穀類の胚乳や豆類・ナッツ類に多く存在し，生体内の酸化防止の作用を示す。植物油の製造のさい，副産物として得られる。脂質含量の多い食品などに，酸化防止剤として広く用いられている。

コラム

ビタミンCとパン

工業的にパンをつくるさい，製パン性や品質向上を目的にビタミンCが添加されている。これは，ビタミンCが，製パン工程中の生地の弾力性を高める働きをするためである。

パンの生地をこねると，生地の中に空気がとり込まれる。ビタミンCは，とり込まれた空気中の酸素により酸化され，酸化型ビタミンCとなる。この酸化型ビタミンCが，間接的にグルテンの結合性を高め，パンの生地を緩める物質の作用をおさえるため，生地の粘弾性が高まる。現在，日本のパン業界では，ビタミンCが唯一，生地の酸化剤として幅広く使用されている。

コラム

ビタミンの名前の由来

①ビタミンの英名のvitaminは，vitalとamineからなる合成語である。vitalは元気・活性の意味。amineはアミノ基$-NH_2$をもつ化合物を示す。日本語に訳せば，元気のでるアミンとなる。最初に発見されたビタミンが$-NH_2$をもっていたので，このように名づけられた。

②ビタミンCはアスコルビン酸，ビタミンEはトコフェロールとよばれるように，二つの名前をもつビタミンがある。一方，アルファベットが名前にあるものと，そうでないものとがある。アルファベットのビタミンははやく発見されたもので，発見順にA，B，C……と名前がつけられた。しかし，研究が進むと，同じ作用や効果を示す化合物が発見され，混乱が生じた。そのため，アルファベットのビタミン名と化合物名が併用されるようになり，最近では，ビタミン○○は作用名として用いられることが多くなった。

8 ……… 微量成分

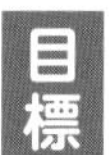

●食品中に存在する色素成分や香気成分・呈味成分の種類や作用を学ぶ。

1 色素成分

食品と色

食品の色は，鮮度や品質の判定に重要な役割をもち，食欲にも影響する。野菜や果実には特有の色素成分が含まれており，これらの天然色素成分は，安全性が高く，多くの加工食品に使用されている。

色素の種類と性質

食品中のおもな色素成分は，ポルフィリン系，カロテノイド系，フラボノイド系に大別される。

◆ポルフィリン系

①**ヘム色素**　魚の赤身や食肉の色素成分(**ヘム色素**)は，ヘム(図１左)にタンパク質のグロビンが結合したものである。肉を加熱すると褐色(かっしょく)になるのは，分子中の鉄イオンが酸化[1]されてメトミオグロビンとなり，さらにタンパク質が熱変性するためである。

②**クロロフィル**　植物や緑藻(りょくそう)中に含まれる緑色の脂溶性色素で，a，b，c，d の４種が存在し，a と b は植物中に，c と d は緑藻中に存在する(図１右)。植物中の a は青緑色を，b は黄緑色を示し，a と b の存在割合は約３：１である。クロロフィルは酸に弱く，貯蔵中や加工中に褐色の物質に変化する。キュウリなどの漬け物が褐色に変化するのは，発酵で生成する乳酸や酢酸などの作用による。

❶ $Fe^{2+} \rightarrow Fe^{3+}$

考えてみよう
クロロフィルが褐変するしくみについて調べてみよう。

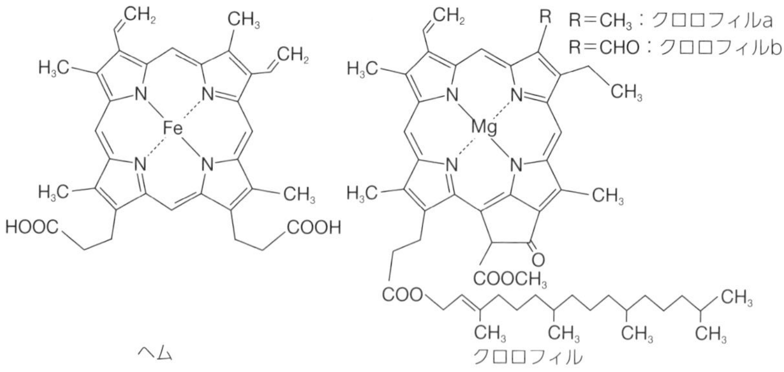

ヘム　　クロロフィル

R＝CH_3：クロロフィルa
R＝CHO：クロロフィルb

図１　ヘムとクロロフィルの構造

◆**カロテノイド系**　カロテノイドは，植物の葉・茎・果実，動物や魚の卵，牛乳・バターなどに広く分布している。黄橙色から赤色の脂溶性色素で，カロテン類とキサントフィル類に大別される(表1，図2)。

生(なま)のエビやカニの殻に含まれるアスタキサンチンは，タンパク質と結合して青緑色を呈している。しかし，加熱するとタンパク質が熱変性してアスタキサンチンが遊離し，酸化されて，赤色を呈するアスタシンとなる。

◆**フラボノイド系**　野菜や果実などのほとんどの植物に含まれ，色調は無色あるいは淡黄色・黄色を示す(表2)。フラボノイドは，図3のような構造をもつ物質の総称で，構造によってフラボン類・フラバノン類・フラボノール類・イソフラボン類に分類される。多くは配糖体[❶]の形で存在する。

❶糖は，反応性が高く，さまざまな有機物と結合(グリコシド結合)しやすい。その生成物を配糖体という。なお，配糖体から糖がはずれたものをアグリコンという。

表1　食品中のカロテノイドとその所在

種類	名称	色調	所在
カロテン類	α-カロテン	黄橙色	ニンジン・オレンジ
	β-カロテン	黄橙色	ニンジン・オレンジ・カボチャ
	γ-カロテン	黄橙色	アンズ
	リコピン	赤色	トマト・スイカ
キサントフィル類	ルテイン	黄橙色	オレンジ・カボチャ
	クリプトキサンチン	黄橙色	カキ・トウモロコシ
	ビオラキサンチン	黄橙色	トウガラシ・スモモ
	ゼアキサンチン	黄橙色	トウモロコシ・オレンジ
	カプサンチン	赤色	トウガラシ
	アスタキサンチン	赤色	カニ・エビ・サケ・オキアミ
	フコキサンチン	赤色	褐藻類

図2　β-カロテンの構造

表2　食品中のフラボノイドとその所在

種類	アグリコン(おもな配糖体名)	色調	所在
フラボン類	ルテオリン(ガルテオリン)	淡黄色	シュンギク・ピーマン
	アピゲニン(アピイン)	淡黄色	ピーマン・セロリ
フラバノン類	ナリンゲニン(ナリンジン)	無色	夏ミカン
	ヘスペレチン(ヘスペリジン)	無色	ミカン・ダイダイ
フラボノール類	ケルセチン(ルチン・ケルシトリン)	黄色	茶・タマネギ・ソバ
	ケンフェロール(アストラガリン)	淡黄色	ブロッコリー・イチゴ
イソフラボン類	ゲニステイン(ゲニスチン)	無色	大豆
	ダイゼイン(ダイジン)	無色	大豆

図3　フラボノイドの基本骨格

コラム　**肉色が変化する魚，しない魚**

新鮮なマグロ・カツオ・サケ・エビなどを用意し，それぞれを加熱し，色を観察してみよう。加熱しても赤い肉色のままのサケや，加熱すると褐色から赤色にかわるエビには，アスタキサンチンが含まれている。一方，生では赤色なのに，加熱すると赤色を失うマグロやカツオには，アスタキサンチンは含まれていない。

◆アントシアニン　フラボノイド類とは構造に違いがあるが，広義にはフラボノイド系に属する。アントシアニンは，果実や野菜・花などに含まれ，赤・紫・青などのあざやかな色調を示す(表3)。配糖体をアントシアニン，非糖体(アグリコン)をアントシアニジンとよび，色調は主として非糖体の構造に影響される(図4，図5)。天然には配糖体として存在し，とくにシアニジン配糖体が最も多く，また，結合する糖はグルコース・ガラクトースが多い。アントシアニンは，溶液の pH の影響を受けやすく，酸性溶液中では赤色を呈するが，弱酸性から中性付近では紫色に，アルカリ性では青色になる。

調べてみよう
季節による紅葉の色の変化と色素について調べてみよう。

2 香気成分

食品とにおい

食品には，多数の香気成分から構成されたそれぞれ固有の香りがある。香りがよければ食欲を増進させ，悪ければ減退させるなど，香り[❶]は食品の価値を左右する重要な要因の一つである。

❶食品を口に入れる前に感知される香りをアロマ，口に入れたとき感知される香りに味覚を加えたものをフレーバーとよぶ。

表3　食品中のアントシアニンとその所在

アントシアニジン(非糖体=アグリコン)	アントシアニン(配糖体)	色調	所在
ペラルゴニジン	カリステフィン	橙赤色	イチゴ
	ラファヌシン	橙赤色	赤ダイコン
	ペタニン	橙赤色	赤ジャガイモ
シアニジン	マロニルシソニン・シソニン	赤色	シソ
	シアニン	赤色	赤カブ
	クリサンテミン	赤色	クロマメ・アズキ・ブルーベリー
デルフィニジン	ナスニン	赤紫色	ナス
	デルフィン	赤紫色	ブドウ
ペオニジン	ペオニン	赤色	ブドウ
ペチュニジン	ペタニン	赤紫色	紫ジャガイモ
マルビジン	エニン	赤紫色	ブドウ

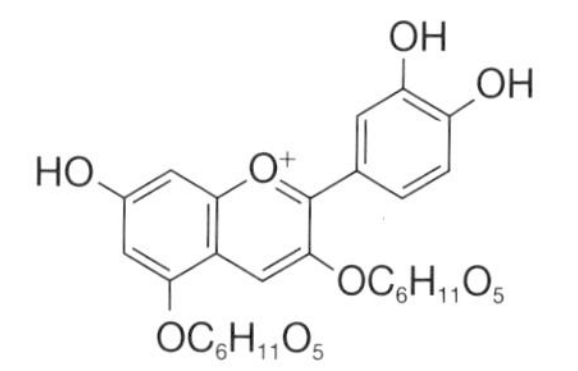

図4　アントシアニン(シアニン)の構造

R_1=H,　R_2=H　：ペラルゴニジン
R_1=OH,　R_2=H　：シアニジン
R_1=OH,　R_2=OH　：デルフィニジン
R_1=OCH_3,　R_2=H　：ペオニジン
R_1=OCH_3,　R_2=OH　：ペチュニジン
R_1=OCH_3,　R_2=OCH_3：マルビジン

図5　アントシアニジンの基本骨格とその種類

コラム　伝統食品にいかされているアントシアニン

わが国では，古くからシソによる梅干の着色や，焼きミョウバンによるナス漬の赤紫色，鉄による黒豆の黒色の固定など，アントシアニンの色調や性質をいかした伝統食品がつくられている。

香気成分の種類と性質

◆植物性食品の香気成分　新鮮な野菜や果実の香気成分は，アルコール類，脂肪酸エステル類，アルデヒド類，テルペン類など，多くの揮発性物質から構成される。果実のおもな香気成分は，酢酸イソアミルなどのエステル類で，柑橘(かんきつ)類ではリモネンやピネンなどのテルペン類である。一般的に，野菜の香気は弱いが，トマト独特の青くささ(緑の香り)は青葉アルコールや青葉アルデヒドなどに起因し，キュウリの香りはキュウリアルコールなどに起因する。きのこ類の香気の主要成分はマツタケオールで，マツタケはこれに桂皮酸(けいひさん)メチルが加わり特有の香りをもつ。

◆動物性食品の香気成分　生の畜肉・魚肉や，牛乳などの乳製品は，それぞれ固有の香気成分をもつ[1]。さらに，畜肉などを加熱すると，特有の香気成分[2]が生成する。

魚は鮮度が低下すると，いわゆる生ぐささが発生する。その主成分は，海水魚ではトリメチルアミン，淡水魚では δ(デルタ)-アミノバレラールや δ-アミノ吉草酸(きっそうさん)である。

❶生の畜肉：硫化水素やメチルメルカプタン・アセトアルデヒドなど。
牛乳：低級脂肪酸やアセトン・アセトアルデヒドなど。

❷アミノカルボニル反応により生じる揮発性の化合物で，フルフラールやピロール，アルデヒド類などであり，食欲を高める。

3 呈味成分

食品と味

食品はそれぞれ固有の味をもっており，味は，おいしさを判断するうえで最も重要な要素である(図6)。味は，舌の表面にある味蕾(みらい)[3](味覚芽)とよばれる組織で感じられ，人は個々の感受性をもっている(図7)。感知される味には，甘味・酸味・塩味・苦味・うま味の5基本味のほか，辛味・渋味・えぐ味などがあり，いずれも，特定の化学成分が関係する。

❸味蕾は成人で約9000個あるが，加齢によって減少する。

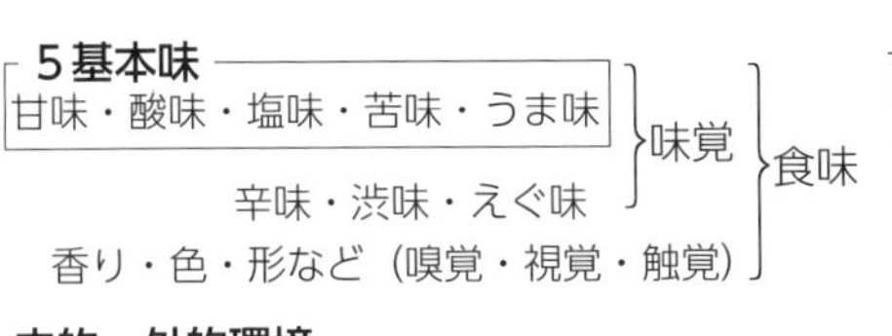

図6　食品のおいしさを構成する要素

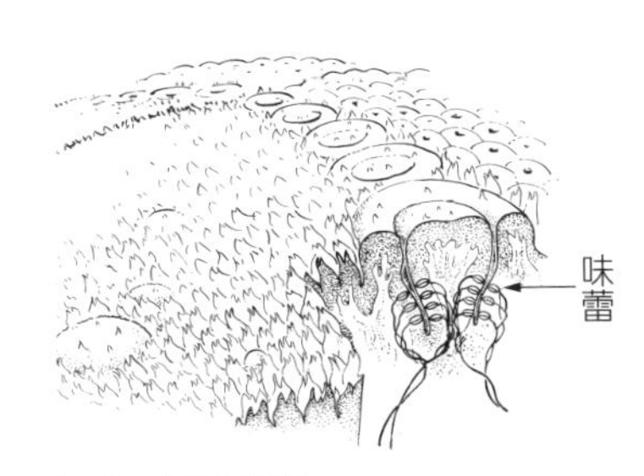

図7　舌の構造

味覚と呈味成分

◆甘味成分　5基本味のなかで，最もはやく(幼児期)から感知され，広く好まれる味である。代表的な甘味成分は，砂糖の主成分であるスクロースである。糖類のなかでは，スクロースの構成糖であるフルクトースの甘味度が最も高いが，これよりも強い甘味を有するアスパルテーム❶なども知られている(表4)。

◆酸味成分　酸味は水溶液中で解離して生成する H^+ による。酢酸，乳酸，クエン酸などの有機酸(表5)とリン酸などの無機酸がある。

◆塩味成分　通常，食品の塩味は食塩(塩化ナトリウム)❷に由来しており，調味料として広く用いられている。

◆苦味成分　苦味を呈する物質には，アルカロイド類や配糖体・テルペン・無機塩などがあり，自然界に広く存在している。

◆うま味成分　だしの成分で，コンブのグルタミン酸やかつお節のイノシン酸，シイタケのグアニル酸などがある❸(表6)。

呈味成分と相互作用

食品にはさまざまな呈味成分が含まれており，これらの相互作用によって，食品は，無限といってもよいほどのさまざまな味を私たちに提供してくれる。

異なる呈味成分を摂取したとき，呈味が増加する作用を**味の相乗作用**という❹。また，異なる呈味成分を摂取したとき，一方の成分の呈味が弱められる作用を**味の相殺(そうさい)作用**，強められる作用を**味の対比作用**という。さらに，ある呈味成分を摂取したあとで別の物質を摂取すると，異なる呈味として感じることがある。この作用を**味の変調現象**といい，その物質を味覚変革物質という。たとえば，ミラクリン❺やギムネマ酸❻などが知られている。

❶アスパラギン酸とフェニルアラニンのジペプチドである。

❷塩化カリウムなど，ほかの塩類も塩味を呈するが，食品には，ほとんど利用されていない。

❸調味料として使用する場合は，酸味を緩和するため，イノシン酸ナトリウムなどのナトリウム塩が用いられる。

❹グルタミン酸ナトリウムと，イノシン酸ナトリウムを混合すると，うま味が増す。

❺西アフリカ原産の果実に含まれる糖タンパク質で，この果実を食べたあと酸味を摂取すると甘く感じる。

❻インド原産のギムネマの葉に含まれるトリテルペン配糖体で，甘味を弱める。

表4　各種の甘味物質の甘味度

種類		甘味物質	甘味度[1]
糖質系[2]	単糖	フルクトース	1.3～1.7
	オリゴ糖	スクロース	1.0
	単糖・オリゴ糖混合物	水あめ	0.3
	ショ糖誘導体	フルクトオリゴ糖 カップリングシュガー	0.3 0.5
	糖アルコール	マルチトール ソルビトール	0.9 0.5～0.8
非糖質系	天然物	ステビオサイド グリチルリチン	250 25
	合成物	アスパルテーム サッカリン	180～200 350～500

1)スクロースの甘味度を1.0とした場合の相対値。
2)糖質系には，ほかにグルコースやマルトースなどがあるが，既出なので，ここでは省略した。

表5　食品中のおもな有機酸とその所在

有機酸	所在
酢酸	食酢(約4%)・果実など
クエン酸	柑橘類(～4%)・梅など
乳酸	漬け物(～0.5%)・乳製品など
リンゴ酸	リンゴ(～0.7%)・モモなど
酪酸	漬け物など
コハク酸	清酒(0.2%)・リンゴなど
酒石酸	ブドウ(1.0%)
アスコルビン酸	果実・野菜(～0.1%)
シュウ酸	ホウレンソウなど

表6　食品中に含まれるおもなうま味成分とその所在

うま味成分		所在
①	グリシン	エビ・カニ
	ベタイン	エビ・カニ
	クレアチン	魚肉・畜肉
	クレアチニン	魚肉・畜肉
	グルタミン酸	コンブ
	テアニン	玉露
②	イノシン酸	かつお節
	グアニル酸	シイタケ

①アミノ酸系　②核酸系

第3章

食品の栄養とその評価

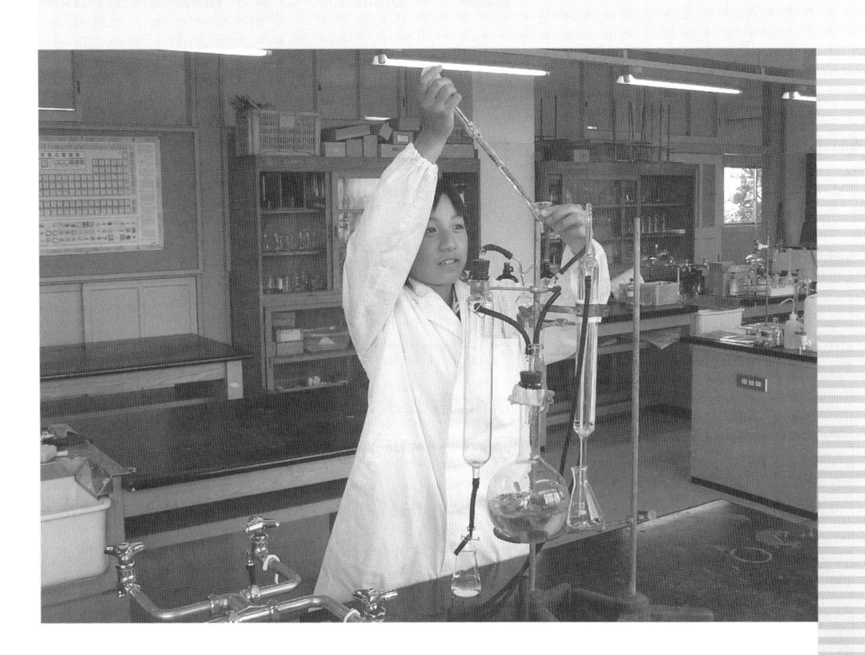

私たちは，食品中の各種の成分が，生命と健康の維持の中心を担っていることを理解している。健康を維持し，寿命を延ばすためには，食の伝統や食文化に則ったうえで，各種の食品成分をバランスよく摂取していかなくてはならない。健康は，基本的には，各種の食品成分を成長・維持の過程で適切に摂取していくなかで，培われた結果と理解できる。

食事で摂取された食品成分は，どのようにして体内にとり込まれ，必要とされる場所で，それぞれの重要な役割をはたしているのだろうか。

この章では，食品成分とからだとのかかわりである代謝と栄養，ならびに，食品のもつ栄養的価値と，その評価について学んでいこう。

1 ………食品成分の消化と吸収

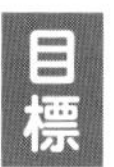

- からだの消化器系と消化酵素の働きを学習する。
- 食品やおもな栄養素の消化と吸収の過程を理解する。

1 食品の消化と吸収

摂取した食品のゆくえ

私たちは，生命の維持のために飲食物を摂取(せっしゅ)する。摂取した食品には，5大栄養素[1]や水などの，人の成長や健康維持に必要な要素が含まれている。しかし，その多くは高分子であるため，そのままでは体内にとり込むことができない。そのため，摂取した食品は，**消化管**とよばれる口・食道・胃・小腸・大腸にいたるおよそ9mの管を通過しながら，消化液により低分子化され，吸収される(図1左)。消化管に加え，消化液を分泌するだ液腺(せん)，肝臓，膵臓(すい)，胆のうなどを含めた消化・吸収にかかわる体内の器官をまとめて，**消化器系**という(図1右)。

❶炭水化物，タンパク質，脂質，ビタミン，無機質をさす。

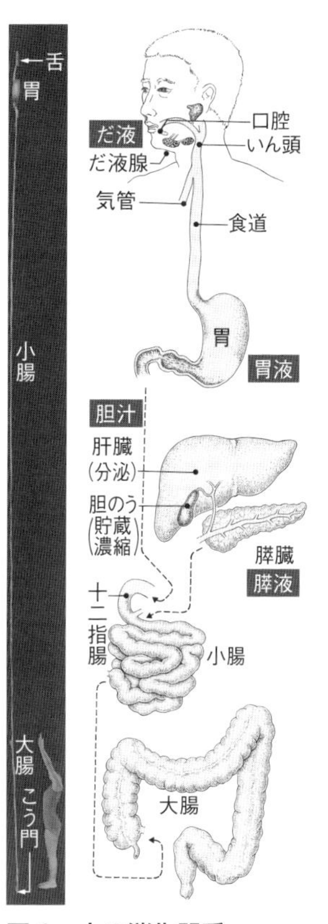

図1　人の消化器系

消化・吸収の過程

栄養素のうち，タンパク質・糖質・脂質(3大栄養素)は，物理的，化学的な作用を受けて低分子化される。これを**消化**とよぶ。物理的な消化では，口内の歯によるそしゃくや，胃・小腸のぜん動運動(図2)などによって食品をより小さな形態にする。化学的な消化では，体内で合成された消化酵素の作用で，より単純な構造の物質にかえる。3大栄養素は，消化を受けて体内へと吸収される。そのほかのビタミンや無機質および水はそのまま消化管から吸収される。

食品は，まず，口内では歯によるそしゃくとだ液[2]で飲み込みやすい形にされ，食道を経て胃にはいる。胃内では，強い酸性の胃液[3]によってかゆ状にされ，ぜん動運動によって十二指腸から小腸へ送られる。十二指腸では，胃からの酸性の刺激を受けてホルモンが働き，膵臓で合成された各種の消化酵素を含むアルカリ性の膵液や，胆のうから胆汁[4]が分泌される。それらの消化酵素によって，食品は微細な分子にまで消化され，おもに小腸の**柔毛**(じゅうもう)組織(図3)からからだに吸収される。

❷だ液の分泌は，成人で1.5 L/日程度である。
❸胃液の分泌は，成人で2.5 L/日程度である。
❹胆汁は肝臓でコレステロールから生合成される。その量は，1日約5gである。

2 消化酵素

消化酵素の種類と働き

消化酵素とは，だ液腺や胃・膵臓などから分泌され，食品を化学的に分解する酵素をいう。酵素の基質特異性によって，糖質，タンパク質，脂質など，それぞれに作用する酵素が決まっており，一つの酵素が糖質やタンパク質に同時に作用することはない(表1)。

代表的な消化酵素は，米や小麦中のデンプンを分解するアミラーゼ，肉類などのタンパク質を分解するペプシン・トリプシン[1]，脂質を分解するリパーゼである。

[1]タンパク質を分解する酵素を総称して，プロテアーゼとよぶこともある。

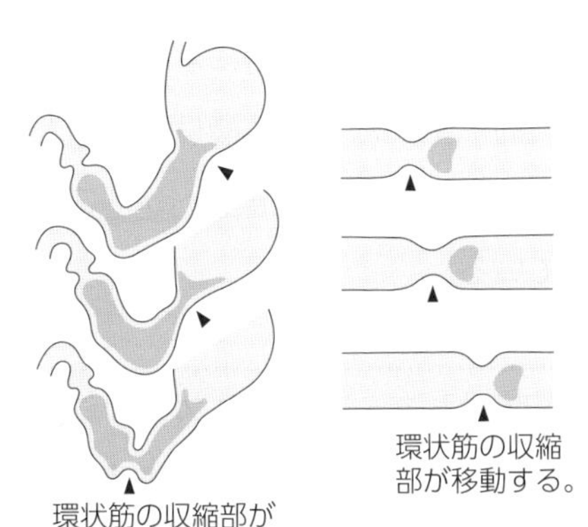

図2 胃と小腸のぜん動運動

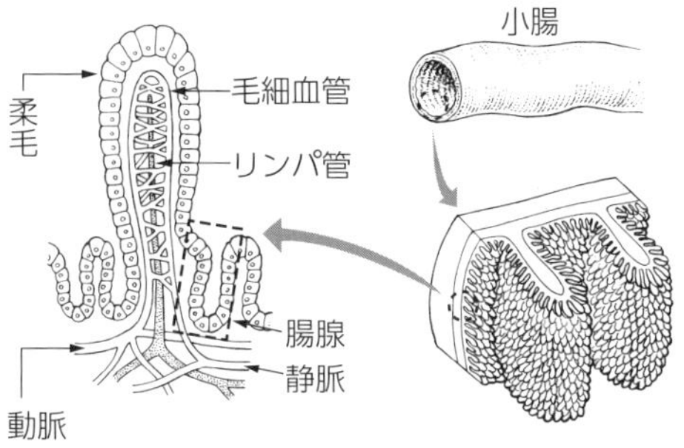

図3 柔毛の構造

表1 人の消化酵素の種類とそれぞれの働き

消化酵素	栄養素	基質[1]	生成物	分泌部位または働く部位
α-アミラーゼ	糖質	デンプン	デキストリン・マルトース	だ液腺・膵臓
スクラーゼ		スクロース	グルコース・フルクトース	小腸
マルターゼ		マルトース	グルコース・グルコース	小腸
ラクターゼ		ラクトース	グルコース・ガラクトース	小腸
イソマルターゼ		イソマルトース	グルコース・グルコース	小腸
ペプシン	タンパク質	タンパク質	プロテオース・ペプトン(ポリペプチド)	胃
トリプシン		ポリペプチド	オリゴペプチド	膵臓
キモトリプシン		ポリペプチド	オリゴペプチド	膵臓
カルボキシペプチダーゼ		ポリペプチド	オリゴペプチド・アミノ酸	膵臓
アミノペプチダーゼ		オリゴペプチド	オリゴペプチド・アミノ酸	小腸
ジペプチダーゼ		ジペプチド	アミノ酸	小腸
リパーゼ	脂質	脂質	脂肪酸・グリセロール・モノグリセリド	膵臓
ホスホリパーゼ		リン脂質	脂肪酸・リゾリン脂質	膵臓
コレステロールエステラーゼ		コレステロールエステル	コレステロール・脂肪酸	膵臓

1) 酵素の作用を受けて化学反応を起こす物質。

3 栄養素の消化と吸収

糖質

デンプンは，だ液や膵液のアミラーゼによって，マルトースやデキストリンなどに分解される。そして，小腸の吸収細胞の柔毛表面に存在する酵素によって，グルコースにまで分解されたのち，小腸上皮の細胞膜のトランスポーター❶を介して吸収され，門脈を経て肝臓やそのほかの組織へ輸送される。

❶細胞膜に存在し，細胞の外から内へと物質を移送させる輸送体のこと。アミノ酸や糖などは，トランスポーターを介して細胞内にとり込まれる。

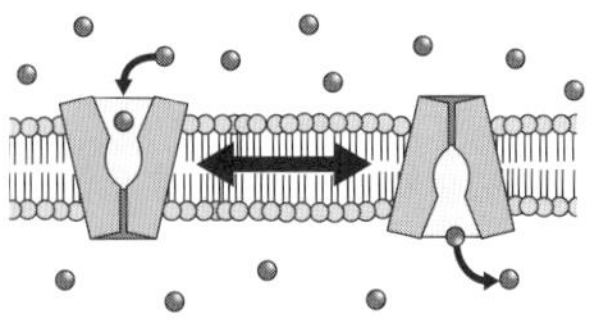

図4　トランスポーターのイメージ

タンパク質

タンパク質は，まず，胃の中でペプシンの作用を受け，やや小さい分解物(ペプチド)となる。その後，小腸に送られ，トリプシン・キモトリプシン・アミノペプチダーゼなどの連携作用によってペプチド結合が加水分解を受ける。最終的に生じたアミノ酸は，単糖とほぼ同じ経路で吸収される。また，一部はジペプチドやトリペプチドの形で吸収されることも知られている。

脂質

食品中の脂質の約 95 %が中性脂肪である。脂質のエステル結合を切断するリパーゼの作用によって，モノグリセリドや脂肪酸・グリセリンが生じる。これらの脂質の分解物は，胆汁酸の働きによって混合ミセル❷となり，小腸粘膜の細胞膜から体内に吸収される。その後，ただちに油脂に再合成されて，リンパ管❸を経由して脂肪組織や肝臓などへ輸送される。

❷水になじみやすい部分(親水基)を外側，水になじみにくい部分(疎水基)を内側にして粒状になったもの。

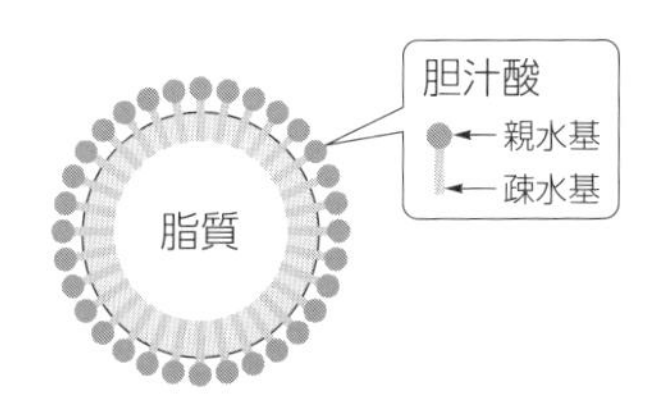

図5　混合ミセル

❸リンパ管は静脈によく似た構造で，毛細血管を通さない大きい分子や粒子を通す。

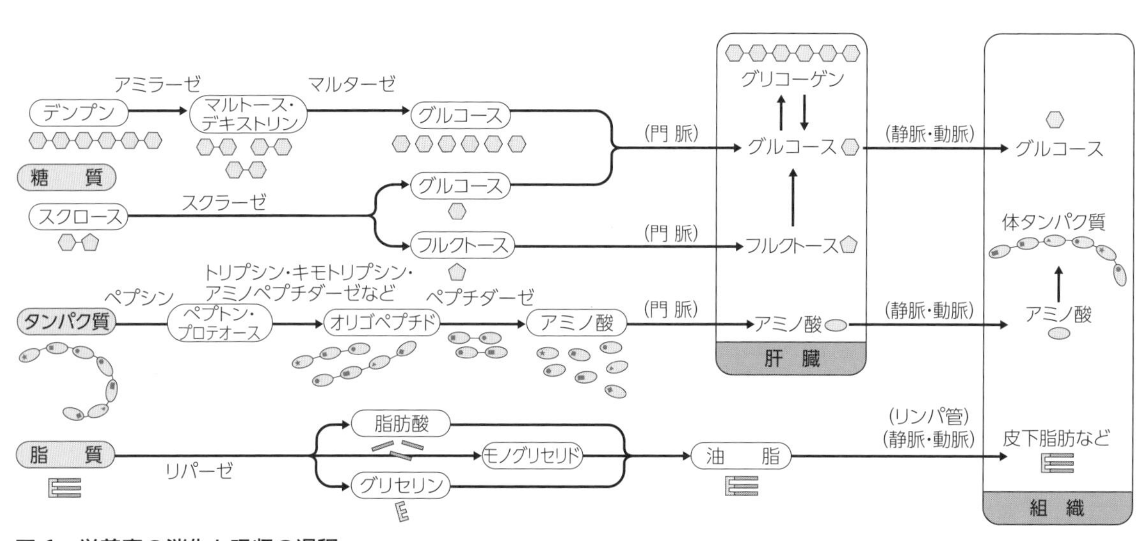

図6　栄養素の消化と吸収の過程

4 食品の消化・吸収率

食べた食品は，効率よく消化されるが，完全には分解されない。また，分解された成分が 100 %体内に吸収されることも少ない。

栄養素の消化・吸収率

図 7 に示すように，私たちが毎日食べている食事に含まれる栄養素は，かなり効率よく消化・吸収される。ただし，食品の組み合わせによって消化・吸収率はかわり，たとえば，食物繊維が多い食品を多量に摂取したときなどは，デンプンの消化・吸収やミネラル類の吸収に影響を与えることが知られている。食品の消化・吸収を阻害する食物繊維の特性をじょうずに利用し，糖質や脂質の過剰摂取を防ぐことで，生活習慣病❶の対策とすることができる。

❶高血圧や肥満・高脂血症・糖尿病などの疾病は，遺伝的要因のほか，食生活の乱れ，仕事のストレス，あるいは，運動不足といった生活習慣が重なることで発症する。

微量成分の消化・吸収率

微量成分であるビタミンや無機質の吸収率は，調理工程，油脂との共存，あるいは，食品の組み合わせや人の栄養状態などによって異なる。たとえば，油脂に溶解性をもつビタミン A，D，E，K は，調理のさいに油を使用すると吸収効率がよくなる。一方，無機質は，一般にイオン❷の状態で吸収されるため，イオン化していない無機質は，小腸から吸収されない。また，カルシウムは，吸収にさいしてカルシウム結合タンパク質となったり，ビタミン D を必要としたりする。さらに，摂取食品中のカルシウムとリンの存在比率が 1：2 から 2：1 の範囲内であると，カルシウムの吸収はよくなる。他方，栄養素としての摂取量が不足している鉄は，高食物繊維食や，穀類に多く含まれるフィチンや茶のタンニン類などとの共存によって，さらに吸収が妨げられる。

❷ Fe^{3+}，Zn^{2+}，Mg^{2+}，Cu^{2+}，Mn^{2+}など。

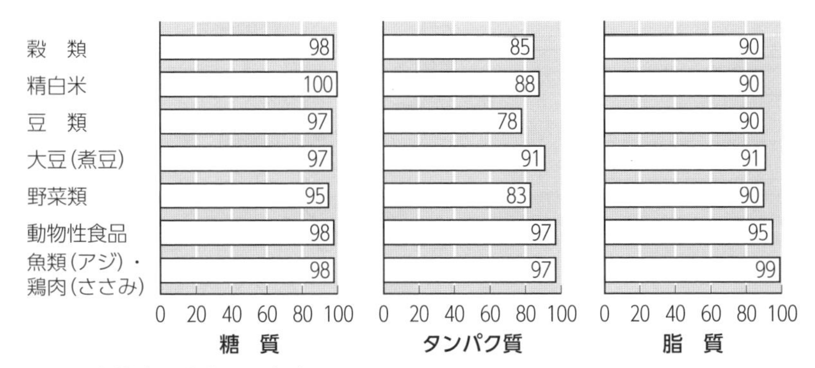

図 7　栄養素の消化・吸収率

2 ……… おもな栄養素の代謝

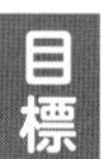

目標
- 栄養素の役割と健康の関連性を学習する。
- エネルギー代謝の相互関係を理解する。
- 栄養素のおもな代謝経路を理解する。

1 私たちのからだと栄養とのかかわり

栄養素とその機能

私たちは，毎日数十グラムから数百グラムの糖質・タンパク質・脂質(**3大栄養素**)を摂取している(図1)。3大栄養素は生命活動の源で，ビタミンや無機質は3大栄養素の生理作用を支援しながら，一方で，特有の生理作用を体内で発揮する(図2)。

栄養素と代謝

私たちは，摂取した栄養素を体内でほかの物質に転換することで，からだを構成したり，生体エネルギーを産生し，運動や思考などの生命活動を維持している。生体におけるこのような化学的変換を**代謝**(たいしゃ)とよんでいる。消化・吸収して得た栄養素を，体内で必要とされる成分に合成するプロセスを**同化作用**とよび，不要となったものを分解したり，エネルギーをとり出すプロセスを**異化作用**とよぶ。このバランスが崩れると，生活習慣病のリスクが上がることが知られている。つまり，代謝と栄養やその調節メカニズムを知ることは，自身のからだを理解し，健康で充実した一生を過ごす基本となる(図3)。

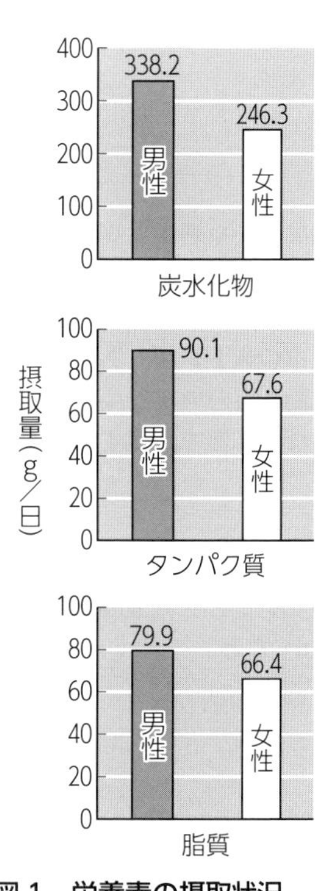

図1　栄養素の摂取状況
(平成29年　国民健康・栄養調査結果の概要)

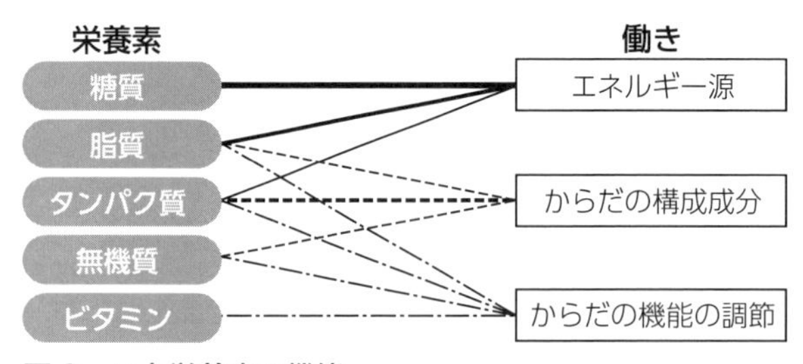

図2　5大栄養素の機能
線の太さは，おもな機能の強さを表している。

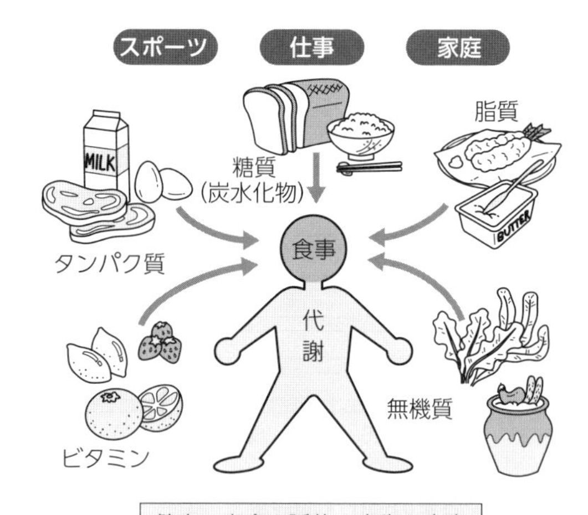

図3　生命活動と栄養のかかわり

2 おもな栄養素の相互間代謝

3大栄養素のうち，糖質と脂質は**TCA回路**[1]でエネルギー源となる**アデノシン三リン酸**(**ATP**[2])に変換される(図4)。肝臓では，糖質・脂質のいずれもがエネルギー源となるが，ほかの臓器では，これらの栄養素をつねに直接利用しているわけではない。たとえば，健康な状態では，脳や赤血球はエネルギー源をほとんどグルコースにたよっている。筋肉では，状況に応じてグルコースや脂質を利用する。しかし，飢餓状態や激しい運動を行ったさいは，デンプンなどからの糖の供給だけではエネルギー不足を生じるため，肝臓に貯蔵してある**グリコーゲン**[3]を分解することで[4]，血液中のグルコース量(血糖値)を維持しながら脳活動を支えている[5]。

また，グルコースが不足気味のときは，タンパク質を構成するアミノ酸の一部が，肝臓でアミノ基を除かれたのちTCA回路に組み込まれ，糖に変換される(**糖新生**)。このように，環境の変化に対応しながら，からだの要求に応じて糖質とタンパク質・脂質の代謝が相互に補い合い，エネルギー源であるATPを効率よく生成している。

❶ Tricarboxylic Acid cycle。クエン酸回路，クレブス回路ともいう。からだにおける有機物の酸化に大きな役割をもつ代謝回路である。
❷ Adenosine 5'-Triphosphate

❸グルコースがグリコシド結合により重合したもので，グルコースの貯蔵形態の一つ。
❹この間，脂肪組織からは，脂肪酸をエネルギー源として筋肉や腎臓などで利用する。
❺血糖値が 20 mg/dL 以下の値が数分間続くと，脳の神経細胞は変性する。

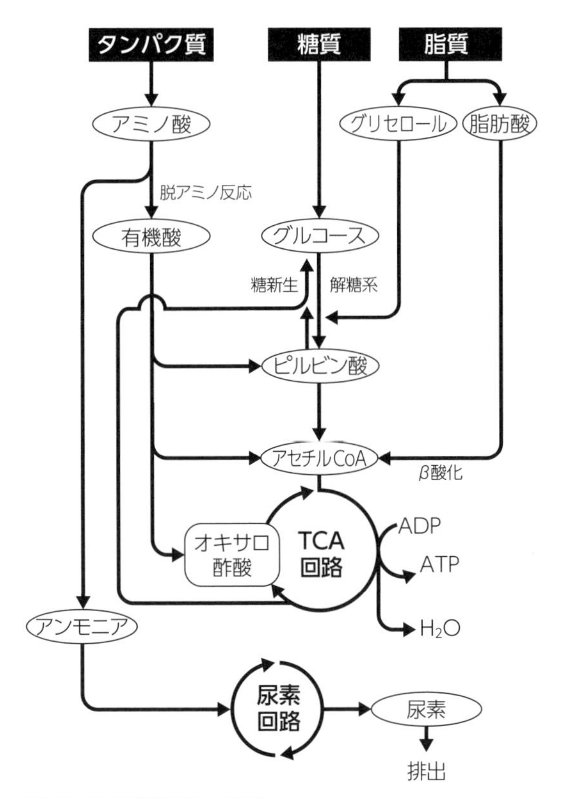

図4　3大栄養素の代謝

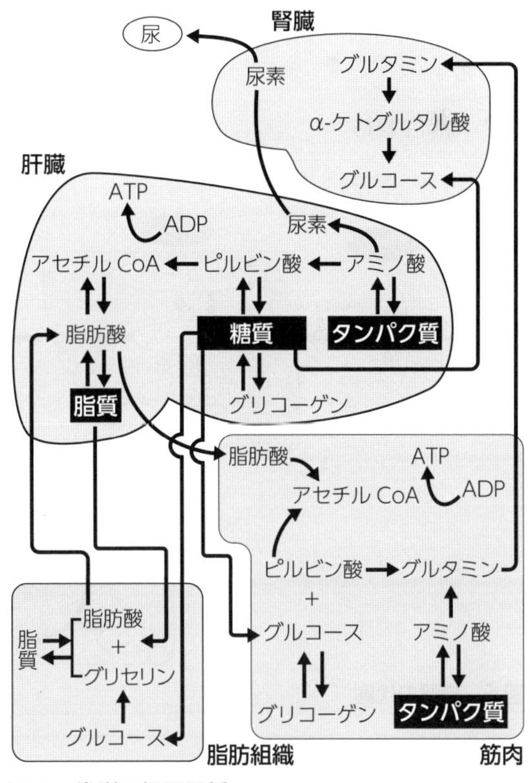

図5　代謝の相互関係

3　3大栄養素の代謝

糖質(炭水化物)の代謝

主食である米や小麦などに多く含まれる糖質(デンプン)は，消化・吸収されると，グルコースとして血液中を流れ，細胞膜上にあるトランスポーターによって細胞内にとり込まれる。過剰のグルコースは，グリコーゲンとして肝臓と筋肉に貯蔵される。

細胞内にとり込まれたグルコースは，**解糖系**[1]からピルビン酸などを経てTCA回路にはいる(図6)。そして，最終的にATPの形で，運動や体温維持などの生命活動のエネルギー源となる。また，スクロースや乳糖などの二糖類は，小腸の特異的な分解酵素により単糖にまで分解・吸収され，利用される。食物繊維もグルコースを構成糖としているが，人のアミラーゼでは分解できない。

◆調節　血糖値は，膵臓(すい)でつくられるインスリンとグルカゴンにより調節されている。食後の高血糖のときには，膵臓からインスリンが分泌され，肝臓や筋肉でのグルコースのとり込み量が増加する。

一方，空腹時のように，血液中のグルコース量が減少すると，グルカゴンが分泌されてグリコーゲンの分解が促進される。さらに，肝臓では糖新生経路が活性化され，不足しているグルコースを生合成し，補っている[2]。このようにして，血液中のグルコース量は70～110 mg/dLの一定の範囲に保たれるように調節されている。

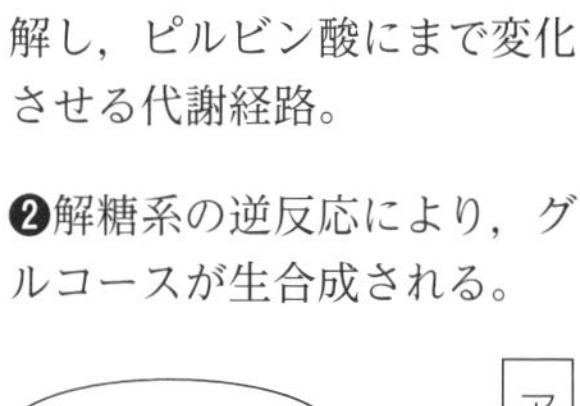
❶グルコースを無酸素的に分解し，ピルビン酸にまで変化させる代謝経路。

❷解糖系の逆反応により，グルコースが生合成される。

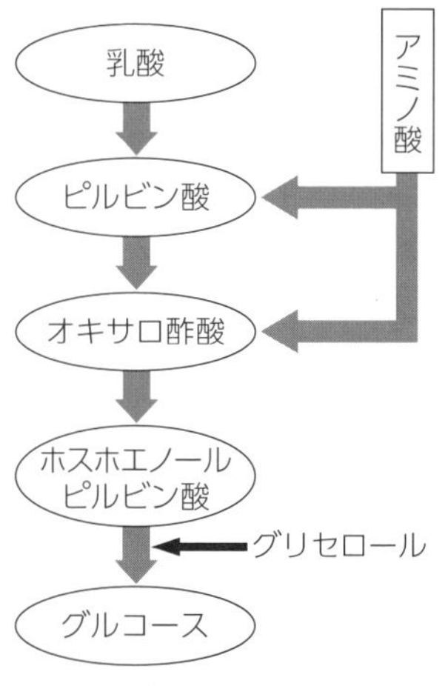

図7　糖新生経路

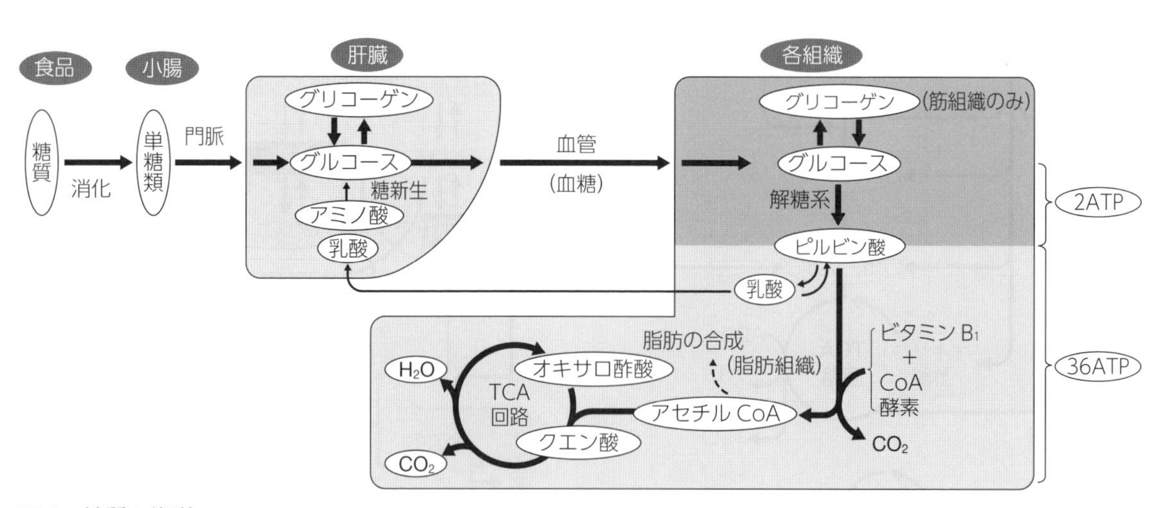

図6　糖質の代謝

タンパク質の代謝

タンパク質を多く含む牛肉・卵・魚介類などは，プロテアーゼにより消化され，ペプチドやアミノ酸に分解される。ペプチドやアミノ酸は，グルコースと同様に小腸でトランスポーターを介して吸収され，血液を介して全身の臓器や各組織に送られる。からだの構成タンパク質になるほか，神経伝達物質，ホルモン，核酸などになる。また，TCA 回路に入り，エネルギーとしても消費される(図 8)。

◆合成 細胞内にとり込まれた各種のアミノ酸は，筋肉や酵素，機能性タンパク質[1]などの体タンパク質を合成する素材として利用される。アミノ酸の一部は，グルコースが TCA 回路を経ることにより生合成される。また，インスリンなどのホルモンや生体アミン[2]などの生体に必要な物質の材料にもなる。

◆分解 合成された体タンパク質や各種の物質は，一定時間が経過すると分解酵素の作用を受け，再びアミノ酸にまで分解される。その後，アミノ酸からアミノ基がとれて，ケト酸とアンモニアにわかれる。アンモニアは，**尿素回路**(図 9)を経て安全な尿素となり，血液を介して腎臓へ運ばれ，尿として排出される[3]。一方，残ったケト酸は，新しいアミノ酸に生合成されたり，糖新生経路にはいりグルコースになるか，ケトン体となる。

このように，タンパク質の代謝は，アミノ酸を基本とした合成と分解のうえになりたっている。現在，体内に存在するタンパク質は，10 万種類以上に及ぶと推定されている。これらすべてのタンパク質が，順調に合成と分解をくり返すことが，健康を維持するうえで重要である。

❶からだの構造をつくる筋肉のようなタンパク質ではなく，酸素を運ぶ機能や働きを備えたヘモグロビンのようなタンパク質。
❷生体アミンはアミノ酸が脱炭酸して生成したもので，グルタミン酸からできる γ-アミノ酪酸(GABA)などがある。
❸アンモニアのままでは，人体に有害である。

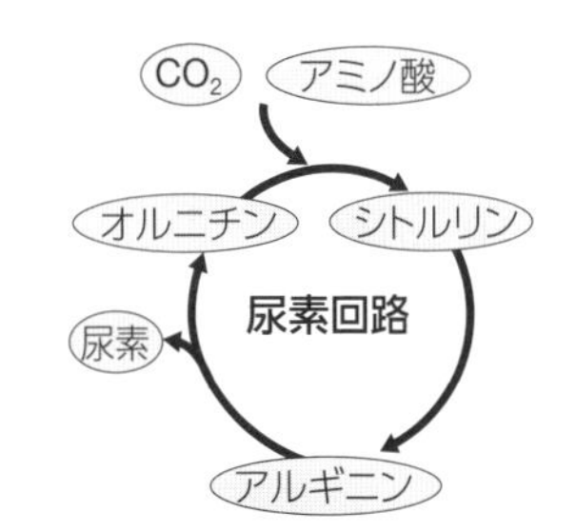

図 9 尿素回路(オルニチン回路)

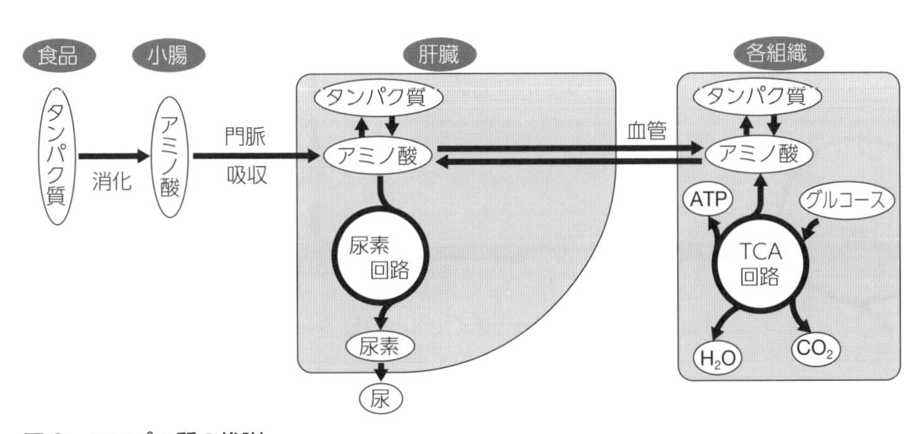

図 8 タンパク質の代謝

脂質の代謝

◆エネルギーの貯蔵　摂取した食品中の脂質は，リパーゼによって各種の脂肪酸へと分解され，脂肪細胞や肝臓に輸送される。その後，必要に応じて，リポタンパク質❶の形で血液中を流れ，標的細胞内に転送されたのち，分解(**β酸化**❷)されながらTCA回路にはいり，ATPの形でエネルギー源となる(図11)。過剰な脂質は，皮下組織や内臓周囲の脂肪細胞にたくわえられて効率よく保存される。

通常，エネルギー源は糖質を主体にしている。激しい運動により，糖からのエネルギー供給が不足した場合に限って，脂質がエネルギー源として利用される。そのため，運動不足や脂質の過剰摂取は肥満の原因となる。

◆必須物質の合成　各種の脂肪酸は，別の代謝経路を経てさまざまな物質に変化する。エネルギー生産に使われるほか，リン脂質などに生合成されて脂質二重層となって生体膜を構成する。また，コレステロールも，おもに肝臓でアセチルCoAから生合成され，細胞膜の構成成分やホルモン，ビタミンD，胆汁酸の基質として用いられる。

このように，脂質は私たちのからだにとって重要な物質であるが，過剰に摂取すると肥満の原因となり，生活習慣病のリスクが高くなって，糖尿病のほか動脈硬化の危険因子ともなる。

❶水と親和性をもつ部分を外側に配し，内側に脂質を含む構造をしたタンパク質。血液中を移動し，各組織まで脂質を運ぶ役割をもつ。低密度リポタンパク質(LDL)・高密度リポタンパク質(HDL)などの種類がある。

❷脂肪酸のβ位(カルボニル基の2つ隣；ハサミの部位)が酸化されること。脂肪酸は，補酵素Aと結合しアシルCoAとなったのち，アセチルCoAと炭素が2つ少なくなったアシルCoAを生じる。

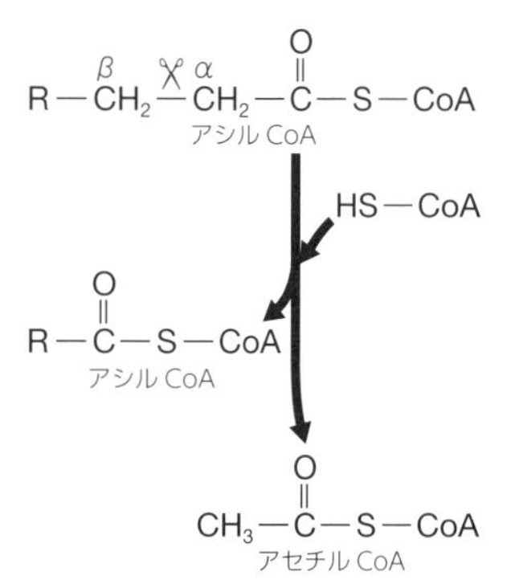

図10　β酸化

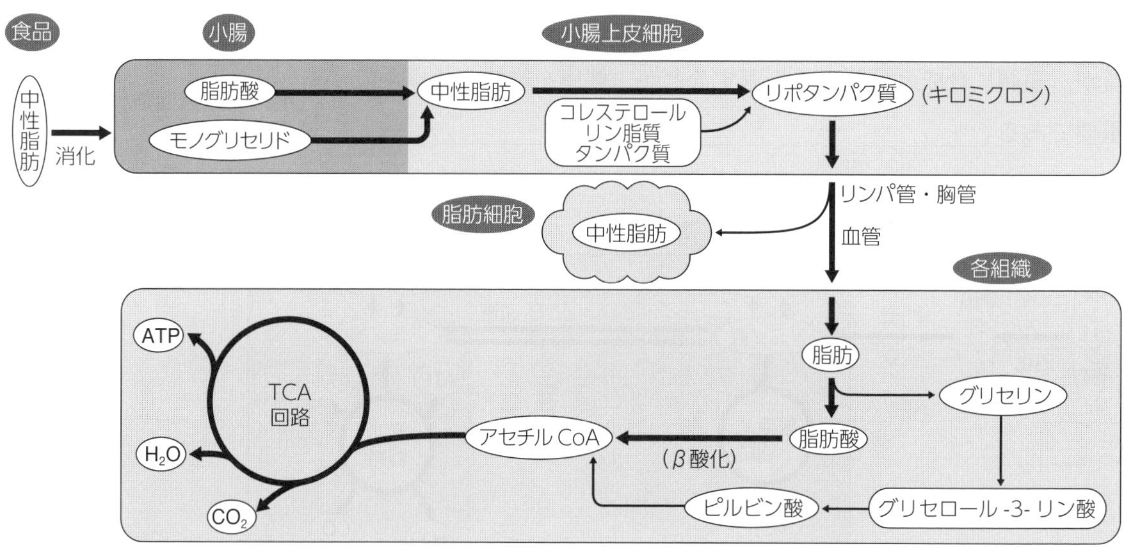

図11　脂質の代謝

4 微量栄養素の働き

ビタミンの生理作用

ビタミンは，mg あるいは μg❶の単位で表すほど，その必要量は極微量である。しかし，からだの代謝バランスや恒常性❷を保つ重要な生理作用をもつ(表 1)。ビタミン B 類は水溶性のビタミンで，酵素を補助的に助ける**補酵素**として栄養素の代謝を円滑にする働きをもつ。ビタミン C も水溶性のビタミンで，抗酸化作用を示すとともにコラーゲン合成に重要である。脂溶性のビタミンであるビタミン A は視覚作用に必須であり，近年では，遺伝子の発現❸に影響を与えることがわかってきている。ビタミン D や K も同様に遺伝子発現調節作用を介して骨の代謝を調節している。また，ビタミン E は，ビタミン C と同様に，酸化による食品の劣化や，体内で必要な物質が酸化されすぎないように酸化を防ぐ働きもある。さらに，ビタミン A の前駆体(ぜんくたい)❹となる β-カロテンは，その抗酸化作用により，疾病予防に貢献すると考えられている。

❶ mg：$\frac{1}{1000}$ g
　μg：$\frac{1}{1000}$ mg

❷外界の環境が変化しても，体内の状態を一定に保つ性質のこと。

❸ DNA がもつ遺伝情報に基づいてタンパク質が合成されること。ビタミン A の存在により，特異的なタンパク質が合成される。

❹着目する生成物の前あるいは一つ前の段階にある一連の物質のこと。

表 1　ビタミンの生理作用

	種類	生理作用	欠乏症	含まれるおもな食品
脂溶性ビタミン	ビタミン A	視力，皮膚や粘膜の健康維持	夜盲症・乾性眼炎・成長低下	肝油・バター・チーズ・牛乳・卵黄・緑黄色野菜
	ビタミン D	骨と歯の形成に必要	くる病(小児)・骨軟化症(成人)	肝油・魚・シイタケ・緑葉
	ビタミン E	脂質の酸化防止 生殖の正常化	不妊・流産	穀物，胚芽油，豆，緑黄色野菜
	ビタミン K	血液の凝固	血液の凝固時間が延びる	レバー，緑黄色野菜
水溶性ビタミン	ビタミン B_1	糖質・脂質・タンパク質の代謝を円滑にする	脚気(かっけ)・神経炎	レバー・肉・豆・牛乳，緑黄色野菜
	ビタミン B_2	糖質・脂質・タンパク質の代謝に必要	成長低下，皮膚炎・口角炎	レバー・卵黄・肉，緑黄色野菜
	ビタミン B_6	アミノ酸の代謝に関与	成長低下，皮膚炎・貧血・けいれん	レバー・肉・卵・牛乳・魚・豆
	ビタミン B_{12}	造血作用，タンパク質・核酸の合成に必要	悪性貧血	レバー・肉・魚・チーズ・卵
	ナイアシン	糖質の代謝に必要	ペラグラ(皮膚炎)	レバー・肉・魚・豆，緑黄色野菜
	葉酸	タンパク質の合成 造血作用	悪性貧血	レバー・肉・卵黄
	パントテン酸	脂質代謝に必要	めまい・けいれん	レバー・肉・魚・牛乳・粉乳・豆
	ビオチン	脂質の合成，糖質・アミノ酸の代謝に必要	皮膚炎	レバー・牛乳・卵・豆・魚
	ビタミン C	毛細血管・歯・骨・結合組織の作用を正常に保つ	壊血病	ミカン・野菜・いも類

食事

ビタミン・ミネラル

脳機能 充足 健康

ビタミン・ミネラルによる支援

体機能 疾病 不足 欠乏

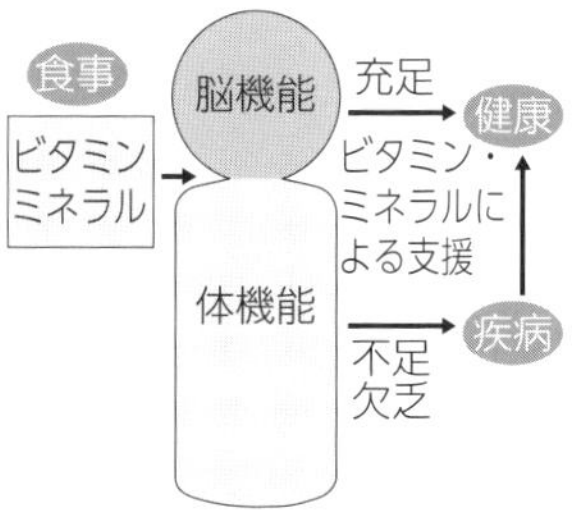

図 12　ビタミン・ミネラルの生理作用

考えてみよう
自分のからだの中には何 g のカルシウムがあるだろうか。

無機質の生理作用

体内に存在する無機質（ミネラル）は約 20 種あり，ビタミンと同様，微量でその生理作用を発揮している。そのなかのおもな無機質 13 種類の生理作用や欠乏症状，含まれる食品は，表 2 のとおりである。体内にある無機質の総量は，体重の約 5 ％を占める。そのなかで，最も多量に存在する無機質はカルシウムで，体重の約 1.5 ％を占め，その約 99 ％は骨に存在する。無機質は，血液や体液の pH や浸透圧を適正に保つ働きがある。さらに，筋肉や神経に刺激を伝達する役割や酵素の働きにも欠くことができない。

表 2　おもな無機質の生理作用

種類	生理作用	欠乏症	含まれるおもな食品
カルシウム	骨や歯の成分，血液凝固，筋肉の収縮	骨や歯が弱くなり成長が悪くなる 神経の異常	牛乳・小魚・海藻，緑黄色野菜
リン	骨や歯の成分	骨や歯が弱くなる 疲労しやすくなる	魚・肉・卵・牛乳・穀物・豆
ナトリウムと塩素	pH・浸透圧の維持，神経・筋肉の興奮	疲労しやすくなる	食塩
鉄	ヘモグロビンの成分	貧血	レバー・豆・葉菜類・海藻・煮干し
銅	造血作用，酵素作用	貧血	レバー・葉菜類
コバルト	造血作用 ビタミン B_{12} の成分	悪性貧血	レバー・魚介類・葉菜類
マンガン	酵素作用，骨の形成	成長不良	豆・野菜
マグネシウム	酵素作用，神経作用，骨の成分	骨の形成に異常が起こる 神経や循環器の異常	穀類・葉菜類
カリウム	体液の pH・浸透圧維持	疲労しやすくなる	野菜・果実・肉
亜鉛	インスリンの成分 酵素作用	味覚異常・皮膚障害・成長不良・うつ状態	穀類・野菜
ヨウ素	甲状腺ホルモンの成分	甲状腺肥大 成長不良	海藻・海水魚
硫黄	アミノ酸の成分 解毒（げどく）作用	成長不良	タンパク質食品

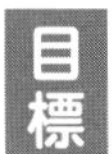

3 ………栄養改善と健康

目標
- ●栄養改善の歴史的背景を学習する。
- ●保健機能食品について学習する。
- ●機能性をもった食品について学習する。

1 現代社会の食生活栄養の問題点

栄養改善と健康

私たちの食生活は，時代背景とともに大きく変化し，和食中心の食事から，洋食をとり入れ，加工食品を多く利用するライフスタイルが定着してきている。近年の食事は，以前と比較してエネルギー密度が高くなっている。そのため，かたよった食事スタイルでは，エネルギー的には充足していても，ビタミンA，ビオチン，葉酸などのビタミン類の不足をまねきやすい。食生活と健康は，密接に関係していることがわかっており，栄養素の不足は，疾病（しっぺい）のリスクを上昇させることが知られている。

栄養障害を引き起こす要因として，①粗食，②吸収不全症，③栄養素要求の変化❶などが考えられる。自分の性別や年齢，食事から，どの栄養素が不足しやすいか考えてみよう。

食品成分表には，それぞれの食品に含まれる栄養素が記載されている。また，調理方法や保存方法によっても栄養素の量は変化するので，それらを理解することも重要である。日々の食生活のなかでバランスよく栄養素を摂取できるよう心がけよう。栄養成分の補給・補完を目的に開発された，**保健機能食品**を適切に活用することも有用である。

❶幼児期は，鉄やカルシウム，タンパク質の要求性が高いが，10代になるとカルシウム，マグネシウム，ビタミンA，B_6，Cの要求性が高くなる。

コラム　テーラメイド個人対応栄養学

最近では栄養素と遺伝子との相互関連についての研究が展開されている。とくに個人の遺伝子情報が微妙に異なること（遺伝子多型）が明らかになってから，個々の遺伝子情報に対応した栄養指導が可能となってきている。

2 保健機能食品

予防医学の観点や，健康に対する関心の高まりから，「健康食品」の市場が拡大した。このため，厚生労働省は，保健機能表示や規格基準を設定した「保健機能食品」を制定した。この制度によって，特定保健用食品，栄養機能食品，機能性表示食品の３種類を称することが許可されている。

◆特定保健用食品　健康増進法に基づき，健康の維持・増進に役立つ食品として，有効性や安全性を国に承認された食品。

◆栄養機能食品　特定の栄養成分の補給のために利用される食品。ビタミン，ミネラル，n-3 系脂肪酸❶を強化したもの。

◆機能性表示食品　事業者の責任において，科学的根拠に基づいた機能性を表示した食品。事業者には，健康被害情報の収集と報告，GMP❷に基づいた製造管理，新たな知見や自己点検の結果の消費者庁への報告などが義務付けられている。

❶不飽和脂肪酸のうち，末端のメチル基から３番目の炭素に二重結合をもつもの。α-リノレン酸など。

❷ Good Manufacturing Practice の略で，適正製造規範という。製品の品質管理の基盤となる。

特定保健用食品の機能成分の作用例

お腹の調子を整える成分として乳酸菌や食物繊維がある。乳酸菌は，腸内で増えることで腸内環境を整えることが報告されている。食物繊維は，コレステロールの吸収を阻害し，排泄を促進すると同時に，腸内の細菌の種類や数のバランスをかえることで腸内環境を整えることが報告されている。

また，カルシウムなどの吸収を高める成分として，乳タンパク質の消化過程で生じるカゼインホスホペプチドがカルシウムの小腸での吸収を促進することが報告されている。

このように，特定保健用食品には，私たちの健康にとって有用な機能成分が加えられている。

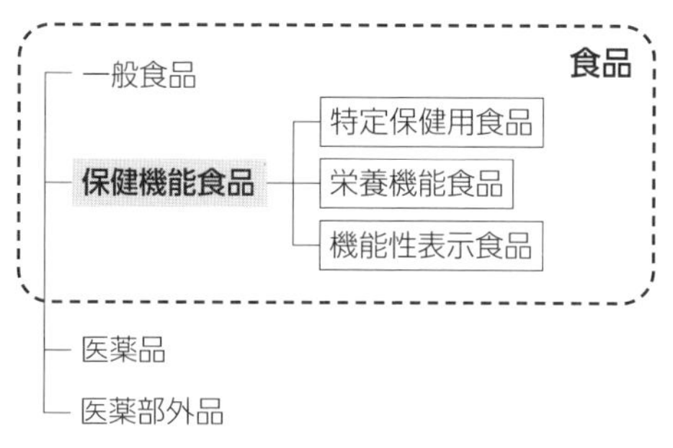

図１　保健機能食品とその分類

図２　特定保健用食品を示すロゴマーク

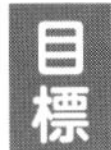

4 ……食品の栄養的価値とその評価

目標
- ●食品の栄養的価値を決める要素を学習する。
- ●食品に含まれる栄養素の価値と，その評価方法を学習する。

1 食品の栄養的価値

食品の栄養的価値は，その食品がもつ栄養素や機能性成分の種類と量・質によって決まる。一般的に，3大栄養素のうちどれか一つの含有量が多い食品は，価値も高いと考えられる。しかし，3大栄養素をすべてあわせもつ食品は，その価値がより高くなる[❶](図1)。総合的に価値の高い食品は，さらに，①安定して多量な収穫・供給が可能，②簡単な調理でおいしく食べられる，③たくさん食べることで3大栄養素の一つが十分摂取できる，などのさまざまな条件がそろった食品である。上記の①～③で食品の栄養的価値を評価すると，卵や牛乳は，成長に必要な栄養素がほぼバランスよくそろっていて，栄養的価値が高い。また，大豆は，タンパク質や脂質などの栄養素以外にも，イソフラボン[❷]のような機能性成分が含まれている。

❶現在では，栄養素の含有量だけでなく，含まれる機能性成分の多少によっても判断されている。

❷フラボノイド系色素化合物の一つで，抗酸化性があり，弱いながらも女性ホルモンと競合することで，機能性を発揮すると考えられている。

2 3大栄養素の栄養的価値

炭水化物の栄養的価値

栄養的な観点で炭水化物を分類すると，デンプンのようにエネルギー源となる**糖質**と，セルロースのように消化されずエネルギー源にはならない**食物繊維**とにわけられる(表1)。

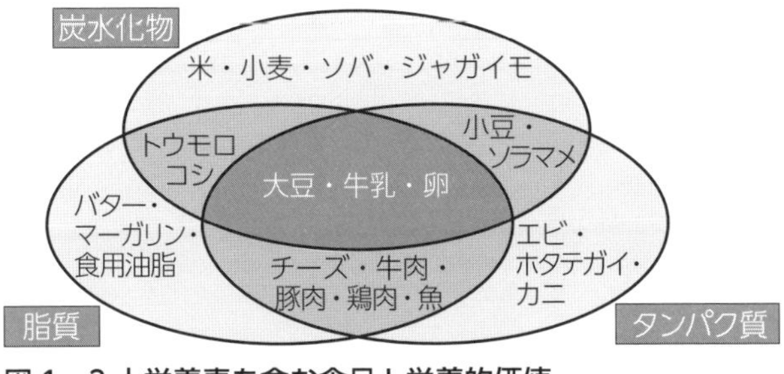

図1　3大栄養素を含む食品と栄養的価値
重なる部分は，より栄養的価値が高い。

表1　炭水化物の栄養的価値

糖質 (デンプン)	・生命活動のためのエネルギー源 ・からだの構成成分の合成
食物繊維 (セルロースなど)	・腸内環境の改善 ・排便・便性の改善 ・体調を整え，疾病を予防

エネルギー的価値を主体に考えた場合，糖質は体内で代謝されると，グルコース1gから約4kcalの熱量を生じる。私たちは，米やパンなどから通常1日約300～400gのデンプンを摂取している[1]。糖質としての栄養的価値で食品を評価する場合は，デンプン含有量の高い穀類やいも類がその評価の対象となる。

❶ 4kcal/g × 300～400g = 1200～1600kcal

食物繊維は，デンプンなどの糖質の消化・吸収を調節し，腸内細菌のバランスを保ち，腸内の適切な環境を維持する機能がある[2]。食物繊維は，食品の栄養的価値を評価するうえで重要な因子となっており，食品中の存在量を知ることは大切である(図2)。

❷現在では，大腸がんや糖尿病の発症の危険性を軽減するといわれている。

タンパク質の栄養的価値

タンパク質のおもな栄養的価値は，体タンパク質の合成である(表2)。このほか，代謝の過程でエネルギーを生じる[3]。

❸タンパク質は，1gで約4kcalの熱量を発生する。成人が1日に必要とされるタンパク質は60～70gである。

食品中のタンパク質としての栄養的価値は，含有量だけでなく，そのアミノ酸組成，とくに**必須アミノ酸**の種類とその量によって決まる。そのため，タンパク質の栄養的価値は，おもに**生物価**と**ケミカルスコア**によって判定される。

◆生物価　吸収されたタンパク質のうち，どれだけ体内にとどまったかを示したものである[4]。体内にとどまる割合が高いほど，良質のタンパク質とされる。生物価は，次の式で示される。

❹ラットなどの実験動物を用いて，実際にタンパク質を食べさせて得られたデータから求める。

$$生物価(BV) = \frac{体内保留窒素量}{吸収された窒素量} \times 100$$

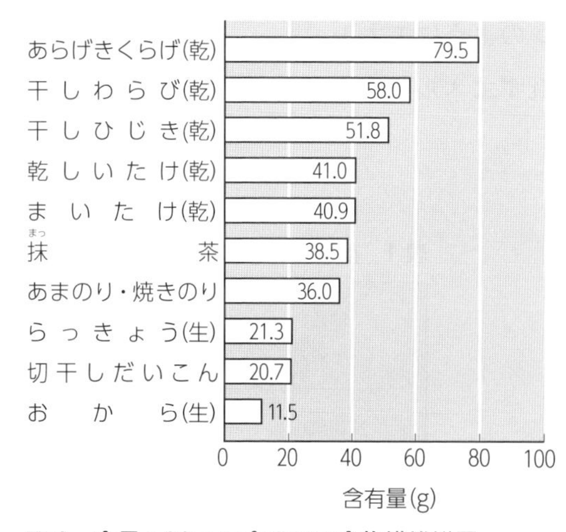

図2　食品100gに含まれる食物繊維総量
(食品成分表2015)

表2　タンパク質の栄養的価値

アミノ酸	・体タンパク質の合成源 ・体内成分の合成材料
ペプチド	・体調節作用
タンパク質	・ペプチドやアミノ酸の供給源

◆**ケミカルスコア**　タンパク質のアミノ酸組成を化学的に求め，基準となる算定用評点パターンと食品がもつ必須アミノ酸の割合を求めたものである(表3)❶。必須アミノ酸が1種類でも欠けると，成長阻害などの重要な栄養障害を起こすため，最も少ない割合で存在する必須アミノ酸(**第一制限アミノ酸**)の割合をタンパク質の栄養評価とする❷。

❶たとえばロイシンでは，

$$\frac{500}{440} \times 100 = 114$$

❷精白米での第一制限アミノ酸はリシンで，その評価は65となる。

脂質の栄養的価値

脂質の栄養的価値は，脂質の種類によって異なる(表4)。

◆**エネルギー源**　脂質は，エネルギー源としての価値が高く，さまざまな環境に適応できるように人間の活動を支えている。油脂の分解によって生じるエネルギーは，糖質やタンパク質に比べて高く，脂質1gからは約9kcalの熱量を生じる。そのため，適量な油脂の摂取は必要不可欠であるが，過剰に摂取すると，体重の増加や生活習慣病の原因となる。

◆**脂肪酸の摂取比率**　油脂は，摂取する量だけでなく，その脂肪酸の構成比やコレステロールの含量なども考える必要がある。脂肪酸のうち，リノール酸やリノレン酸・アラキドン酸は，代謝によって合成できないので，**必須脂肪酸**といい，これらは，食品から摂取しなければならない。そのため，油脂を摂取するにあたっては，脂肪酸の摂取比率が重要となる。これらをふまえて，実際の食品で脂肪摂取の割合を考える場合は，植物油：動物油：魚油＝5：4：1のバランスがよいとされている。

表3　算定用評点パターンと精白米のケミカルスコア

必須アミノ酸	算定用評点パターン[1] (mg/gN)	精白米	ケミカルスコア (%)
イソロイシン	250	250	100
ロイシン	440	500	114
リシン	340	220	65
含硫アミノ酸[2]	220	290	132
芳香族アミノ酸[3]	380	580	153
トレオニン	250	210	84
トリプトファン	60	87	145
バリン	310	380	123
ヒスチジン	(120)	(160)	(133)[4]

1) 1973年(FAO/WHO)，一般用。窒素1gあたりのアミノ酸組成をmg単位で表す。
2) メチオニンとシスチンを示す。
3) フェニルアラニンとチロシンを示す。
4) 1985年(FAO/WHO/UNO)合同による新たなパターン，2〜5歳用を参考として掲載した。

表4　脂質の栄養的価値

油脂・脂肪酸	・エネルギー源の貯蔵 ・生理活性物質の合成
リン脂質	・生体膜の構成成分
コレステロール	・生体膜の構成成分 ・胆汁酸・ビタミンDなどの合成

5 ……… 食品群別の成分と栄養

目標
- 食品群ごとの栄養的共通性を理解する。
- 食品成分表の内容と，その利用法を学ぶ。
- 栄養成分を基礎に，食品の組み合わせを学ぶ。

1 食品の分類

私たちが，必要な食品を選びながら健康に生活していくには，まず，その食品を構成する成分，とくに栄養素の特徴を知ることが大切である。食品は多種多様で，一つとしてまったく同じ成分と量を含むものはない。そのため，すべての食品について個々の食品ごとにどのような栄養成分が含まれているかを知ることは，煩雑で無理がある。そこで，「この食品群には，このような栄養成分が多く含まれている」というように，大きくわけてとらえたほうが，生活するうえで便利であり，栄養学のうえからも有効である。文部科学省の技術・学術審議会　資源調査分科会が編集している「日本食品標準成分表」は，このような考えに基づいて分類・整理されている(表1)。

2 植物性食品

穀類

日本人の主食である米をはじめ，小麦やトウモロコシ・ソバなどと，その加工品であるパン・めん・もちなどが穀類群である。含まれる栄養成分の主成分は炭水化物で，とくにデンプンが 50～70 %

表1　食品成分表による食品の分類

分類	食品群
植物性食品	①穀類，②いもおよびデンプン類，③砂糖および甘味類，④豆類，⑤種実類[1]，⑥野菜類，⑦果実類，⑧きのこ類[2]，⑨藻類[3]
動物性食品	⑩魚介類，⑪肉類，⑫卵類，⑬乳類
加工食品	⑭油脂類，⑮菓子類，⑯嗜好飲料類，⑰調味料および香辛料類，⑱調理加工食品類

1) 植物の種子と，クリ，クルミ，ギンナンなどの堅果類の果実。2) わが国で食用として流通しているのは約 15 種あり，マツタケ以外は人工栽培による生産も行われている。3) 海中に生息する植物の総称で，ワカメ・コンブ・ノリ・テングサ・ヒジキなど。

と多いため，穀類はエネルギー供給源として重要な働きを担っている(表2)。日本人が1日に摂取する総エネルギーのうち，穀類からのエネルギー摂取の現状は42.1％である(図1)。このほか，穀類にはタンパク質が約7～14％含まれ，1日の摂取量も多いことから，タンパク質の供給源としても大切である。ただし，タンパク質の栄養的価値を決める必須アミノ酸の種類と量を考え，必須アミノ酸が不足することのない食品の組み合わせを考えることが大切である❶。穀類には，微量栄養成分である無機質のリンやカリウムなども含まれているが，カルシウムやビタミン類は少ない。さらにビタミン類は，加工・調理などによって損失することが多い(図2)。そこで，微量な栄養成分をもつ新鮮な野菜や果実類を組み合わせながら，食事することが大切となる。

❶穀類からだけでは，必須アミノ酸の必要量を満たすことはできず，大豆や魚・肉・卵・牛乳などと組み合わせることで，体タンパク質を合成できる。

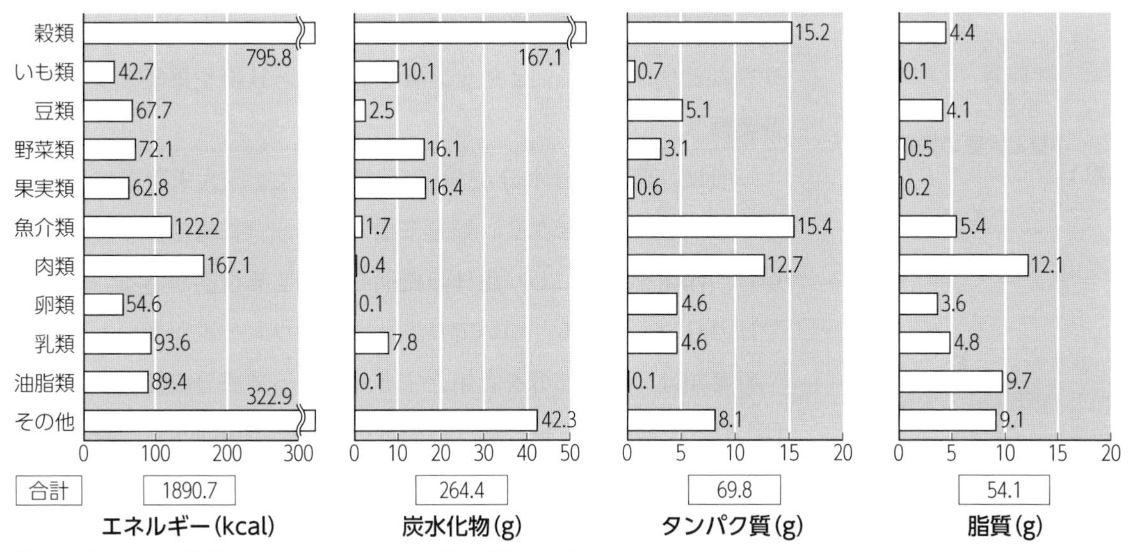

図1　食品からの栄養摂取量(1人1日あたり，2017年)

表2　食品100g中の成分量

	タンパク質(g)	脂質(g)	炭水化物(g)	灰分(g)
米	6.1	0.9	77.6	0.4
小麦	12.8	2.9	68.2	1.6
とうもろこし	7.8	1.7	83.6	2.4

(食品成分表2015)

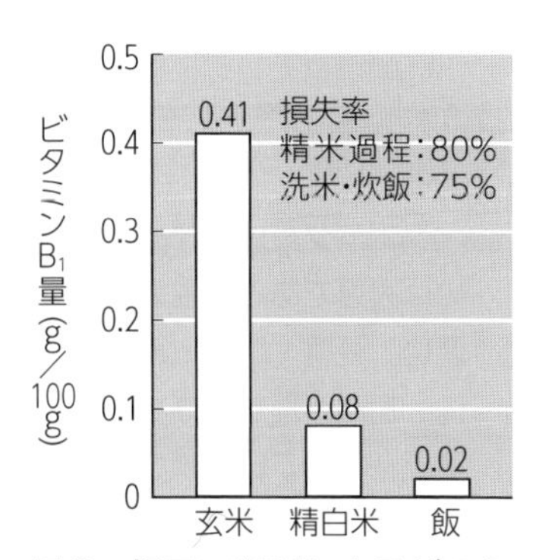

図2　加工・調理によるビタミン B_1 の損失

精米や炊飯によって，ぬかや白米中のビタミン B_1 が失われる。損失率は，加工・調理条件によっても異なる。

いも類

ジャガイモやサツマイモ・サトイモなどのいも類は，一般にデンプンを多く含むため，穀類と並ぶエネルギー供給源である。一方，デンプンをほとんど含まないコンニャクイモやキクイモなどは，エネルギー源としてではなく，食物繊維源として大切である。

ジャガイモやサツマイモにはビタミン B_1，C が含まれ，とくに，ビタミン C は調理による損失も少なく，よい供給源となっている。

調べてみよう
カルシウムやビタミンを多く含む野菜を食品成分表で調べてみよう。

豆類

豆類は，栄養成分としておもに炭水化物，脂質，タンパク質を含んでおり，炭水化物が多いものと脂質が多いものとに大別される(図3)。脂質を多く含む豆類は，食用油脂の原料としても大切な食品である。豆類のタンパク質は，アミノ酸のリシンとトリプトファンを多く含んでおり，穀類と組み合わせるとよい。しかし，含硫アミノ酸が乏しいため，卵などによる補足も必要である。無機質はカリウムとリンが多く，ビタミン類はビタミン B 群や葉酸を多く含む。

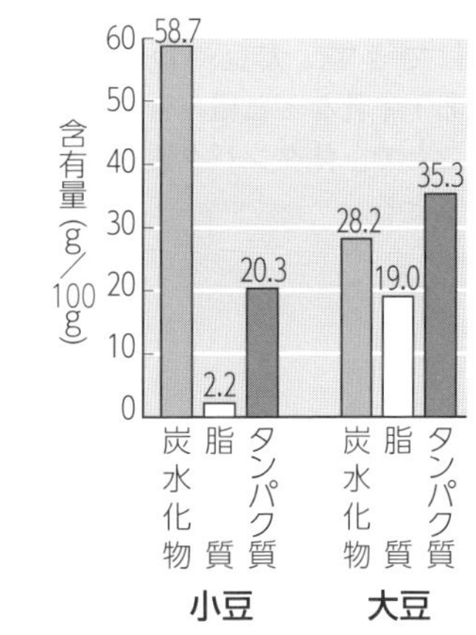

図3　小豆と大豆の栄養成分の違い

野菜類

一般に，野菜類は水分が 90 %前後と多く，3 大栄養素に乏しい。しかし，無機質やビタミン類を多様に含み，食物繊維にも富むことから，代謝を活発にし，生体の機能を調節する役割がある。無機質ではカリウムが多く，ついでリン・カルシウム・鉄が多い。

野菜類は，どの部分を食用とするかによって成分の特徴が異なる(図5)。一般に，栄養と食べる頻度を考えた実用面から，緑黄色野菜と淡色野菜に区別される。また，食生活のうえからカルシウムあるいはビタミンの供給源として大切である(図6)[1]。

[1] 加工・調理による栄養成分の破壊を防ぐためには，新鮮なものを生で食べる，すばやく調理する，などの工夫が必要である。

コラム　大豆加工食品の栄養的価値

タンパク質供給源としての豆類のなかで，重要なのは大豆である。生大豆は組織がかたく，消化性も悪い。豆腐・納豆・みそ・しょうゆなどの加工食品は，加熱処理をしてつくられるため，消化されやすい形となっている。これらは，私たちの祖先が残したすばらしい伝統的食品として，現代の食生活にも欠かせない食品である。

また，大豆のタンパク質は良質で，その含有量も多く，容易に抽出できることから，植物性の食品タンパク質素材として，いろいろな加工食品に利用されている。

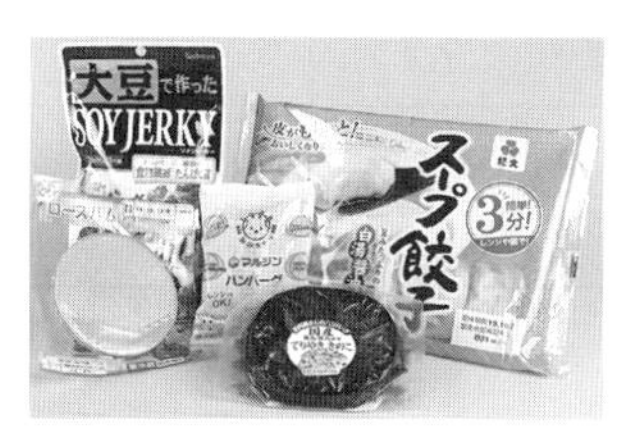

図4　大豆のタンパク質素材を利用した加工食品

果実類

栄養的価値は，野菜類とほぼ同じである(図6)が，炭水化物とくに糖質が約11％と多い❶。糖質のほとんどはグルコース・フルクトース・スクロースで，果実の甘味を形成している。無機質は，野菜と同様にカリウムが多い。微量成分としては，アンズや温州ミカンなどではカロテン❷が多く，アセロラやイチゴなどではビタミンCが多い。また，柑橘類の果皮中には，ビタミンEの活性本体であるトコフェロールが含まれている。果実類は，栄養成分だけでなく，色や香り・味などの嗜好にかかわる成分も多いため，食生活を豊かにするうえで大切な食品である。

❶100 g あたり約 50 kcal のエネルギーを生じる。

❷ビタミンAの前駆体。

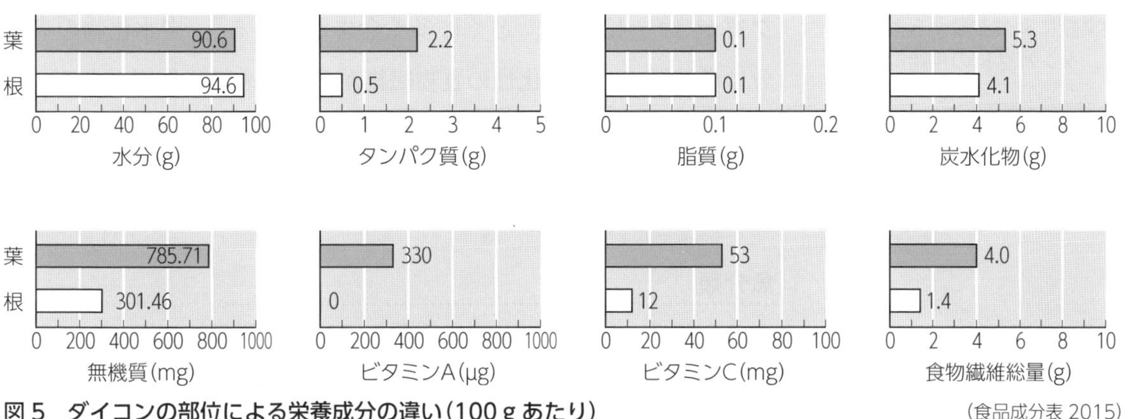

図5　ダイコンの部位による栄養成分の違い(100 g あたり)　(食品成分表 2015)

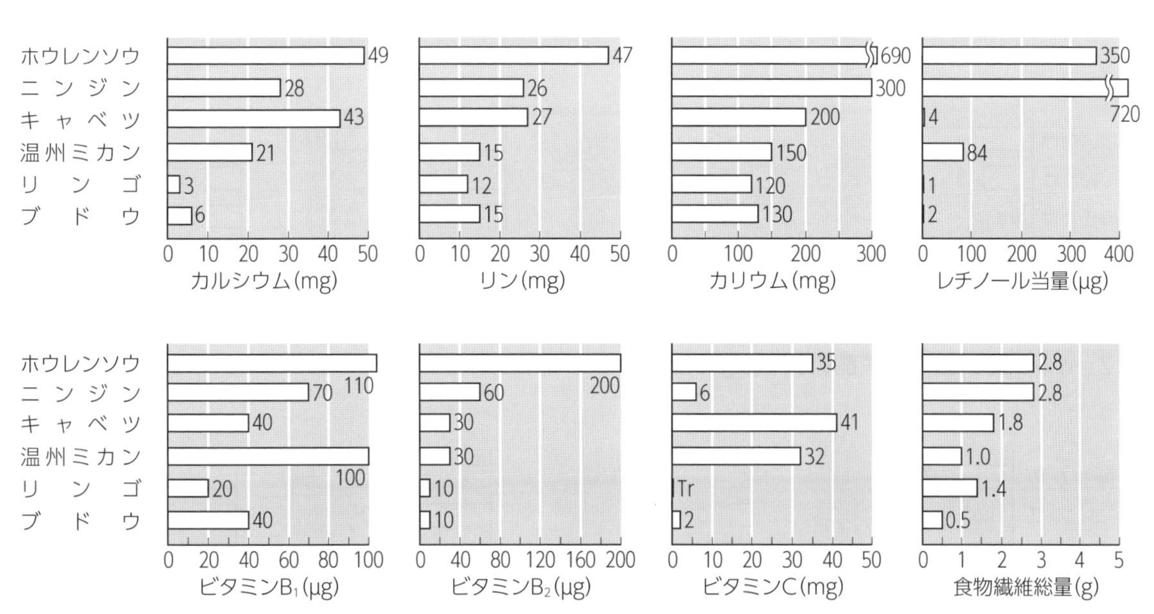

図6　緑黄色野菜と淡色野菜および果実のビタミン・無機質含量の比較(100 g あたり)　(食品成分表 2015)

きのこ類

食用とされるきのこは120種ほどあるが，私たちの日常の食卓にあがるものは10種類ほど❶である。野菜類や果実類と異なり，きのこ類はカルシウムが少なく，カロテンやビタミンCをほとんど含まない。しかし，ビタミンDやB_2，ナイアシンを含み，食物繊維総量が多いのも特徴である(図7)。また，シイタケやマツタケは，特異的な香気成分やうま味成分をもつため，食事に豊かさを提供する。

❶シイタケ・マイタケ・エノキタケ・ナメコ・ホンシメジ・ヒラタケ・エリンギ・マツタケ・キクラゲ・マッシュルームなど。

藻類

アオノリやヒジキ・ワカメなど，20数種ほどが食品として利用され，栄養成分上は野菜類に似ている。のり類に限っては，タンパク質が39～42％と，とくに多く含まれている❷。炭水化物の大部分は多糖類で，難消化性の食物繊維が多いため整腸作用がある。また，カロテンやビタミンK，B_{12}など，多様なビタミン類を含む(図8)。

❷実際に食べる量から考えると，タンパク質の供給源にはならない。

3 動物性食品

魚介類

魚介類は，私たちにとって重要なタンパク質供給源の一つである。他国に比べ，わが国では，動物性タンパク質を魚介類からとくに多く摂取しており，わが国の食生活の特色となっている。食品成分表をみても，170種類以上の魚介類❸と，その加工品が掲載されてお

❸魚類130種類以上，貝類25種類，エビ・カニ類11種類，イカ・タコ類8種類ほか。

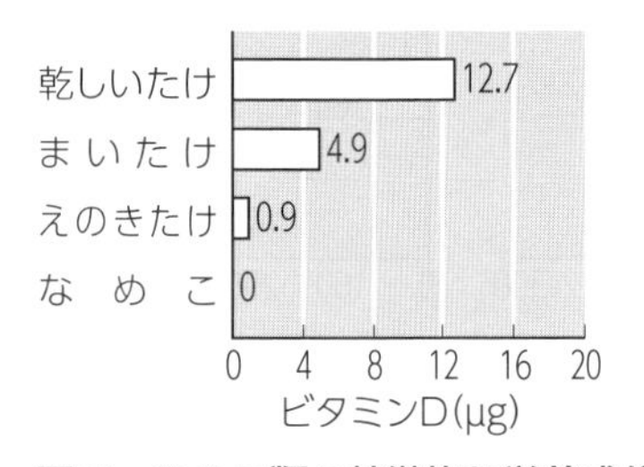

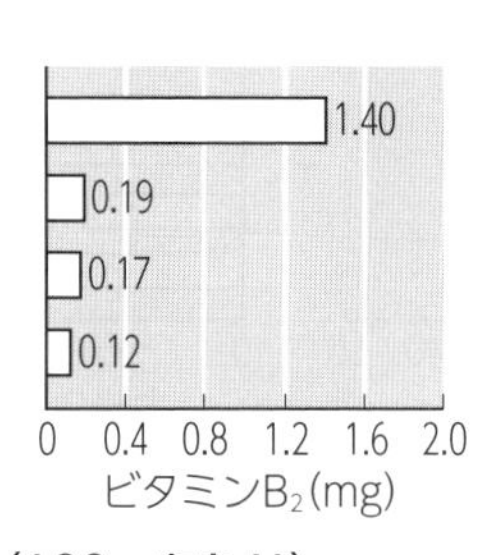

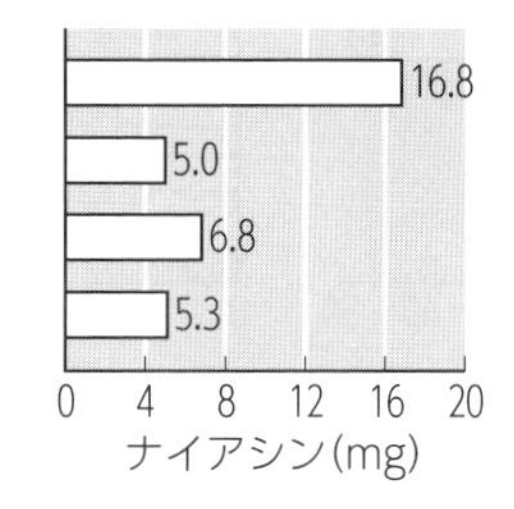

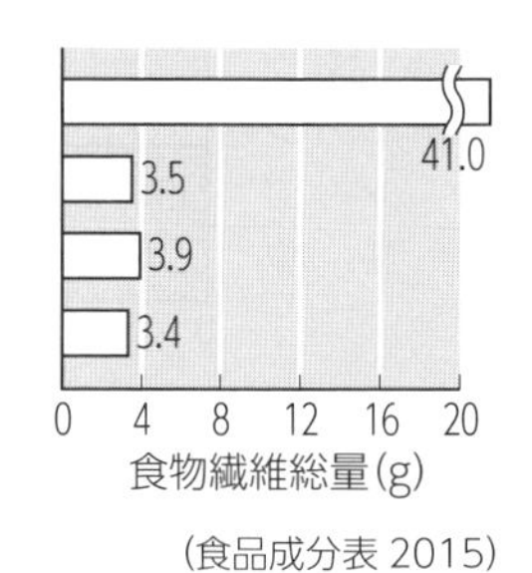

図7　きのこ類の特徴的な栄養成分(100 g あたり)　(食品成分表 2015)

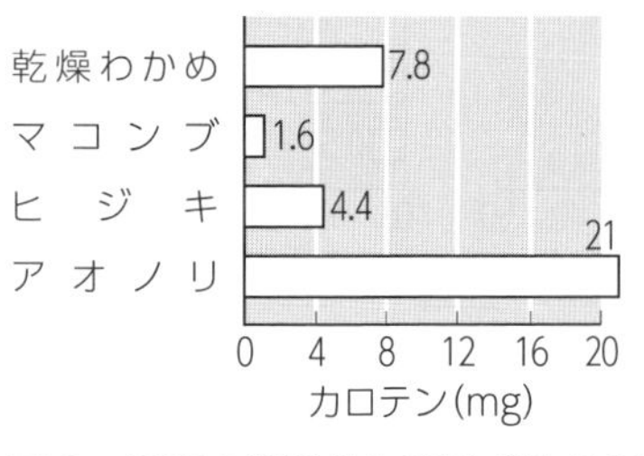

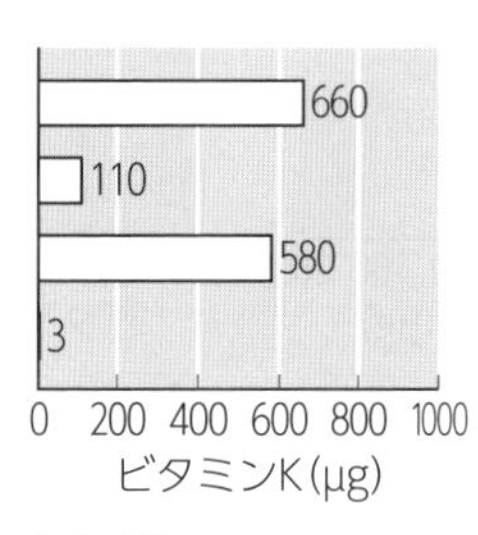

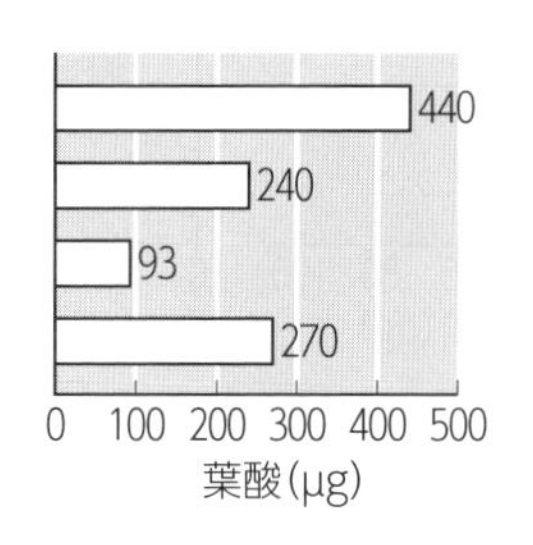

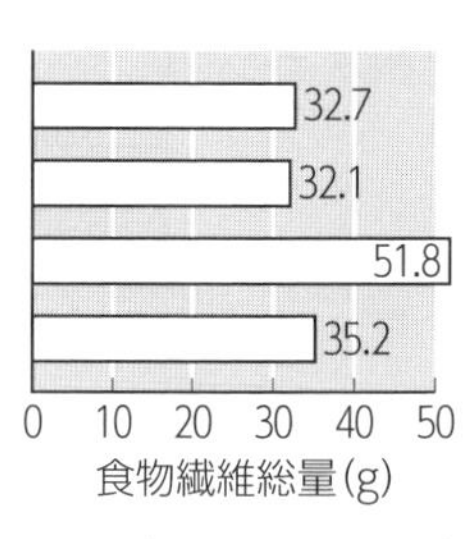

図8　藻類の特徴的な栄養成分(100 g あたり)　(食品成分表 2015)

り，魚介類が私たちの食生活に欠かせないことがわかる。栄養成分でみると，魚介類のタンパク質は，肉類のそれと含有量や質に差がなく，平均で約 17 %のタンパク質を含んでいる。脂質含有量は，貝類やエビ・カニ類では 1 %前後と低く，魚類 130 種類の平均では，約 6 %である。しかし，部位によって脂質やビタミンの含有量は大きく異なる(図 9)[❶]。魚類の脂肪酸組成をみると，炭素数 20 以上の不飽和脂肪酸[❷]が 20～40 %と多いという特徴がある。なお，ビタミン類では，ビタミン A や D が内臓に多く含まれており，とくにウナギなどにはビタミン A が多いことが知られている。

❶生息環境や季節などでも，しばしば含有量が変動する。

❷とくに，青魚の脂肪酸は，エイコサペンタエン酸(EPA)やドコサヘキサエン酸(DHA)が多い特徴がある。

肉類

ウシやブタなどの家畜類，ニワトリやカモなどの家禽(かきん)類，その他，クジラ・カエルなどに分類される。肉類には，筋肉だけでなく，肝臓や腎臓などの内臓も含まれる。肉類の成分は，動物の種類や年齢，飼育環境などによっても異なるが，とくに脂質では，部位による差異が大きい(図 10)。栄養成分からみると，タンパク質が 11～29 %で主成分となっている。脂質は，脂身つきやロース・霜降り肉などでその含有量は高く，部位によっては主成分となる。逆に，鳥肉の皮なしの肉身やささみでは，脂質含有量が低い。また，肉類の脂肪酸組成は飽和脂肪酸が多いため，常温で固体となる特徴をもつ。無機質やビタミン類は，とくに肝臓に多く存在することから，肝臓はこれらのよい供給源となる。肉類にはビタミン B_2 も含まれるが，とくに，豚肉にはビタミン B_1 が多いのが特徴である。

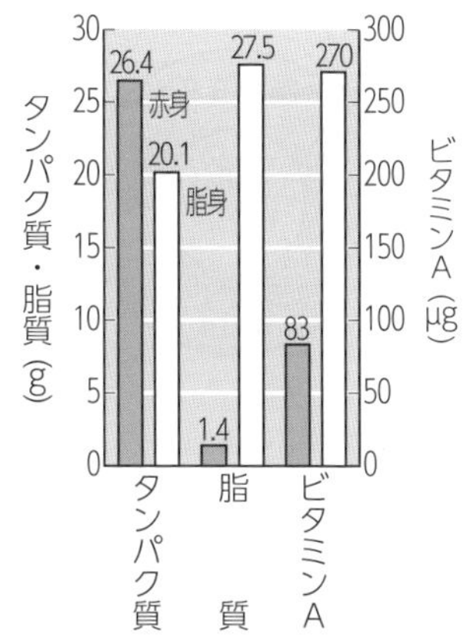

図 9　クロマグロの部位による栄養成分の違い(100 g あたり)　(食品成分表 2015)

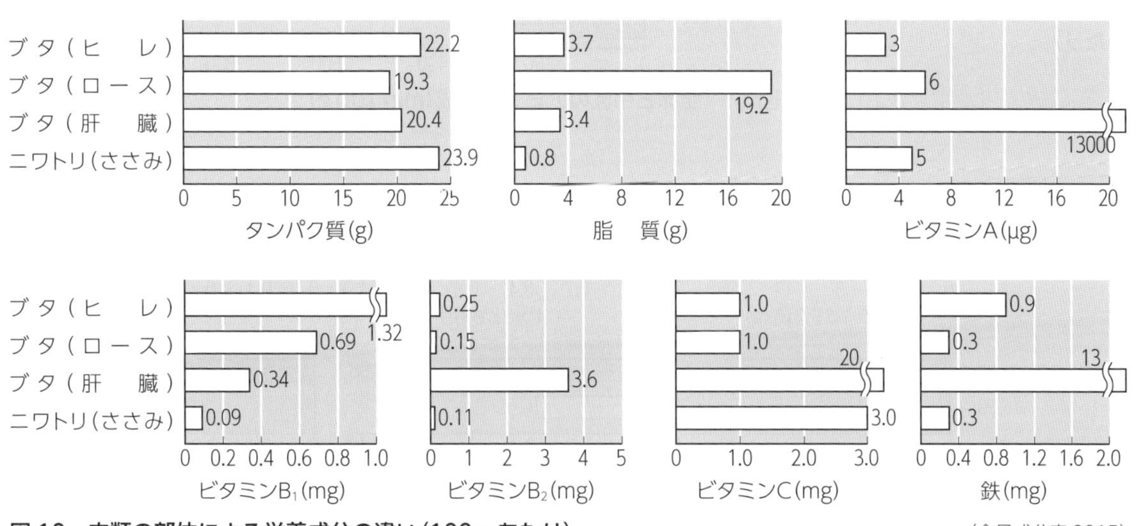

図 10　肉類の部位による栄養成分の違い(100 g あたり)　(食品成分表 2015)

卵類

食用卵のほとんどは鶏卵であるが，烏骨鶏卵(うこっけい)や鶉卵(うずら)も利用されている。鶏卵は，栄養的価値がすぐれており，とくに全卵のタンパク質は，理想的なアミノ酸組成を示す(図 11)。また，ビタミン C を除く，すべてのビタミン類を含んでいる。脂質やビタミン A, B_1 などの栄養素は，卵黄に含まれている(図 12)。マヨネーズ製造に必要な乳化力のあるリン脂質が多いのも，卵黄の特徴である。

乳類

特殊な場合を除き，食用とされている乳はほとんどが牛乳で，一部，やぎ乳がある。乳も，卵同様に動物の成長に必要な栄養素をほとんど備えているため，単一の食品として，栄養的価値がすぐれている(図 11)。普通牛乳の成分組成は，炭水化物が全体の 4.8 %で，そのほとんどはラクトース(乳糖)である。ついで脂質が 3.8 %，タンパク質が 3.3 %である(図 13)。乳糖は，ショ糖の$\frac{1}{5}$程度の甘味度を示し，小腸のラクターゼによってグルコースとガラクトースに

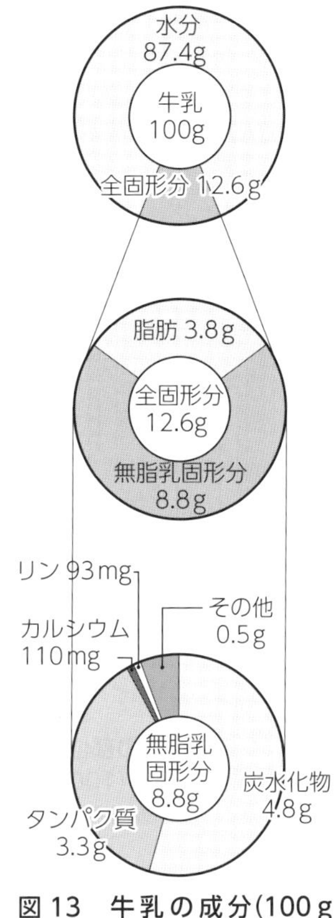

図 13　牛乳の成分(100 g あたり)

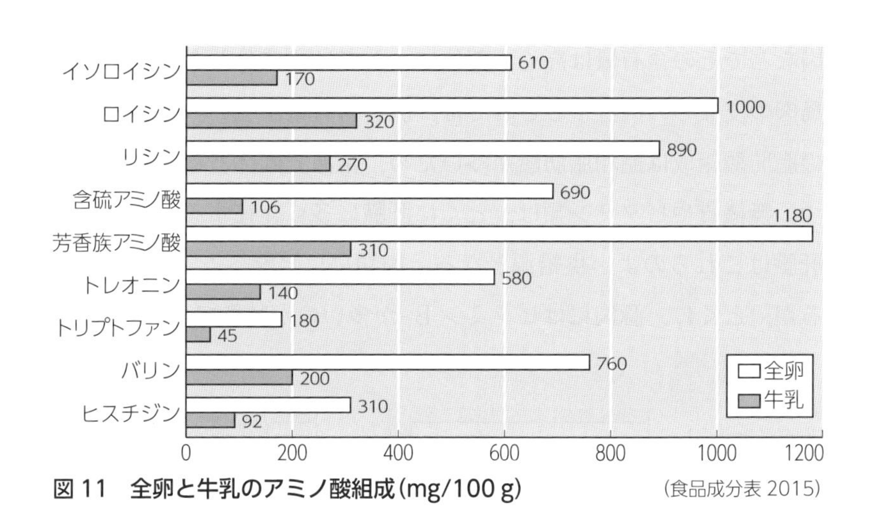

図 11　全卵と牛乳のアミノ酸組成(mg/100 g)　(食品成分表 2015)

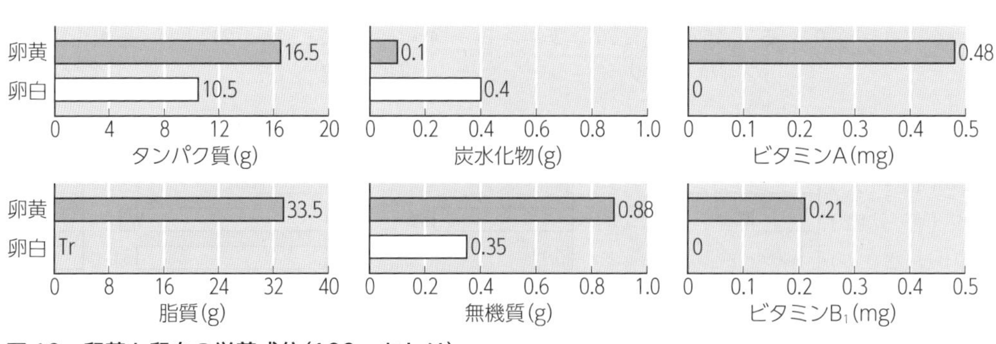

図 12　卵黄と卵白の栄養成分(100 g あたり)

卵白部分は，そのほとんどを水分が占め，そのほかの成分で目立つのはタンパク質だけである。　(食品成分表 2015)

分解され吸収される。このガラクトースは，乳幼児の脳や神経組織の発達に必要な成分である[❶]。

牛乳に含まれる脂肪酸は，低級揮発性脂肪酸[❷]が多いため，バターやチーズの大切な風味源となっている。牛乳に含まれるおもなタンパク質は，カゼインであり，必須アミノ酸のロイシンやイソロイシン・バリンを多く含んでいる(図11)。牛乳中のカルシウムは，消化・吸収性が高いことが知られており，カルシウムのすぐれた供給源となっている。ビタミン類では，とくにビタミン B_2 が多いが，ビタミンC，Dがほとんどないため，食事のさいはほかの食品との組み合わせが大切である。

❶乳糖の分解酵素(ラクターゼ)の働きが低下すると，牛乳の摂取によって下痢などの症状を起こす(乳糖不耐症)。

❷低級とは，脂肪酸を構成する炭素数が少ないことである。より低級のほうが融点は低く，常温で揮発しやすい。炭素数が4の酪酸や6のヘキサン酸などがある。

4 加工食品

油脂類

食用として用いられる油脂類(食用油脂)は，大豆油やなたね油などの植物油脂と，牛脂やイワシ油などの動物油脂，バターやサラダ油などの加工油脂にわけられる。その栄養素は，いずれもグリセリンに脂肪酸が3分子結合したトリアシルグリセロールが主体である。脂肪酸組成は，とくに魚油の場合には，エイコサペンタエン酸やドコサヘキサエン酸などの多価不飽和脂肪酸が多く含まれる。また，食用油脂には，脂溶性の色素成分やビタミン類も含まれ，とくに，植物油はビタミンEの供給源ともなっている。

その他の加工食品

油脂以外の加工食品の栄養的価値は，使用される食品素材に依存するため，原材料をみきわめて評価する。

◆菓子類　和菓子・洋菓子・中華菓子など，各国の食文化のなかで培われた菓子類は，その種類も多く，多彩である。穀類や砂糖・卵・乳製品を主原料としているため，エネルギーの過剰摂取に注意が必要である。

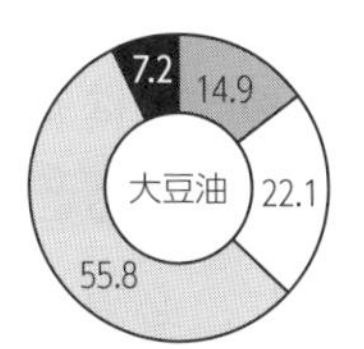

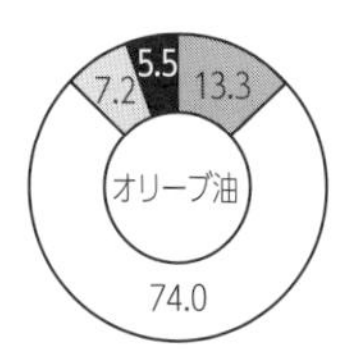

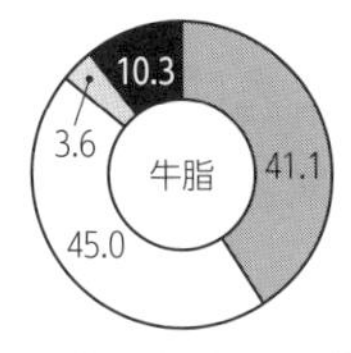

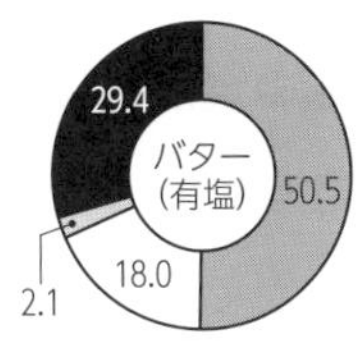

■飽和脂肪酸　□1価不飽和脂肪酸　□多価不飽和脂肪酸　■その他

図14　植物油と動物油の脂肪酸組成の違い

植物油には不飽和脂肪酸が多く，動物油には飽和脂肪酸が多い。大豆油には多価不飽和脂肪酸のリノール酸が，オリーブ油には1価不飽和脂肪酸のオレイン酸が多い。

◆**嗜好飲料類**　アルコールを含む飲料(酒類)と，含まない飲料(ソフトドリンク)とに大別できる。通常は，栄養素の補給を主目的にはせず，香りや刺激を楽しむ飲料である。ただし，アルコールは糖質やタンパク質より燃焼エネルギーが高い点[1]や，麻酔的な作用を考えて摂取する必要がある。また，糖質を含むソフトドリンクを飲む場合は，多量の摂取や習慣化を避けるとともに，糖代謝で消費されるビタミン B_1 を同時に摂取することも必要である。

◆**調理加工食品類**　冷凍食品や乾燥食品・レトルト食品・缶詰など，種類や用途は多様である。利便性や保存性にすぐれているため，日常生活でよく利用されているが，微量栄養素であるビタミン類やミネラル類が加工中に失われていることが多い。そのため，利用にあたっては，新鮮な野菜や果実を同時に摂取する必要がある。

◆**保健機能食品**(→p.74)　特定保健用食品，栄養機能食品，機能性表示食品に分類される。特定保健用食品は，個別に国による有効性や安全性の審査と許可が必要であり，栄養機能食品は，国が定める特定の栄養成分の規格基準に適合する必要がある。機能性表示食品[2]は，事業者の責任において，販売前に安全性・機能性の科学的根拠を消費者庁へ提出し，機能性を表示した食品である。特定保健用食品とは異なり，国の許可を受けたものではない。

5 食品の組み合わせ

太古の昔から，人は，米や小麦・肉類などの食料の確保に努力してきた。食料を大量に生産できるようになると，人口が増えるとともに，人の平均寿命は飛躍的に延びた。近年では，多種多様な食品をより豊かに利用できる機会に恵まれ，さらには，健康寿命の延伸をめざす時代に突入している。しかし，多種多様な食品のなかから，どのようにしてその組み合わせを考え，食生活で実践するかは，各個人の意志にかかっている。人は，必要な各種の栄養素をバランスよく，一生にわたって摂取しなければならない。また，人は1種類の食品だけ，たとえば，米だけを食べ続けて長く生きることはできない。しかし，米と大豆を組み合わせると，かなり長く生きることができる。これは，互いに不足している栄養素，とくに，必須アミノ酸組成が改善されることで，からだに必要なタンパク質が，より多く合成されるためと考えられる[3]。

❶アルコールの燃焼エネルギーは 7.1 kcal/g，糖質やタンパク質は 4 kcal/g である。

❷ 2015 年に制度化された。

❸健康寿命の延伸をはかるためには，できるだけ多くの食品をじょうずに組み合わせ，栄養素を過不足なく摂取することが大切である。

第4章
食品の成分分析

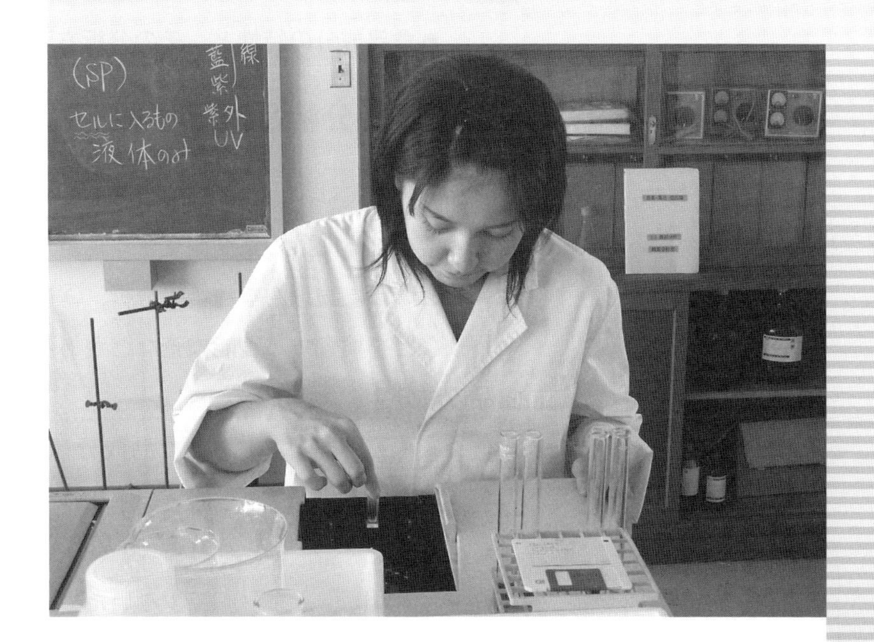

食品素材は，多くの化学成分から構成されている。また，これらの化学成分は多様で，食品中では複雑・不均一な状態で存在し，温度や湿度などの環境からの影響によって，食品自体の形状や成分組成が変化することも少なくない。このような食品成分の特性や加工特性を明らかにするためには，構成する個々の成分の化学的な性質や成分間の相互作用について調べ，食品全体としての特性を理解する必要がある。

この章では，食品の主要成分である水分やタンパク質・脂質・炭水化物，および体調を調節する機能をもつ無機質やビタミンなどについて，それぞれを構成する化学成分の性状や割合を調べるためのさまざまな定性・定量分析法の原理を理解し，基本的な分析技術を習得しよう。さらには，pH や比重，味覚の認識のしかたなどについても学習し，食品成分に対する理解を深めよう。

1 ……… 食品の成分分析の意義

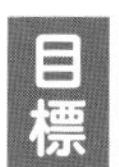

目標
- 食品成分の分析の目的を理解する。
- 食品成分の分析と，その必要性を学習する。
- 食品成分の特性と，その分析方法について学習する。

1 食品の分析とは

食品の分析には，①食品に含まれる成分の種類を分析する**定性分析**と，含まれる成分の量を測定する**定量分析**，②食品のもつかたさや弾力といった物理的な性質の分析，③人が実際に食べたときの味や香りなどを検査する**官能検査**などがある（図1）。

食品の成分

食品成分は，水分・タンパク質・脂質・炭水化物・灰分・ビタミンに大別される（図2）。ビタミンは含有量がきわめて少ないため，ビタミン以外の成分を合計すると，ほぼ100％になる。食品成分は，複雑に組み合わさって含まれているため，一定の決められた条件で測定したものを一般成分とする。

- 食品の分析
  - 化学分析
    - 定性分析
      - ●タンパク質（ニンヒドリン反応・ビウレット反応・キサントプロテイン反応）
    - 定量分析
      - 重量分析
        - ●水分（常圧加熱乾燥法）
        - ●水分活性（グラフ内挿法）
        - ●脂質（ソックスレー抽出法・Folch（ホルチ）法）
        - ●食物繊維（プロスキー変法）
        - ●灰分（直接灰化法）
      - 容量分析
        - ●タンパク質（セミミクロケルダール法）
        - ●非タンパク態窒素（ホルモル滴定法）
        - ●酸価（中和滴定法）
        - ●ヨウ素価（ウィイス法）
        - ●ケン化価（中和滴定法）
        - ●過酸化物価（ヨウ素滴定法）
        - ●還元糖（ベルトラン法・ソモギー変法）
        - ●デンプン（加水分解法）
        - ●食塩（モール法）
        - ●カルシウム（過マンガン酸カリウム容量法）
        - ●ビタミンC（インドフェノール滴定法）
  - 物理化学分析
    - 定量分析
      - 機器分析
        - ●リン（モリブデンブルー比色法）
        - ●ビタミンA（GDH法）
        - ●ビタミンB_1（ジアゾ法）
        - ●鉄（オルトフェナントロリン法）
        - ●pH（ガラス電極による測定）
        - ●テクスチャー（テクスチュロメーターによる測定）
        - ●糖度（屈折糖度計による測定）
        - ●破断強度
  - そのほかの分析
    - ●嗜好（しこう）的要素（官能検査）
    - ●比重（比重計・比重びんによる測定）
    - ●融点

図1　食品分析の種類と方法の概要

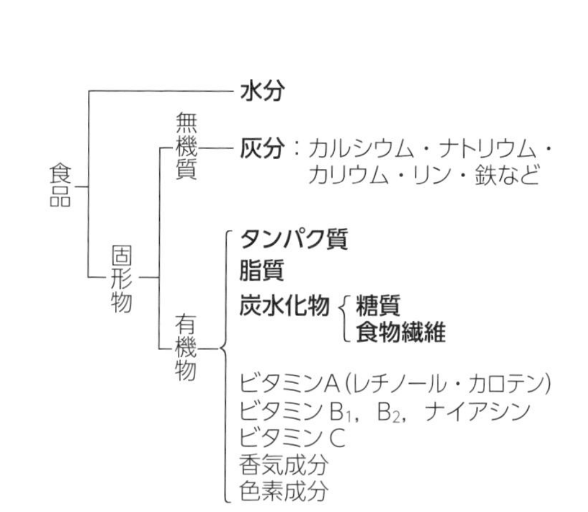

図2　食品のおもな成分
太字の物質を一般成分とよぶ。

食品の成分分析

食品の成分分析は，その成分の物理的性質や化学的性質を利用して行われる。たとえば，水は100℃で水蒸気になるので，105℃で一定時間加熱し，加熱前後の食品の重量の差で，その食品に含まれる水分量をはかることができる。また，タンパク質には，一定の割合で窒素が含まれている。そこで，タンパク質中の窒素の量をはかることで，およそのタンパク質の量(粗タンパク質)を求めることができる。

2 食品の成分分析の必要性とその概要

食品の成分分析は，食品製造を行うさいや，健康な食生活を送るために役立つ。分析をすることで，さまざまな情報を手にすることができる(図3)。

食品の成分分析の必要性

食品の成分を分析すると，原料や加工食品に含まれる主要成分の量を知ることができる。これによって，食品を加工するさいの成分の変化，および，原料や加工食品を貯蔵するさいに注意しなければならないことなどがわかる。

また，食品には，人が生きるためのエネルギーや栄養素の供給❶のほかに，豊かな食生活を送るための嗜好的な要素も大切である。したがって，食品のもつ食感や味覚といった，人が食べたときに感じる要素❷も分析しておくことが求められる。さらに，からだを健康な状態に保つのに必要な成分❸を知ることもできる。

❶一次機能(→ p.17)

❷二次機能(→ p.17)

❸三次機能(→ p.17)

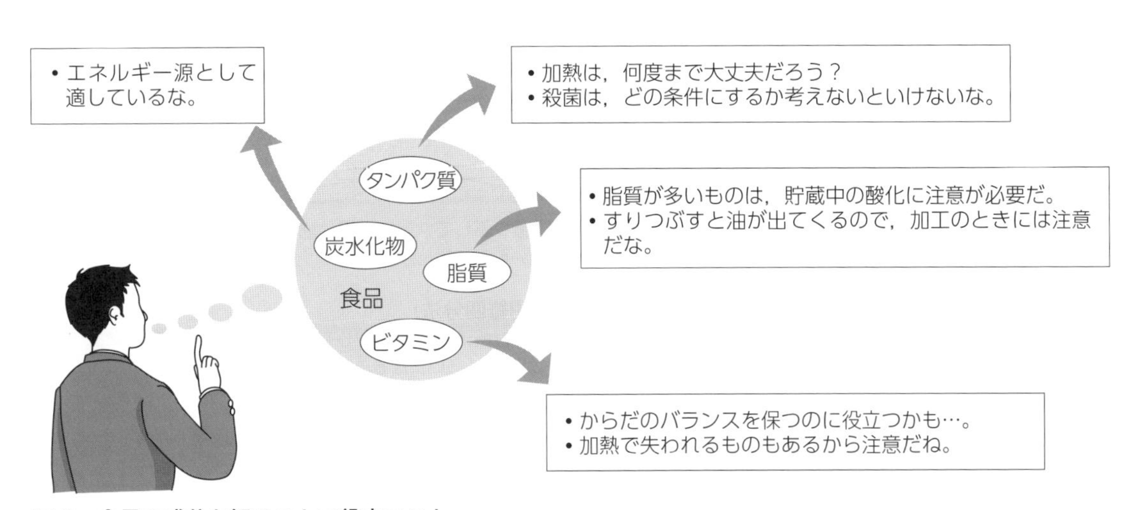

図3　食品の成分を知ることで役立つこと

2 ……… 試料の採取・調製・保存

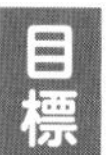

目標
- 食品の成分分析を行ううえでの試料の採取・調製・保存の方法を学習する。
- それぞれの試料の調製に適した機器について学習する。

試料

食品の原料は，動植物などの生物であるため，

①個体差があり，同一の個体でも部位によって成分がかたよる。
②生命活動を行っており，その成分は時間とともに変化する。
③測定する成分は，それぞれ異なる性質をもつ。

などの特徴を十分に理解したうえで採取し，調製・保存しなければならない。

試料の採取

試料は，その品質や産地・気候・熟期，貯蔵期間，採取した時期や天候・気温によって成分が異なる。そのため，これらの試料の経歴を明記しておく。また，試料は，できるだけ多くの部分から採取して，均一になるように注意する。

採取する量は，ほとんどの場合，200～300 g くらいあれば十分に分析が可能である。

⑴**固体試料**　図 1 のような方法で必要量を採取する。
⑵**液体試料**　適当な大きさの容器を二つ用意し，静かに移しかえる操作を数回繰り返して混合し，その一部を採取する。

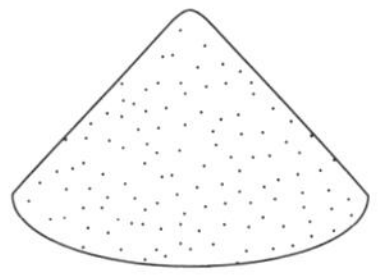
①円錐をつくる。

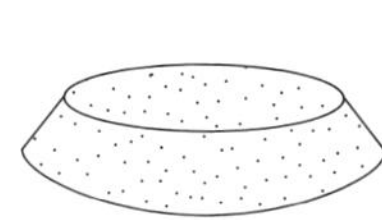
②上部をつぶして平らにする。

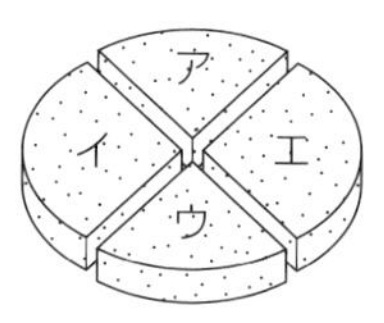

③四分割する。

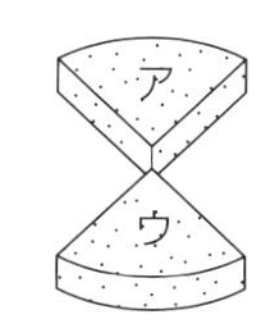

④対面する二つの部分をとり除き，半分の量にする。

図 1　固体試料の採取方法 (円錐四分法)
注 1. 多くの部分，または多くの固体から少量ずつ採取して，よく混合しておく。
注 2. 試料が多い場合は，100～200 g くらいになるまで繰り返す。

試料の調製

液体試料の場合は，そのまま使用する。

固体試料は，粉砕してよく混ぜ合わせる[1]。粉砕には，試料の種類や分析の目的に応じて，粉砕機やホモジナイザー・ミキサー・肉ひき器・乳鉢などを用いる。調製した試料は，成分の変化が起こりやすいので，ただちに分析する。

❶魚類などのような，油脂を多く含む場合を除き，真空凍結乾燥機を用いて予備乾燥すると，試料の調製がしやすくなる。

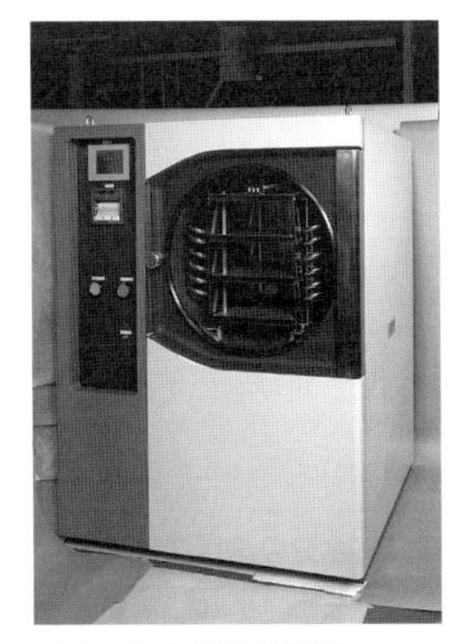

図2　真空凍結乾燥機

◆穀類・種実類　試料中のごみや土砂などの不純物を，ふるうか，風を当てることでとり除いたのち，粉砕する。粉砕した試料は，ふるいを通して粒子をそろえる。油脂量の多い種実は，粉砕してそのまま分析する。

◆野菜・果実　あらかじめ水洗いし，乾いた布で水をふきとってから秤量し，磨砕する。不可食部がある試料は，あらかじめ，とり除いておく。ビタミンを定量分析するときは，変質しやすいので，手順よく試料を処理し，ただちに分析する。

◆肉類・魚介類　水洗いし，乾いた布で表面の水分をふきとり，不可食部を除去する。可食部と不可食部を秤量し，全体に対する割合を算出し，可食部については，肉ひき器で微細片にする。変質しやすいので，ただちに分析する。

◆乳製品と卵　生乳は，クリームが分離することがある。そこで，ミキサーまたはホモジナイザーで十分にかくはんし，混合する。卵は，殻をとり除き，ホモジナイザーでよくかくはんする。これらの試料は変質しやすいので，ただちに分析する。

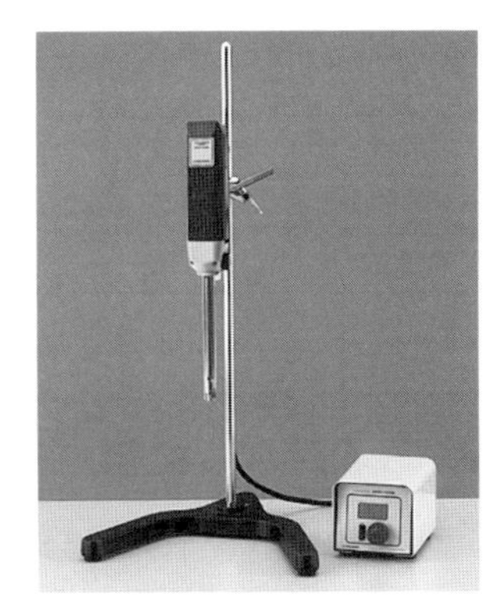

図3　ホモジナイザー

◆そのほかの食品　酒・しょうゆ・酢などはかくはんし，よく混合してから分析する。必要な場合は，ろ過し，ろ液を分析に用いる。食用油脂の場合，油が固まっているときは湯浴中で溶かし，かき混ぜてから分析する。

試料の保存

広口びんなどに入れて密封し，保存する。試料を入れたびんには，試料名・調製年月日を記入しておく。変質しやすい試料の場合は，冷蔵または冷凍保存する[2]。野菜や果実の試料を保存したいときには，電気恒温乾燥機で60℃で乾燥し，再び秤量して予備乾燥時の水分を求める。そして，さらに粉砕してふるいを通し，粒子をそろえておく。

❷ビタミン類は，冷凍保存しても変化を防ぎきれないので，試料を採取したら，ただちに調製と分析を行わなければならない。

3 ……… 水分

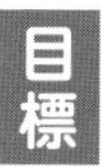

- 水分の定量法を学習する。
- 水分活性の測定原理を理解し，測定法を学習する。

1 水分の定量

食品中の水分の測定法には，

①乾燥法：食品を加熱し，前後の重量の変化から測定する。

②蒸留法：食品中の水分を蒸留❶によって分離し，測定する。

③化学的測定法：水と定量的に反応する試薬を用いて測定する。

があり，測定する試料によって最も適した方法を用いる。

❶食品中の水分を加熱すると，水蒸気になる。この水蒸気を冷却し，再び水にする。

表 1　水分の測定法

方法		対象
常圧加熱乾燥法	直接法	比較的水分含量の少ない，穀類・種実類などの粉末状の食品。米・小麦粉・パンなど。
	乾燥助剤添加法	粘質状・液状・ペースト状の食品。飯・いも・豆腐・肉など。
	アルミニウムはく法	粘質状の穀類の加工品。飯・ゆでめんなど。
減圧加熱乾燥法	直接法	加熱により変化しやすい，比較的水分含量の少ない食品。クッキー，風味調味料，粉末スープなど。
	乾燥助剤添加法	加熱により変化しやすい，粘質状・液状・ペースト状の食品。水あめ・チョコレート・野菜・果実・魚介類など。
赤外線水分計	簡易法	常圧加熱乾燥法で測定可能なもの。
化学的測定法	カールフィッシャー法	水分が微量の食品や，水以外の揮発成分を含む食品。砂糖，みそ・香辛料など。
蒸留法		油や水以外の揮発成分を多く含む食品や，水分を多く含む食品。香辛料など。

実験 4-1　常圧加熱乾燥法

◉原理…加熱されると蒸発する水の性質を利用し，食品中の水分が蒸発する前後の重量の差から，水分を計算で求める。

◉準備…(1) 試料：食品 2～10 g。試料に適応した前処理を行う(表 2)。

(2) 器具：アルミニウム製秤量容器，電気恒温乾燥機，デシケーター，るつぼばさみ，天秤

表 2　試料食品別の前処理方法と測定法および測定条件

食品	前処理	採取量(g)	定量法
粒状の穀類	ローラーミル粗砕	3～5	常圧加熱　直接法　135℃　3 時間
粉状の穀類，デンプン類	混和均質化	3	常圧加熱　直接法　135℃　1 時間
乾めん	コーヒーミル粉砕	3～5	常圧加熱　直接法　135℃　3 時間
生めん，ゆでめん	ポリ袋中で混練り	3	常圧加熱　アルミニウムはく法　135℃　2 時間
クッキーなどの焼き菓子	粗砕き後，コーヒーミル	3～5	減圧加熱　直接法　100℃　恒量(→ p.188)

(食品成分表 2015　分析マニュアル・解説より抜粋)

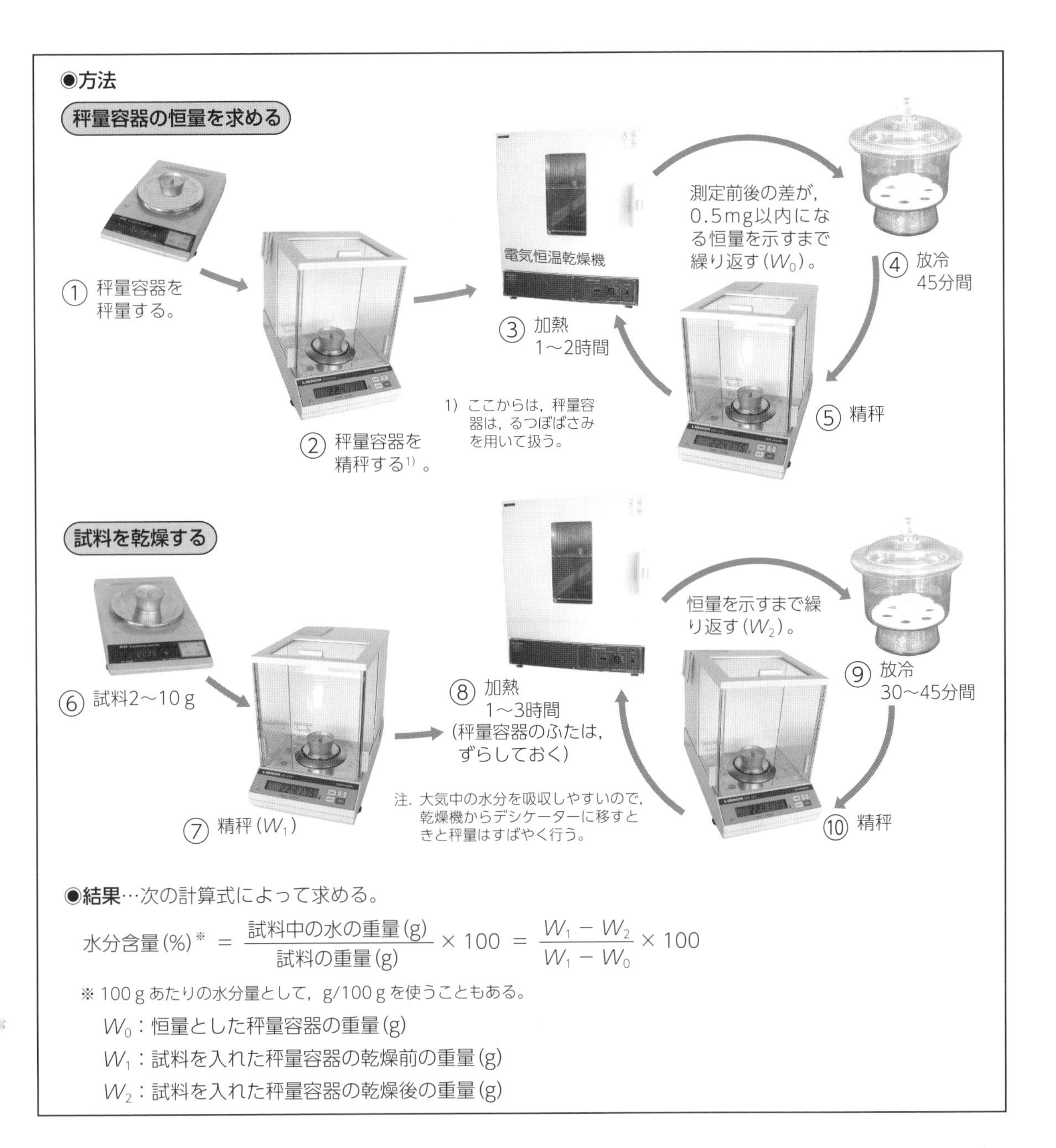

●**結果**…次の計算式によって求める。

$$\text{水分含量(\%)}^{※} = \frac{\text{試料中の水の重量(g)}}{\text{試料の重量(g)}} \times 100 = \frac{W_1 - W_2}{W_1 - W_0} \times 100$$

※ 100 g あたりの水分量として，g/100 g を使うこともある。

W_0：恒量とした秤量容器の重量(g)

W_1：試料を入れた秤量容器の乾燥前の重量(g)

W_2：試料を入れた秤量容器の乾燥後の重量(g)

2 水分活性の測定

水分活性(A_w)は，一定温度における水の飽和水蒸気圧と，その温度における食品の示す水蒸気圧より，次の計算式で求めることができる。

$$\text{水分活性}(A_w) = \frac{\text{一定温度における食品の水蒸気圧}\ P}{P\ \text{と同一温度における水の最大蒸気圧}\ P_0}$$

したがって，直接あるいは間接に，個々の食品の水蒸気圧を測定することによって，水分活性を求めることができる。

実験 4-2　グラフ内挿法

◉原理…容器内に，水分活性を調べる食品と，水分活性がわかっている塩飽和溶液を入れて密閉すると，食品中の水分が蒸発したり，逆に，食品が水分を吸収したりする。このときの食品の重量の増減から水分活性を求める❶。

◉準備…(1) 試料：食品 1 g

(2) 器具：コンウェイ水分活性測定器，天秤

(3) 試薬：塩飽和溶液 2 種類以上（表 3）

表 3　塩飽和溶液の水分活性

物質名	水分活性
塩化リチウム	0.11
塩化マグネシウム	0.33
硝酸マグネシウム[1]	0.53
塩化ナトリウム	0.75
硝酸カリウム	0.93

1) 潮解性があるため，とり扱いに注意する。

◉方法

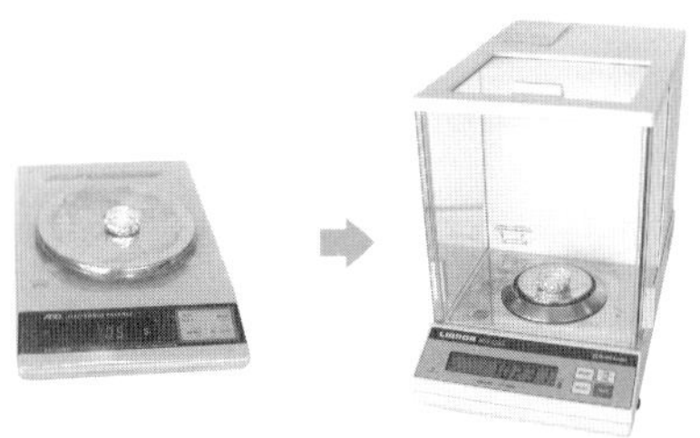

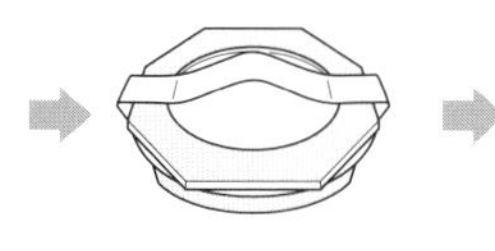

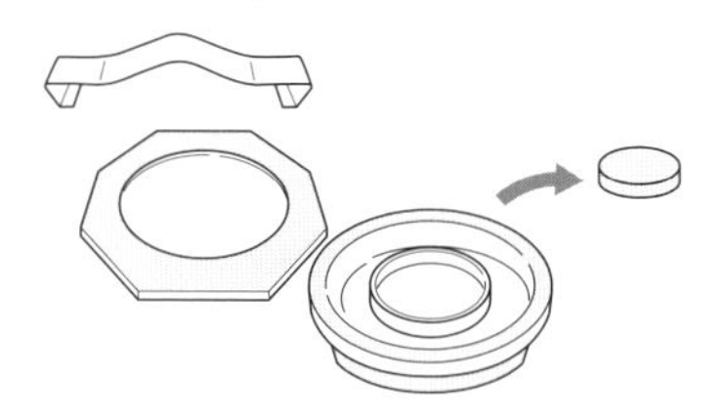

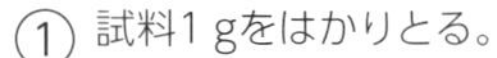

① 試料1 gをはかりとる。　② 精秤　③ 試料を入れたアルミニウムケースを組み込んで密封し，放置する（2～3 時間）。　④ 測定器からアルミニウムケースをとり出す。

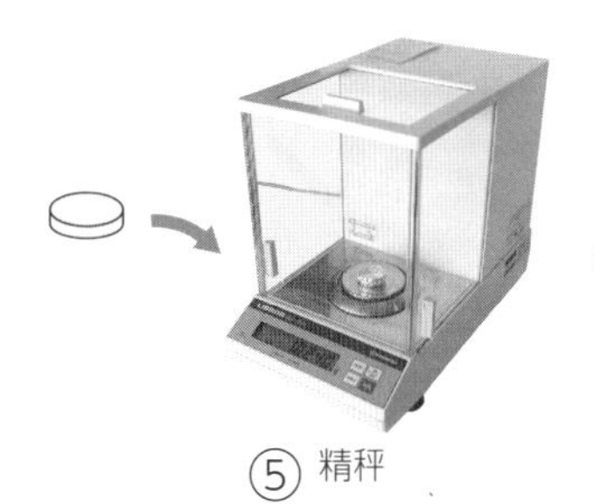

⑤ 精秤

⑥ 外室の塩飽和溶液を別の塩飽和溶液にかえて同様の実験を行う。

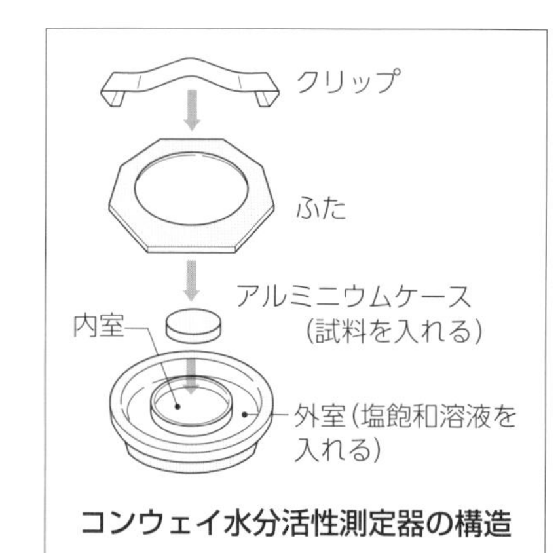

コンウェイ水分活性測定器の構造

◉結果

① 得られた数値を図 1 のようにプロットする。

② プロットした点の近くをできるだけ通るように直線を引く。

③ その直線と横軸（増減 0 mg）の交点が試料の水分活性となる。

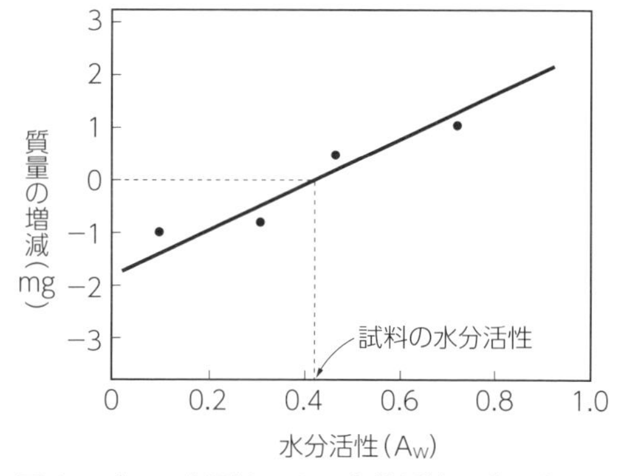

図 1　グラフ内挿法による水分活性の求め方

❶飽和溶液の水分活性が，試料の水分活性より高いときは試料の重量が増加し，逆の場合は減少する。

4 ………タンパク質

目標
- ●タンパク質の性質を理解する。
- ●タンパク質の定量原理を理解し，定量法を学習する。

1 タンパク質の定量

タンパク質には，ほかの食品成分と違い，炭素・水素・酸素のほかに必ず窒素が含まれている。そのため，その窒素の量を測定することにより，タンパク質量を求めることができる。

実験 4-3 セミミクロケルダール法

◉**原理**…タンパク質に含まれている窒素の質量は，約 16 %❶である。この窒素を定量し，求めた窒素量に窒素-タンパク質換算係数(表 1)をかけて，その食品に含まれているタンパク質量を求める❷。

表 1　窒素-タンパク質換算係数

食品群	食品名	換算係数	食品群	食品名	換算係数
穀類	アマランサス えん麦：オートミール 大麦 小麦：玄穀・全粒粉 小麦：小麦粉・うどん類・マカロニ 小麦胚芽 米，米製品(赤飯を除く) ライ麦	5.30 5.83 5.83 5.83 5.70 5.80 5.95 5.83	種実類	その他のナッツ類	5.30
			野菜類	枝豆・大豆もやし 落花生(未熟豆)	5.71 5.46
			魚介類	ふかひれ	5.55
			肉類	豚足，軟骨(豚・鶏)	5.55
			乳類	乳，チーズを含む乳製品	6.38
豆類	大豆，大豆製品(豆腐・竹輪を除く)	5.71	油脂類	バター類・マーガリン類	6.38
種実類	アーモンド ブラジルナッツ・落花生	5.18 5.46	調味料・香辛料類	しょうゆ類・みそ類	5.71

(食品成分表 2015　窒素-タンパク質換算係数)

(1) 試料の分解：試料を濃硫酸で分解すると，タンパク質中の窒素は硫酸アンモニウムとして，分解液である硫酸中に捕集される。

$$試料 + H_2SO_4 \longrightarrow (NH_4)_2SO_4 + SO_2\uparrow + CO_2\uparrow + CO\uparrow + H_2O$$

(2) 蒸留：分解液に，強いアルカリ(30 %水酸化ナトリウム溶液)を多量に加えて水蒸気蒸留すると，硫酸アンモニウムが分解し，アンモニアが発生する。

$$(NH_4)_2SO_4 + 2NaOH \longrightarrow 2NH_3 + Na_2SO_4 + 2H_2O$$

このアンモニアを，濃度がわかっている硫酸に捕集することにより，再び硫酸アンモニウムとなる。

$$2NH_3 + H_2SO_4 \longrightarrow (NH_4)_2SO_4$$

(3) 滴定：アンモニアを捕集した濃度がわかっている硫酸の，残っている量を中和滴定により求め，その硫酸の使用量から窒素の量を求める。

$$H_2SO_4 + 2NaOH \longrightarrow Na_2SO_4 + 2H_2O$$

❶食品の種類によって，タンパク質を構成するアミノ酸の種類が異なるので，換算に使用する係数は，それぞれの食品に応じたものを用いる。

❷表 1 以外の食品では，窒素量を 16 %とみなし，窒素-タンパク質換算係数には 6.25 $\left(=\frac{100}{16}\right)$ を使用する。

◉**準備**…⑴ 試料：表 2 を参考に，タンパク質として 0.1～0.2 g 含むように試料を採取する。

⑵ 器具：分解びん(ケルダールフラスコ 100～200 mL)，分解装置❶，メスフラスコ(100 mL 容)，パルナス型蒸留装置，三角フラスコ(100～200 mL)，ホールピペット(5 mL)，駒込ピペット，ろうと，薬包紙，天秤

⑶ 試薬(→ p.205)：濃硫酸，分解促進剤，0.005 mol/L 硫酸，30 %水酸化ナトリウム水溶液，0.01 mol/L 水酸化ナトリウム標準溶液，混合指示薬

表 2 試料採取料のめやす

食品	量(g)
卵白	0.5
小麦粉	1
きな粉	0.25
肉	0.5

◉**方法**

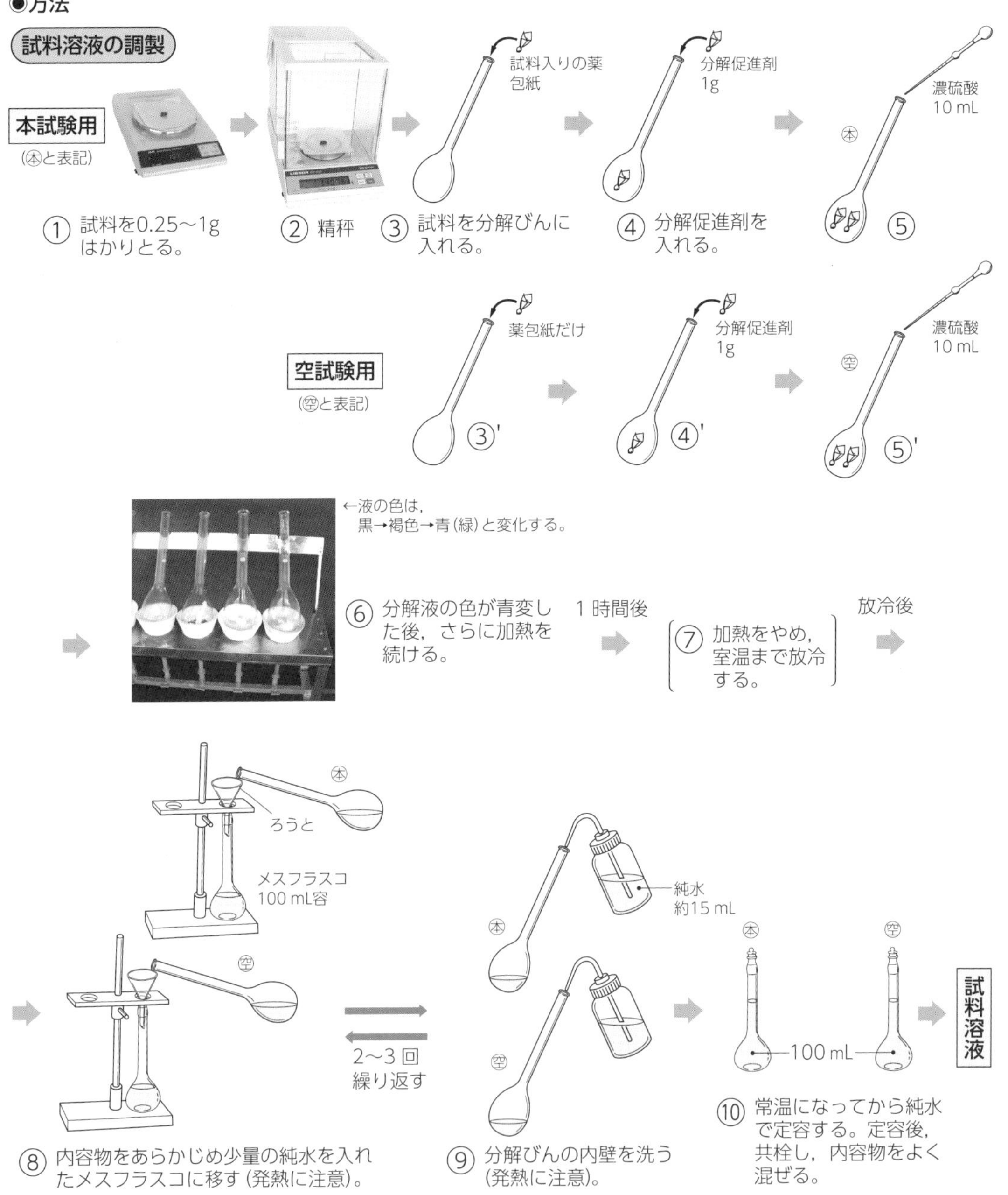

❶ドラフト内に設置する。

蒸留準備　右図のように蒸留装置を組み立て，三角フラスコをセットする。

① 図の右，水蒸気発生用フラスコには，水を約 2/3 入れてから，濃硫酸とメチルレッド数滴を加えておく[1]。

② 図の左，三角フラスコには，0.005 mol/L 硫酸 10 mL を入れ，混合指示薬を数滴加えておく[2]。

③ ピンチコックの開閉：a は開いておき[3]，ほかはすべて閉めておく。

1) 水の色が赤ければよい。
2) 冷却器の先端が，十分に硫酸につかるようにとりつける。
3) 蒸留中以外は，必ず開けておく。

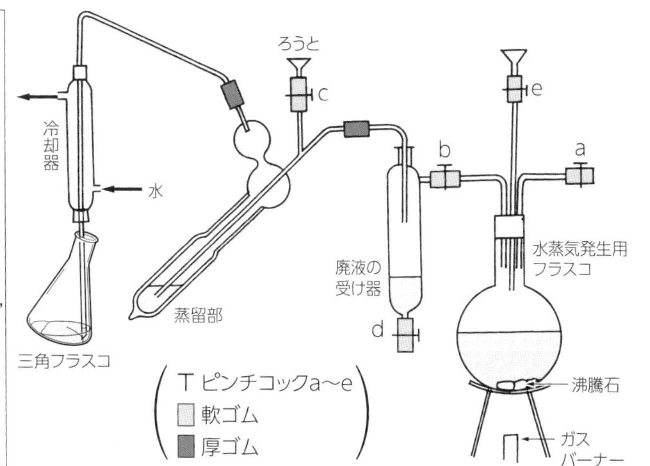

蒸留（本試験および空試験）と，次の蒸留の準備

④ ガスバーナーを点火し，蒸気を発生させる。

⑤ ピンチコックc上部のろうとから，次の㋐，㋑，㋒を行い，蒸留部へためる。

⑥ ピンチコックbを開き，aを閉める。

⑦ 蒸留が進んで，三角フラスコが40 mLになったら，㋓，㋔を行う。

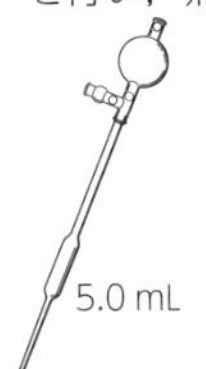

㋐ 試料溶液を加える。

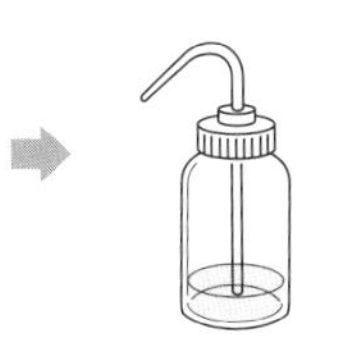

㋑ 少量の純水でろうとを洗浄する。

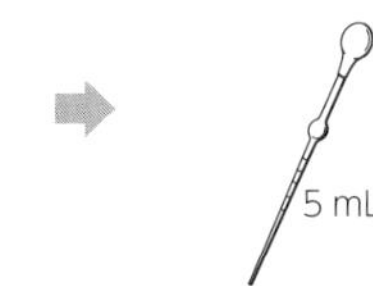

㋒ 30％水酸化ナトリウム水溶液を加える。

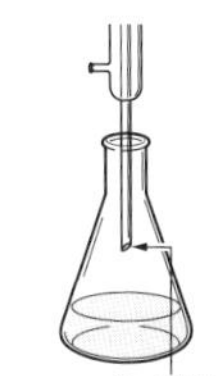

㋓ 先端を離し，2〜3分間蒸留する。

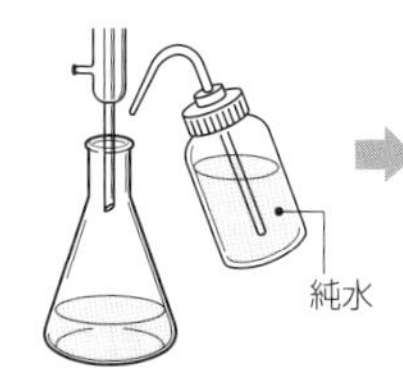

㋔ 冷却器の先端を洗浄

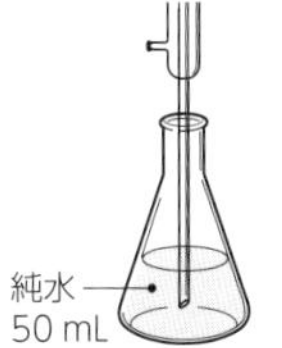

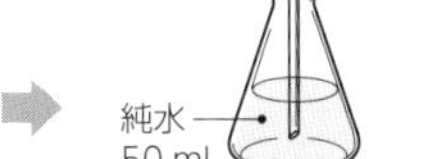

⑧ 別の三角フラスコに純水を入れ，冷却器の先端をつける。

⑨ ピンチコックaを開き，bを閉める。

⑩ 純水を蒸留部から廃液の受け器へ移す。

⑪ ピンチコックc，dを開く。

⑫ 廃液を捨てたら[4]，ピンチコックc，dを閉める。

4）廃液の処理は，先生の指示に従う。

滴定

⑬ 0.01 mol/L水酸化ナトリウム標準溶液で滴定し，赤紫から灰色になった点を終点とする。緑色になったら失敗である[5]。

5）pH 5.2以下：赤紫
pH 5.4　：灰色
pH 5.6以上：緑色

●**結果**…次の計算式によって算出する。

⑴ 窒素量

$$窒素(\%) = 0.14 \times (a - b) \times F \times \frac{d}{c} \times \frac{100}{S} \times \frac{1}{1000}$$

a：空試験に対する 0.01 mol/L 水酸化ナトリウム標準溶液の滴定値（mL）

b：本試験に対する 0.01 mol/L 水酸化ナトリウム標準溶液の滴定値（mL）

c：試料溶液の使用量（mL）

d：試料溶液の調製量（mL）

F：0.01 mol/L 水酸化ナトリウム標準溶液の力価

S：試料の採取量（g）

0.14：0.01 mol/L 水酸化ナトリウム標準溶液 1 mL に相当する窒素量（mg）

⑵ 粗タンパク質量

粗タンパク質（％）＝ 窒素量（％）× 窒素−タンパク質換算係数

2 アミノ態窒素量の定量

食品には，タンパク質以外の窒素化合物が含まれている。なかでも，発酵食品では，タンパク質をどれだけアミノ酸にすることができるかが重要である。そこで，タンパク質の分解物としてのアミノ酸の定量を行ってみる。

実験 4-4 ホルモル滴定法

◉原理…アミノ酸は両性電解質なので，酸・アルカリで，直接，滴定することができない。しかし，中性ではホルムアルデヒドと反応するので，アミノ基に結合している水素をホルマリンによって追い出すと，カルボン酸になる。この生じたカルボン酸をアルカリで滴定し，定量することによってアミノ態窒素の量を定量できる。

$$\mathrm{R-\underset{NH_3^+}{\overset{H}{C}}-COO^-} + \underset{\text{ホルムアルデヒド}}{\mathrm{2HCHO}} \longrightarrow \mathrm{R-\underset{N(CH_2OH)_2}{\overset{H}{C}}-COOH}$$

アミノ酸(中性)　　　　アミノ酸(酸性)

◉準備…⑴ 試料：食品 0.5～5 g(試料の採取量のめやすは，しょうゆ 1 g，ヨーグルト 2 g，みそ 0.5 g)

⑵ 器具：吸引ろ過装置，ブフナーろうと，メスフラスコ，加熱器具，メスシリンダー，ビーカー，駒込ピペット，メスフラスコ，ガラス棒

⑶ 試薬(→ p.205)：10 %硫酸，5 %硫酸，リンタングステン酸溶液，0.05 mol/L 水酸化ナトリウム水溶液，中性ホルマリン溶液

◉方法

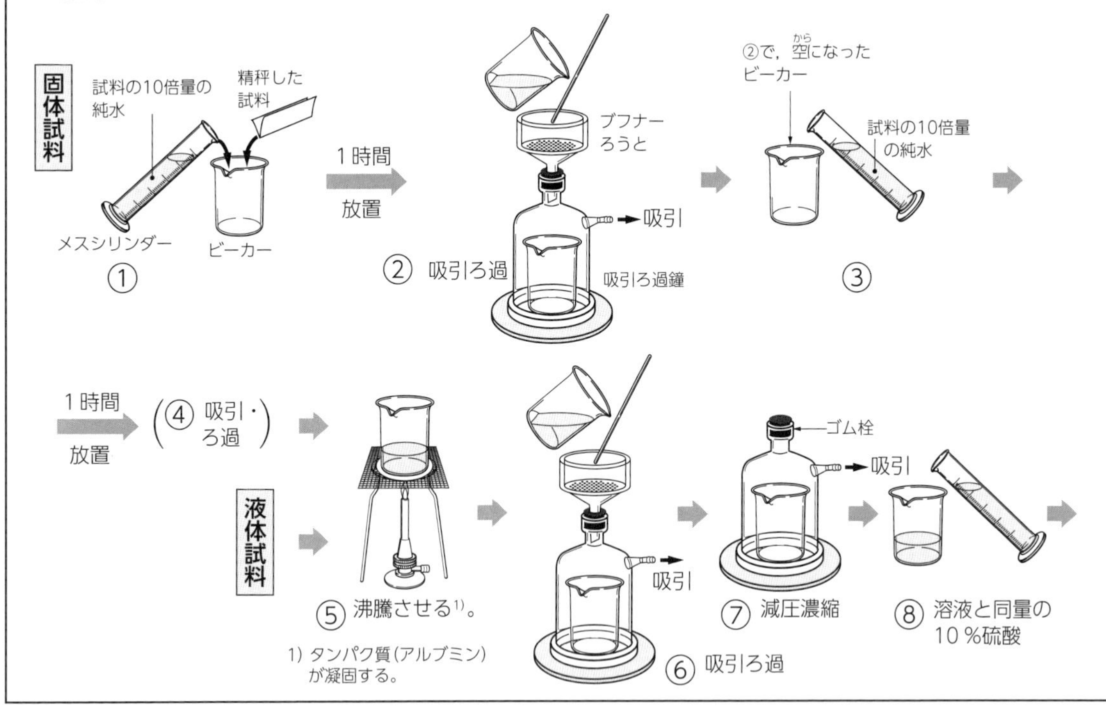

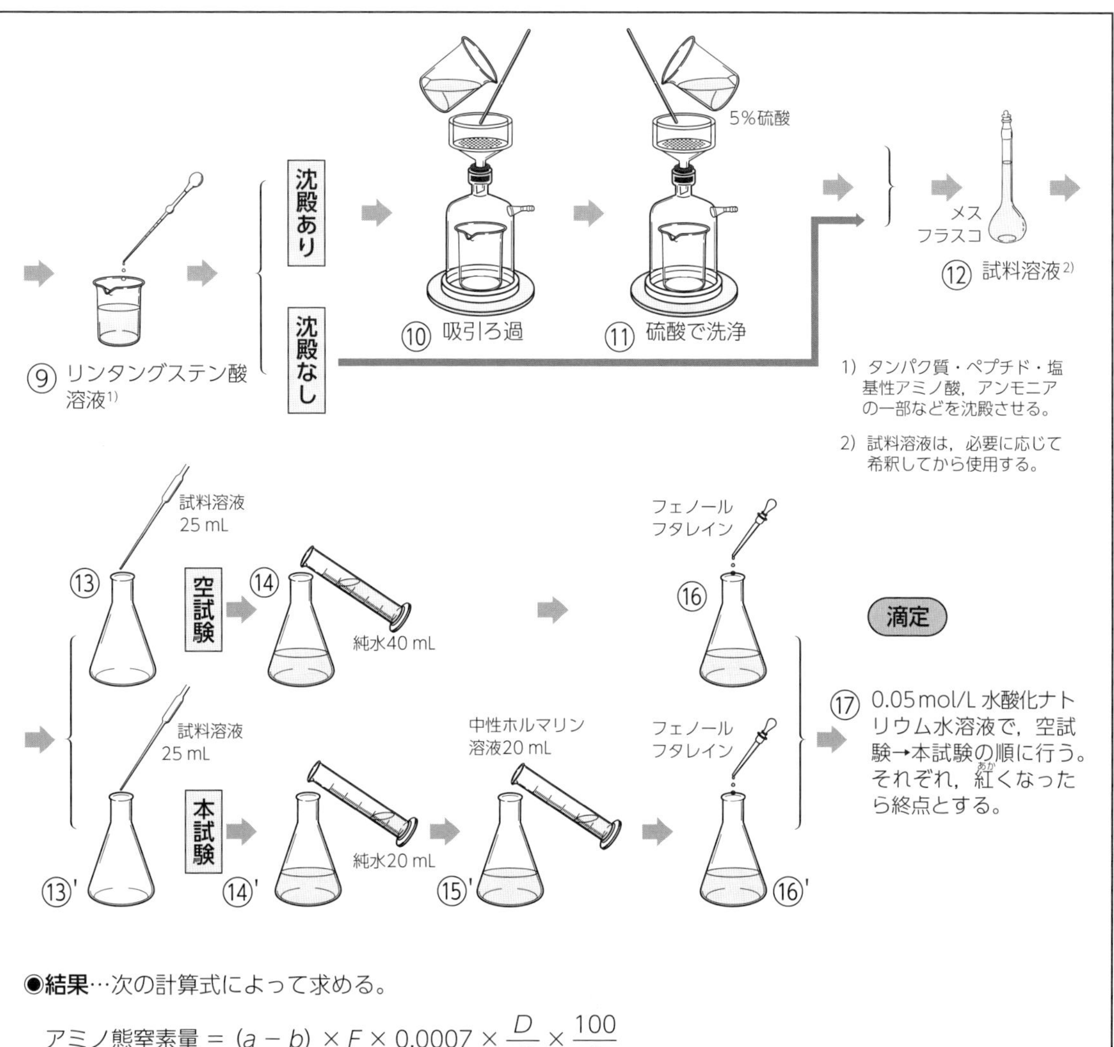

●**結果**…次の計算式によって求める。

$$\text{アミノ態窒素量} = (a - b) \times F \times 0.0007 \times \frac{D}{C} \times \frac{100}{S}$$

a：本試験の滴定値（mL）

b：空試験の滴定値（mL）

F：0.05 mol/L 水酸化ナトリウム水溶液の力価

0.0007：0.05 mol/L 水酸化ナトリウム水溶液 1 mL に相当する窒素量

C：試料溶液の使用量（mL）

D：S（g）の試料を用いて調製した試料溶液の量（mL）

S：試料の採取量（g）

5 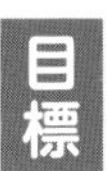 脂質

目標
- ●脂質成分の抽出法を学ぶ。
- ●脂質の化学的性質の測定法を学ぶ。

1 脂質の定量

脂質の分析実験は，試料中の脂質成分を抽出し，定量することから始まる。しかし，実際には，すべての試料に完全に適応する抽出方法は，現時点ではない。さまざまな試料から脂質を抽出するには，その性質などを考えて抽出条件を決める必要がある。そのため，ここではより多くの試料に利用できる抽出方法について学習する。

❶ほかに，同じく揮発性溶媒によって試料中の脂質成分を抽出するレーゼ・ゴットリーブ抽出法も行われる。この方法は，牛乳や乳製品中の脂質成分の抽出・定量に常用されている。

実験 4-5 ソックスレー抽出法[1]

◉原理…大部分の脂質が，ジエチルエーテルなどの揮発性の有機溶媒に溶ける性質を利用して，試料中の脂質成分を抽出する。

◉準備…(1) 試料：種実類・豆類など

(2) 器具：ソックスレー抽出器，電気恒温湯浴装置（ウォーターバス），天秤，円筒ろ紙，脱脂綿，電気恒温乾燥機，デシケーター，乳鉢・乳棒，ビーカー，ピンセット

(3) 試薬：ジエチルエーテル[2]

◉方法

受け器の恒量測定

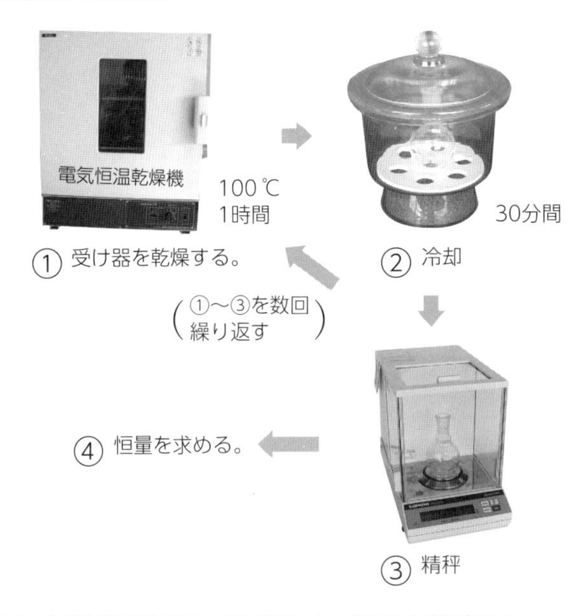

冷却器
溶媒（ジエチルエーテル）
冷却水
受け器
電気恒温湯浴装置

ソックスレー抽出器

❷引火性が非常に高いので，火気厳禁とし，換気に十分注意する。

試料の調製
⑤ 試料を粉状にする。
⑥ 試料5gを精秤する。
脱脂綿
試料
⑦ 脱脂綿を詰める。
⑧ 乾燥する。(100℃，2時間)
脂質の抽出
デシケーターで冷却
⑨ 抽出管にセットする。
ジエチルエーテル($\frac{2}{3}$以下)
⑩ ジエチルエーテルを受け器へ入れる。
(⑪ 装置を組み立てる)
冷却水
70℃
⑫ 還流する。(8〜18時間)
円筒ろ紙
抽出管
⑬ 冷却器をはずし，円筒ろ紙をピンセットでとり出す。
70℃
⑭ すぐに冷却器をとりつけて加温し，受け器中のジエチルエーテルを抽出管に移行させ，エーテルを回収する。
気化
湯浴 50℃
⑮ 受け器をはずし，完全に気化させる。
火気厳禁!!
換気注意!!
⑯ 受け器の水滴をぬぐう。
⑰ 乾燥(100℃，2時間)
⑱ 冷却(30分間)
⑲ 精秤
⑳ ⑰〜⑲を重量の変化がなくなるまで数回繰り返す。

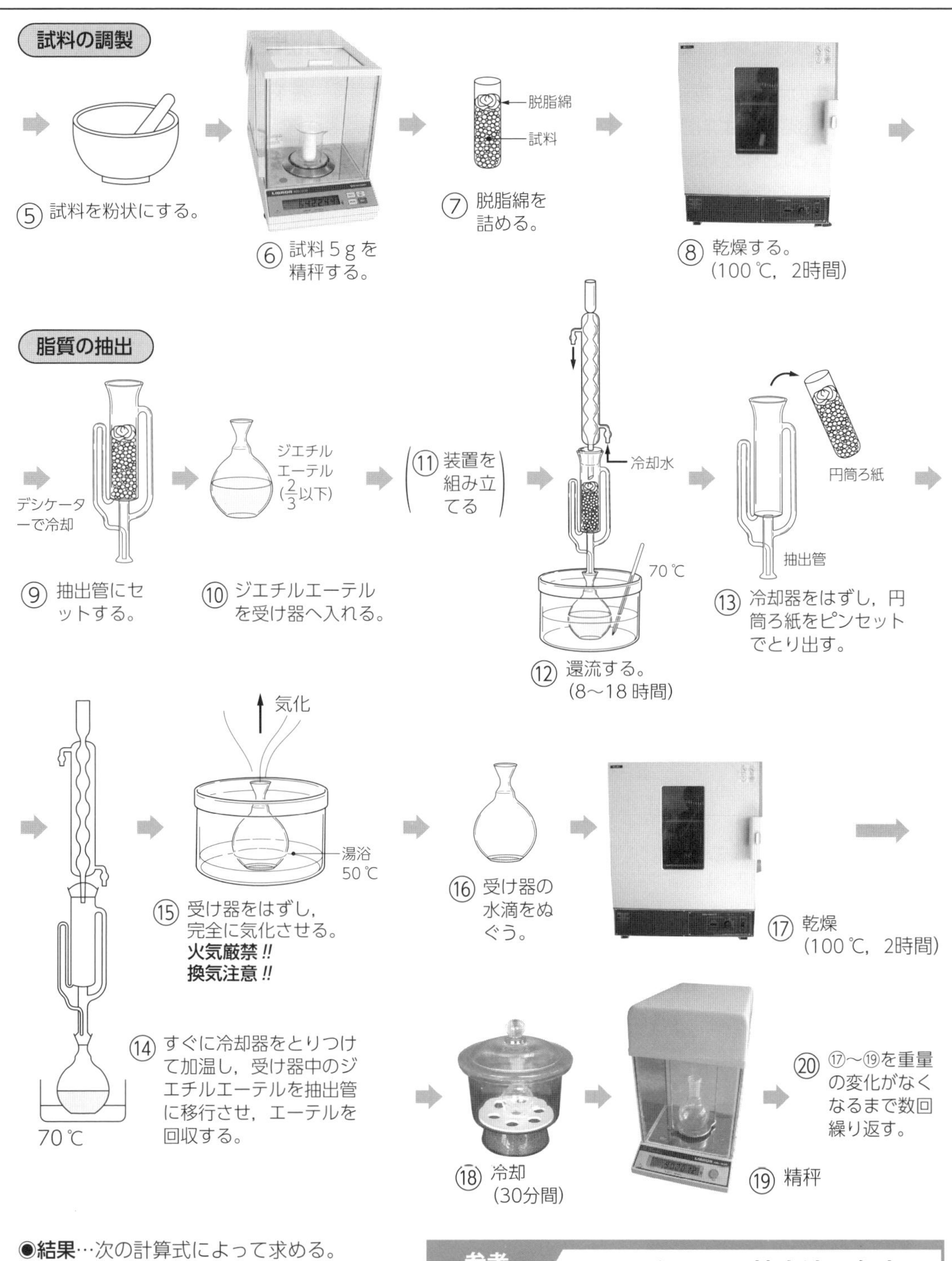

●**結果**…次の計算式によって求める。

$$脂質(\%) = \frac{W_1 - W_0}{S} \times 100$$

W_0：受け器の重さ(g)

W_1：脂質抽出後の受け器の重さ(g)

S：試料の採取量(g)

参考 **ソックスレー抽出法の欠点**

　食品中の脂質を定量する方法として常用されているが，次のような欠点も指摘されている。

①脂質成分の抽出が不完全である。

②脂質成分以外の物質が抽出される。

③抽出時に脂質成分の劣化が起こる。

実験 4-6　その他の溶媒による脂質の抽出法（Folch 法）

◉原理…食品中の脂質には親水性を示す成分が含まれている。そこで，抽出溶媒には非極性溶媒（クロロホルムやジエチルエーテルなど）と極性溶媒（メタノールやエタノールなど）を適当な割合で混合したものを用いる。ここでは，クロロホルム：メタノール（容量比 2：1）混液を用いるホルチ（Folch）法について示す。

◉準備…⑴ 試料：ビスケットやチョコレート・豆類など（表 1 を参考にする）

⑵ 器具：アスピレーター，減圧可能なガラスびん，ろ紙，ろうと，ビーカー，三角フラスコ，ガラス棒，乳鉢・乳棒，メスシリンダー，シリコーンチューブ，シリコーン栓，電気恒温湯浴装置，天秤

⑶ 試薬：クロロホルム❶，メタノール

表 1　試料の採取量のめやす
（脂質として約 10 g 抽出できる量）

食品	量(g)
大豆（乾）	50
アボカド	50
かりんとう	100
ビスケット（ソフト）	40
チョコレート（ミルク）	30
シュークリーム	80
カステラ	200
アーモンド	20
ごま	20

◉方法

試料の前処理と秤量

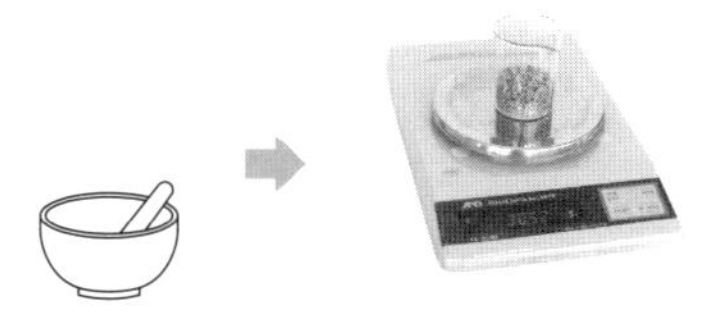

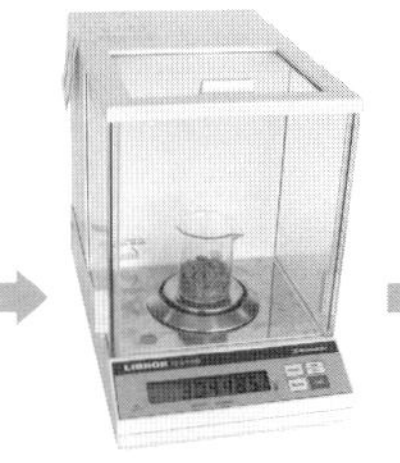

① 試料を細砕する。② 試料重量を秤量する。③ 精秤

（②～③を数回繰り返す。）

④ 恒量を求める（S）。

（三角フラスコだけについて②～③を数回繰り返す。）

⑤ 三角フラスコの恒量を求める（W_0）。

脂質の抽出と秤量

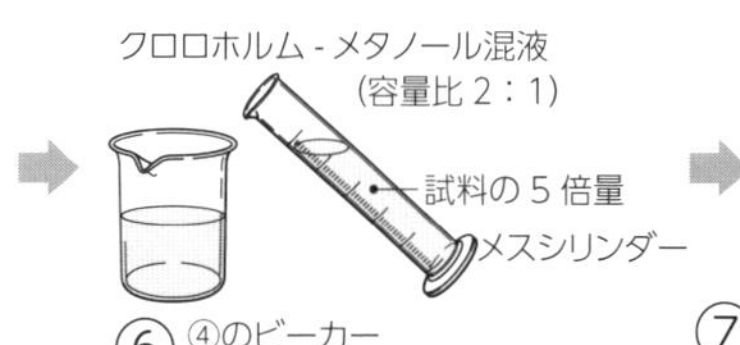

⑥ ④のビーカー

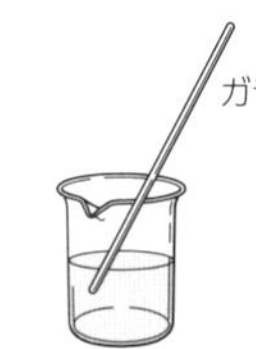

⑦ よく混ぜあわせる。
（ホモジナイザーを用いる場合は，3分間混合する。）

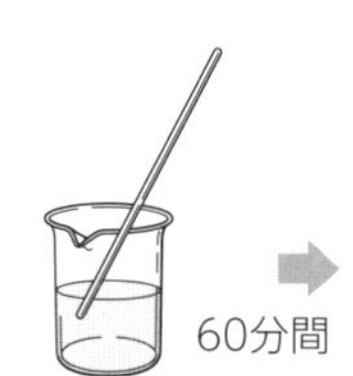

⑧ 10分間隔で混合する。

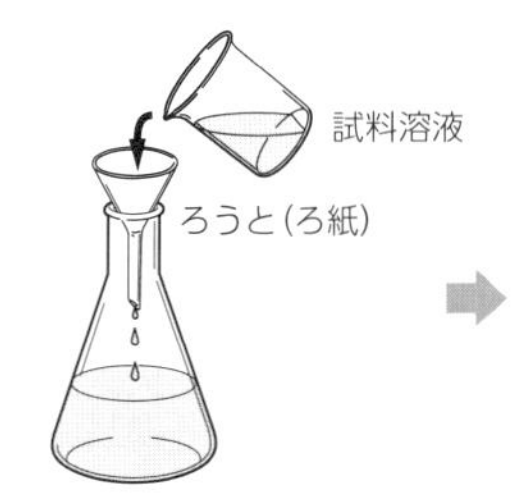

⑨ ろ過（恒量を求めた三角フラスコ）

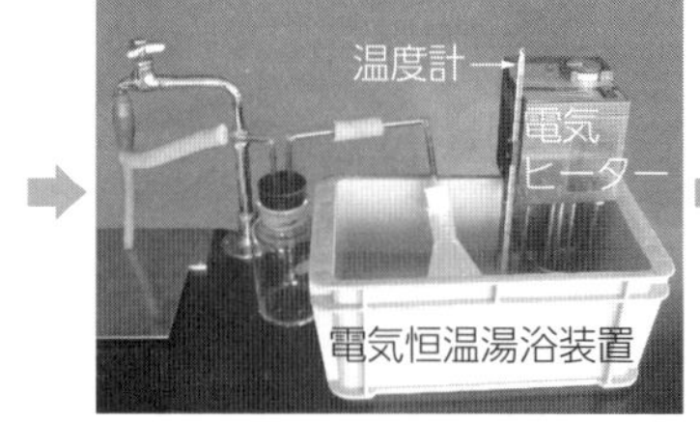

⑩ 留去装置を組み立て，50℃で全ろ液中の溶媒を留去する[1]。

1）ロータリーエバポレータを用いると，より安全で時間も短縮できる。

⑪ ほぼ留去したら，酵素を失活させるため，70℃で15分間加熱する。

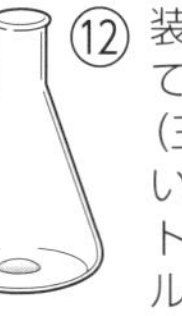

⑫ 装置からはずし，放置して冷却する。
（三角フラスコに残っている物質（脂質）を塩化ナトリウム溶液とジエチルエーテルに溶解し，分液ろうとに入れて二層に分離し，ジエチルエーテル層を分取・脱水することが多い。）

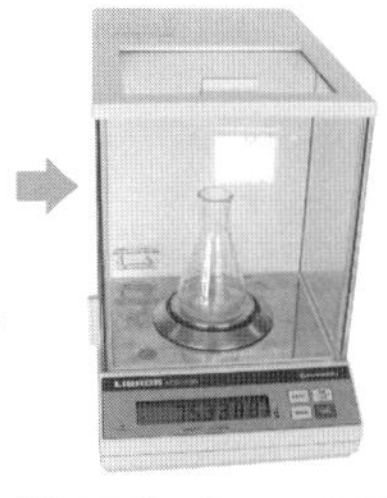

⑬ 三角フラスコの重量を精秤する（W_1）。

◉結果…次の計算式によって求める。

$$\text{脂質}(\%) = \frac{W_1 - W_0}{S} \times 100$$

W_0：三角フラスコの重量（g）
W_1：溶媒留去後の三角フラスコの重量（g）
S：試料の採取量（g）

❶劇物と腐食性物質に指定されているので，使用時には換気に十分注意する。

2 脂質の化学実験

脂質の化学的性質は，酸価[❶]やヨウ素価・ケン化価・過酸化物価などを測定することによって判断できる。

❶日本農林規格(JAS)では，植物油脂の場合，原油で約5.0以下，精製油で約0.5以下，精製ラードでは0.3以下と定めている。

実験 4-7 酸価の測定

◉目的…脂質中に存在する酸性脂質，主として遊離脂肪酸の含有量を測定し，脂質の劣化程度を調べる。

◉原理…酸価は，試料1g中に含まれている遊離脂肪酸を中和するのに必要な水酸化カリウムの量(mg)で表される。

◉準備…(1) 試料：油脂またはクッキー・ビスケット・即席めんなど，さまざまな食品(鮮度のよいもの，悪いもの)から抽出した脂質❷，または，新旧サラダ油

(2) 器具：天秤，ポリスポイト，三角フラスコ(200 mL，3個)，メスシリンダー，滴定装置

(3) 試薬(→ p.205)：0.1 mol/L 水酸化カリウム–エタノール溶液❸，1％フェノールフタレイン–エタノール溶液(指示薬)，ベンゼン–エタノール(容量比1：1)混合溶媒❹

◉方法

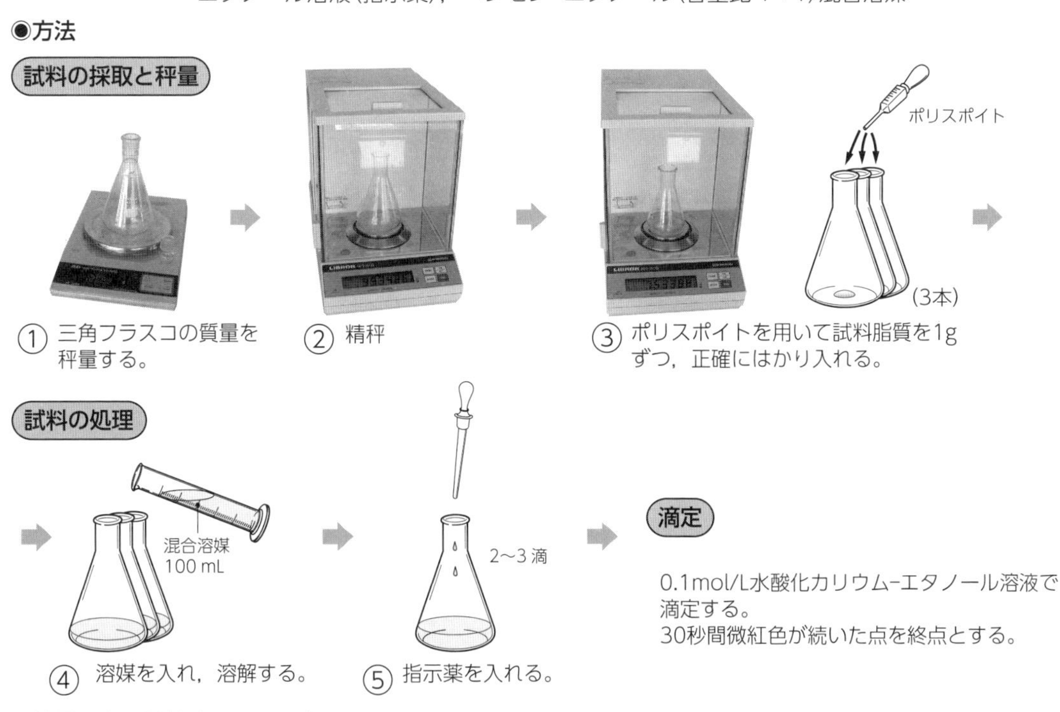

◉結果…次の計算式によって求める。

$$酸価 = \frac{5.611 \times A \times F}{S}$$

5.611：0.1 mol/L 水酸化カリウム–エタノール溶液1 mL中の水酸化カリウム量(mg)

A：0.1 mol/L 水酸化カリウム–エタノール溶液の滴定量(mL)

F：0.1 mol/L 水酸化カリウム–エタノール溶液の力価

S：試料脂質の採取量(g)

❷実験4-6の方法①～⑬で抽出する。
❸酸価が低く，滴定量が少量となる場合は，0.01 mol/L 水酸化カリウム–エタノール溶液を用いて行う。
❹換気に十分注意する。

実験 4-8　ヨウ素価の測定

◉目的…脂質の不飽和度の程度を知るため，ウィイス法❶によってヨウ素価を測定する。

◉原理…脂質分子内の二重結合部に塩化ヨウ素を付加し，過剰の塩化ヨウ素をヨウ化カリウムで分解して，遊離するヨウ素をチオ硫酸ナトリウム水溶液で滴定する。ヨウ素価は，脂質 100 g に付加できるヨウ素の質量(g)で表される。

◉準備…(1) 試料：油脂，またはクッキー・ビスケット・即席めんなど，さまざまな食品(鮮度のよいもの，悪いもの)から抽出した脂質❷

(2) 器具：ポリスポイト，ホールピペット，メスシリンダー，天秤，共栓三角フラスコ(300 mL，4 個)，滴定装置(褐色ビュレットを用いる)

(3) 試薬(→ p.205)：四塩化炭素❸，ウィイス液，1 %デンプン溶液(指示薬)，10 %ヨウ化カリウム水溶液，0.1 mol/L チオ硫酸ナトリウム水溶液

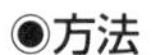

◉方法

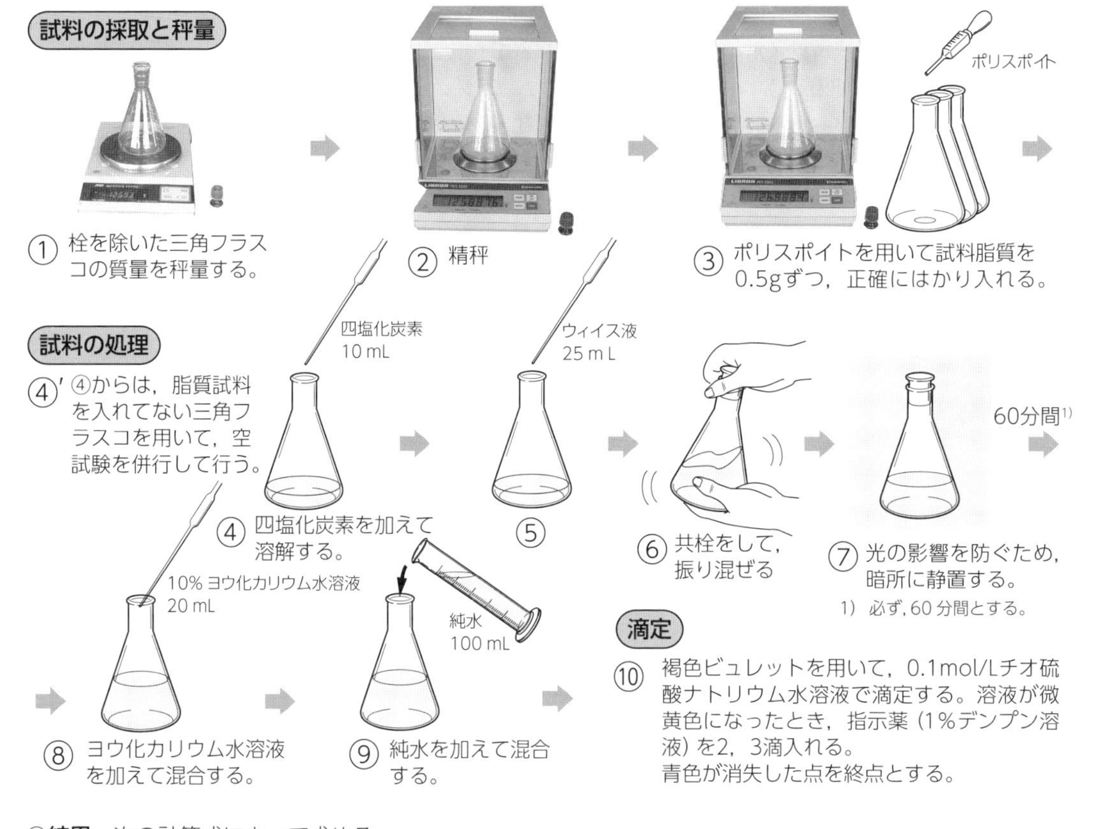

◉結果…次の計算式によって求める。

$$\text{ヨウ素価} = \frac{(B - A) \times F \times 0.01269}{S} \times 100$$

A：本試験時の 0.1 mol/L チオ硫酸ナトリウム水溶液の滴定量(mL)

B：空試験時の 0.1 mol/L チオ硫酸ナトリウム水溶液の滴定量(mL)

F：0.1 mol/L チオ硫酸ナトリウム水溶液の力価

S：試料脂質の採取量(g)

0.01269：0.1 mol/L チオ硫酸ナトリウム水溶液 1 mL に相当するヨウ素量(g)

❶ウィイス法は，通常，用いられるヨウ素価の測定法である。
❷実験 4-6 の方法①～⑬で抽出する。
❸シクロヘキサンも可。ただし，測定値にウィイス-シクロヘキサン法によることを併記する。

実験 4-9　ケン化価の測定

●**目的**…脂質の分子量の大小を知るため，ケン化価を測定する。

●**原理**…脂質と水酸化カリウムを加熱反応させてアルカリ性の脂肪酸カリウム塩とし，0.5 mol/L 塩酸で中和滴定を行う。ケン化価は，脂質 1 g を完全にケン化するのに必要なアルカリ，主として水酸化カリウムの量(mg) で表される。

●**準備**…(1) 試料：油脂またはクッキー・ビスケット・即席めんなど，さまざまな食品(鮮度のよいもの，悪いもの) から抽出した脂質❶

(2) 器具：ポリスポイト，天秤，三角フラスコ(200 mL，4 個)，冷却器，湯浴装置，シリコーン栓，ホールピペット，滴定装置

(3) 試薬(→ p.206)：0.5 mol/L 水酸化カリウム−エタノール溶液，1 %フェノールフタレイン−エタノール溶液(指示薬)，0.5 mol/L 塩酸

●**方法**

試料の採取と秤量

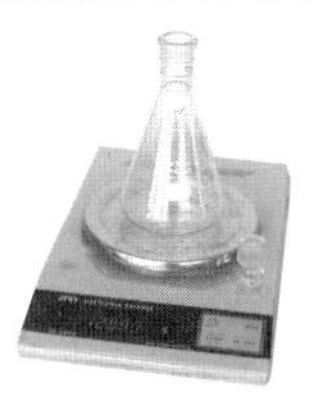

① 三角フラスコの質量を秤量する。

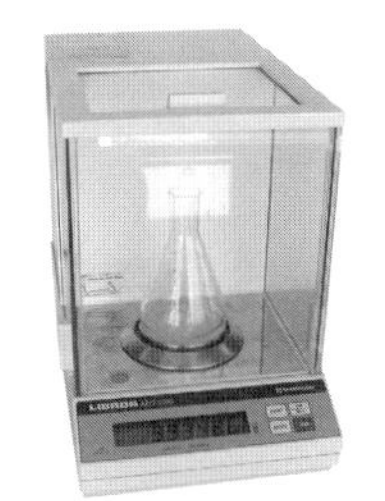

② 精秤

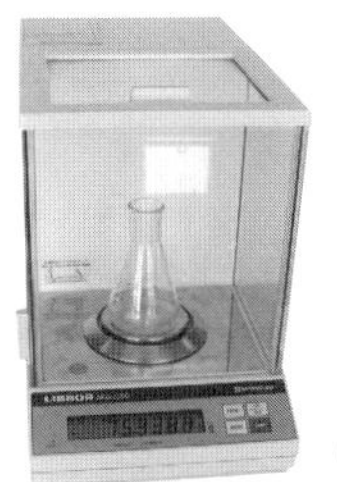

③ ポリスポイトを用いて試料脂質を 2 gずつ，正確にはかり入れる。

試料の処理

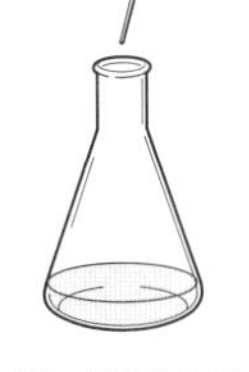

④ 溶解する。

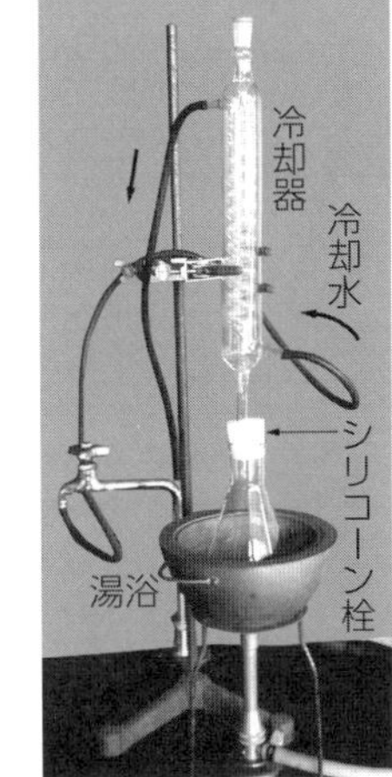

⑤ 湯浴でわずかに沸騰する程度で30分間加熱する[1)]。

1) 三角フラスコをときどき振る。

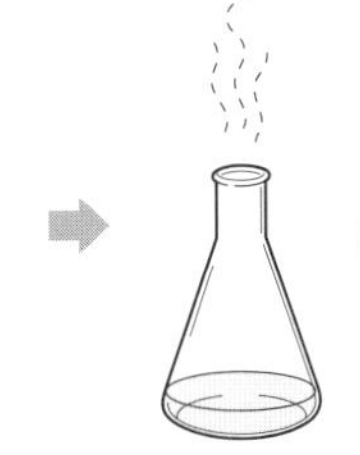

⑥ 放冷

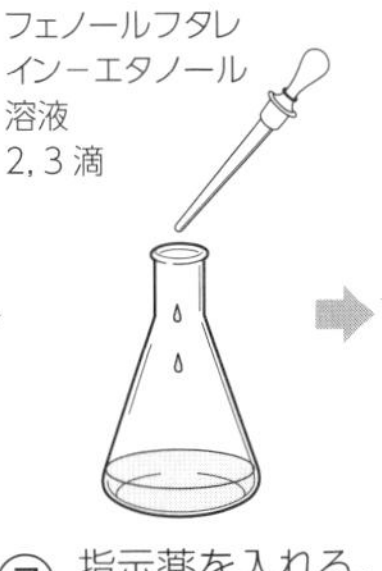

⑦ 指示薬を入れる。

滴定

⑧ 0.5mol/L塩酸で滴定する。赤色が消失した点を終点とする。

※④からは，試料を入れてない三角フラスコを用いて，空試験を並行して行う。

●**結果**…次の計算式によって求める。

$$ケン化価 = \frac{28.05 \times (B - A) \times F}{S}$$

28.05：0.5 mol/L 塩酸 1 mL に相当する水酸化カリウム量(mg)

A：本試験時の 0.5 mol/L 塩酸の滴定量(mL)

B：空試験時の 0.5 mol/L 塩酸の滴定量(mL)

F：0.5 mol/L 塩酸の力価

S：試料脂質の採取量(g)

❶実験 4-6 の方法①〜⑬で抽出する。

実験 4-10 過酸化物価の測定

◉目的…脂質の劣化程度を知るため，過酸化物価を測定する。

◉原理…脂質の初期酸化では，脂肪酸の二重結合部位に酸素分子が付加して過酸化物が生成される。この過酸化物とヨウ化カリウムが反応すると，ヨウ素が遊離する。遊離したヨウ素をチオ硫酸ナトリウムで滴定して，脂質 1 kg に対するミリ当量数で表す。

◉準備…(1) 試料：油脂またはクッキー・ビスケット・即席めんなど，さまざまな食品(鮮度のよいもの，悪いもの)から抽出した脂質❶

(2) 器具：ポリスポイト，共栓三角フラスコ(200 mL，4 個)，メスシリンダー，駒込ピペット，天秤，滴定装置(褐色ビュレットを用いる)

(3) 試薬(→ p.206)：0.01 mol/L チオ硫酸ナトリウム水溶液，クロロホルム❷–酢酸(容量比 2：3)混合溶媒，飽和ヨウ化カリウム水溶液，1 %デンプン溶液(指示薬)

◉方法

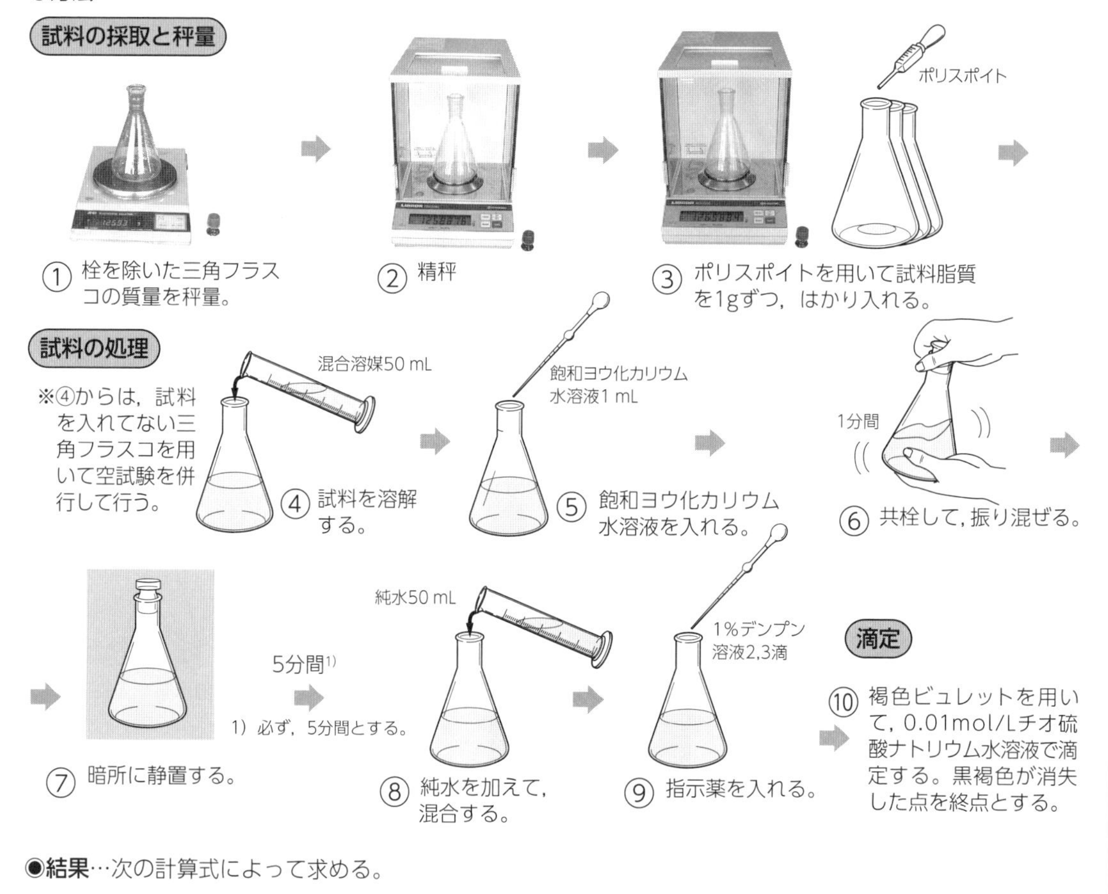

◉結果…次の計算式によって求める。

$$過酸化物価 = (A - B) \times F \times 0.01 \times \frac{1000}{S}$$

A：本試験時の 0.01 mol/L チオ硫酸ナトリウム水溶液の滴定量(mL)

B：空試験時の 0.01 mol/L チオ硫酸ナトリウム水溶液の滴定量(mL)

F：0.01 mol/L チオ硫酸ナトリウム水溶液の力価

S：試料脂質の採取量(g)

0.01：0.01 mol/L チオ硫酸ナトリウム 1 mL に相当する過酸化物のミリ当量

❶実験 4–6 の方法①～⑬で抽出する。
❷劇物と腐食性物質に指定されているので，使用時には換気に十分注意する。

6 ………炭水化物

目標
- 還元糖やデンプンの定量原理を理解し，その測定方法を学習する。
- 食物繊維の定量法を学習する。

1 還元糖の定量

糖類のなかで，ホルミル基(アルデヒド基)—CHO をもつ還元糖の性質を利用して，食品に含まれている還元糖の量を測定する。

実験 4-11 ベルトラン法

◉原理…還元糖溶液と硫酸銅のアルカリ性溶液を混ぜて加熱すると，硫酸銅が糖によって還元され，酸化銅(Ⅰ)になる。

$$2Cu(OH)_2 + R-CHO \longrightarrow Cu_2O\downarrow + 2H_2O + R-COOH$$

これに 3 価の鉄塩を作用させると，酸化銅(Ⅰ)の量に比例して 3 価の鉄塩は 2 価の鉄塩に還元される。

$$Cu_2O + Fe_2(SO_4)_3 + H_2SO_4 \longrightarrow 2CuSO_4 + 2FeSO_4 + H_2O$$

これを過マンガン酸カリウム水溶液で滴定する。

$$10FeSO_4 + 2KMnO_4 + 8H_2SO_4 \longrightarrow 5Fe_2(SO_4)_3 + 2MnSO_4 + K_2SO_4 + 8H_2O$$

過マンガン酸カリウムの消費量は，2 価の鉄塩の量に比例するので，その消費量から銅の量が算出され，糖量を計算できる。

◉準備…⑴ 試料：表 1 を参考に食品中に還元糖を 200〜900 mg 含むように食品を採取する。

⑵ 器具：ガラスフィルター，褐色ビュレット，加熱装置，吸引ろ過装置，駒込ピペット，ホールピペット，メスフラスコ(200 mL)，三角フラスコ(300 mL)，メスシリンダー，ろうと，ろ紙，乳鉢・乳棒，ガラス棒，天秤，滴定装置

⑶ 試薬(→ p.206)：ベルトラン A 液(硫酸銅(Ⅱ)水溶液)，ベルトラン B 液(酒石酸カリウム-ナトリウム水溶液)，ベルトラン C 液(硫酸第二鉄水溶液)，ベルトラン D 液(過マンガン酸カリウム水溶液)，中性酢酸鉛飽和溶液，無水シュウ酸ナトリウム

表 1　試料の採取量のめやす

食品	量(g)
ジュース	1
果実	1〜5
野菜	5〜10
米・麦など	20〜25

◉方法

試料溶液の調製

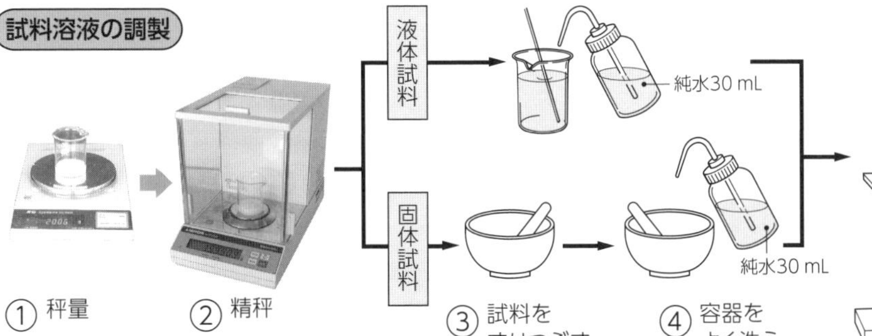

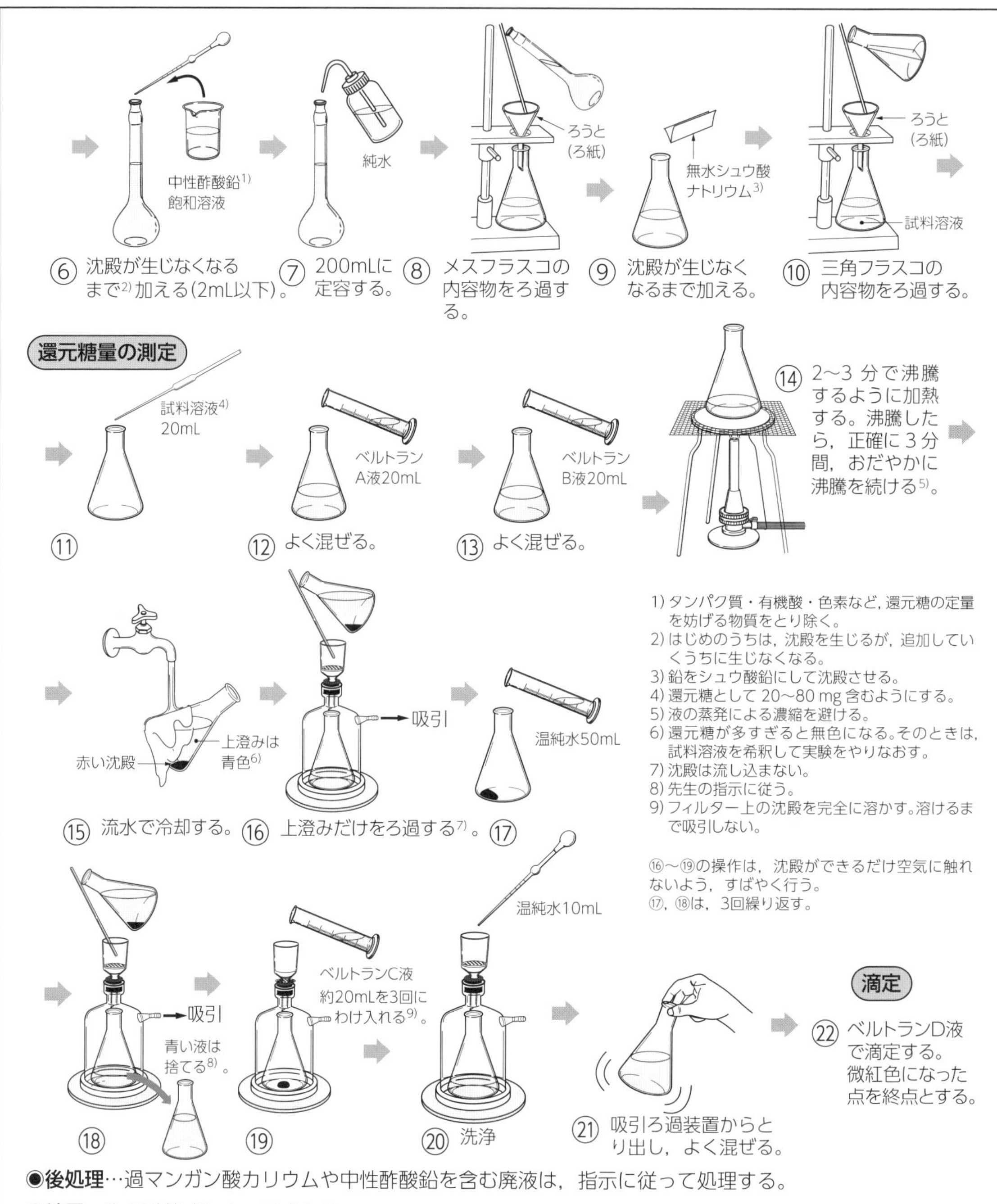

1) タンパク質・有機酸・色素など，還元糖の定量を妨げる物質をとり除く。
2) はじめのうちは，沈殿を生じるが，追加していくうちに生じなくなる。
3) 鉛をシュウ酸鉛にして沈殿させる。
4) 還元糖として 20~80 mg 含むようにする。
5) 液の蒸発による濃縮を避ける。
6) 還元糖が多すぎると無色になる。そのときは，試料溶液を希釈して実験をやりなおす。
7) 沈殿は流し込まない。
8) 先生の指示に従う。
9) フィルター上の沈殿を完全に溶かす。溶けるまで吸引しない。

⑯~⑲の操作は，沈殿ができるだけ空気に触れないよう，すばやく行う。
⑰，⑱は，3回繰り返す。

●**後処理**…過マンガン酸カリウムや中性酢酸鉛を含む廃液は，指示に従って処理する。

●**結果**…次の計算式によって求める。

(1) 試料溶液 20 mL 中の銅の量を求める。

試料溶液 20 mL 中の銅量(mg) $= 10 \times a \times F$

a：本試験のベルトラン D 液の滴定値　　F：ベルトラン D 液の力価

(2) 試料中の還元糖量を求める。

銅量に対応する還元糖量をベルトラン糖類定量表(→ p.218)から求め，試料中の還元糖量(%)を求める。

$$還元糖量(\%) = A \times D \times \frac{100}{S}$$

A：ベルトラン糖類定量表から求めた還元糖量(mg)
D：希釈倍率(試料溶液 200 mL から 20 mL とったので，$\frac{200}{20} = 10$ 倍となる)
S：試料の採取量(g)

実験 4-12　ソモギー変法

◉原理…還元糖溶液と硫酸銅(Ⅱ)アルカリ溶液を混ぜて加熱すると，硫酸銅(Ⅱ)は水酸化銅(Ⅱ)となり，さらに，糖により還元されて酸化銅(Ⅰ)になる。

$$2Cu(OH)_2 + R-CHO \longrightarrow Cu_2O\downarrow + 2H_2O + R-COOH$$

この酸化銅(Ⅰ)は，ヨウ素酸カリウムとヨウ化カリウムが反応して生成したヨウ素を定量的に消費する。

$$KIO_3 + 5KI + 3H_2SO_4 \longrightarrow 3I_2 + 3K_2SO_4 + 3H_2O$$
$$Cu_2O + H_2SO_4 \longrightarrow 2Cu^+ + SO_4^{2-} + H_2O$$
$$2Cu^+ + I_2 \longrightarrow 2Cu^{2+} + 2I^-$$

残ったヨウ素をチオ硫酸ナトリウムで滴定し，ヨウ素の消費量から糖量を求める。

$$2Na_2S_2O_3 + I_2 \longrightarrow Na_2S_4O_6 + 2NaI$$

◉準備…(1) 試料：食品中に還元糖を 100～500 mg 含むように採取する。

(2) 器具：三角フラスコ，ホールピペット，メスシリンダー，メスフラスコ，ガスバーナー，三脚，セラミックつき金網，滴定装置

(3) 試薬(→ p.206)：ソモギー A 液，ソモギー B 液，ソモギー C 液(1 mol/L 硫酸)，ソモギー D 液(0.05 mol/L チオ硫酸ナトリウム水溶液)，ソモギー E 液(デンプン指示薬)

◉方法

試料溶液の調製

ベルトラン法の図①～⑩のように行う。ただし，試料溶液10 mL中に還元糖が5～25 mg含まれるように調製する。

還元糖量の測定

試料溶液を使用して実験を行うが，あわせて，試料溶液のかわりに純水を用いて空試験を行う。

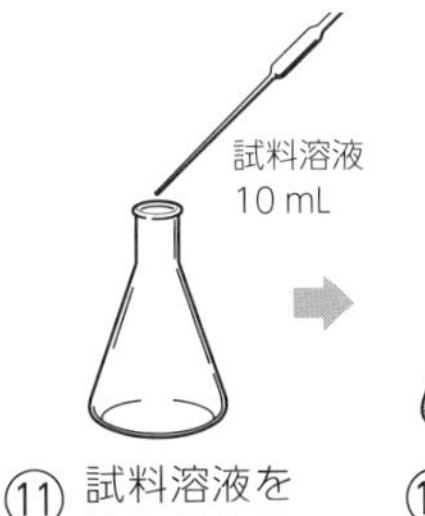

⑪ 試料溶液をはかりとる。

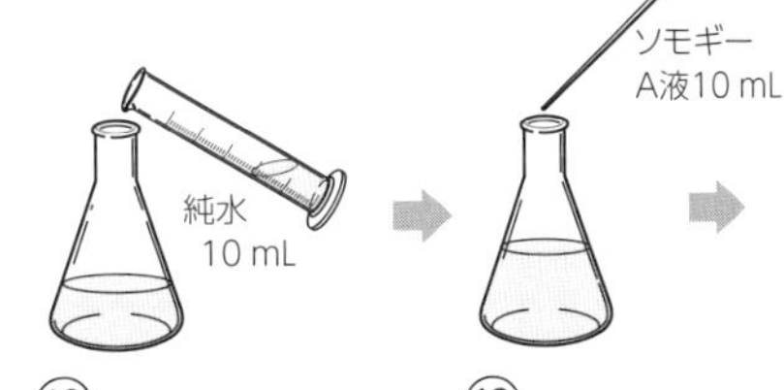

⑫

⑬

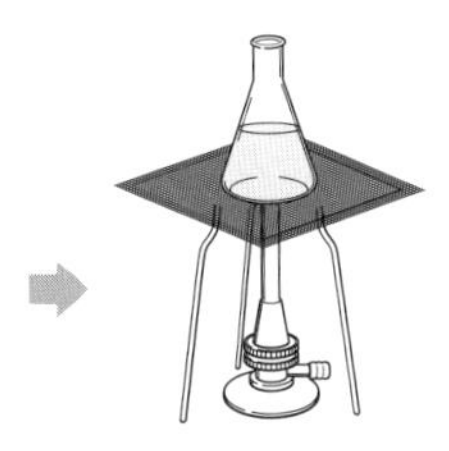

⑭ 2分間で沸騰するように加熱する。沸騰したら，そのまま3分間，沸騰を続ける[1]。

1) 液の蒸発による濃縮を避ける。

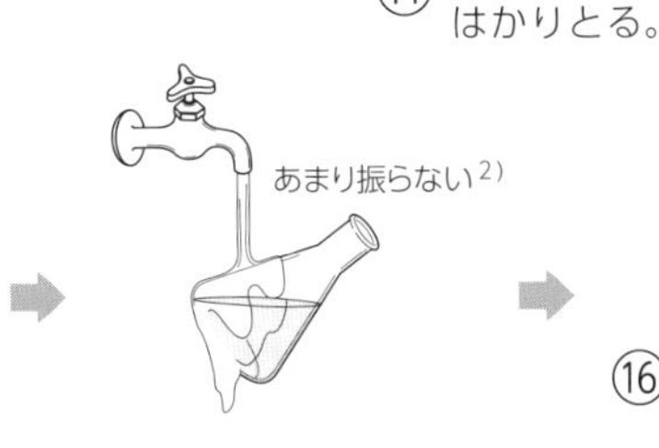

⑮ 流水で冷やす。

2) 激しく振ると，生成した酸化銅(Ⅰ)が空気によって酸化してしまう。

2分間 → 放置

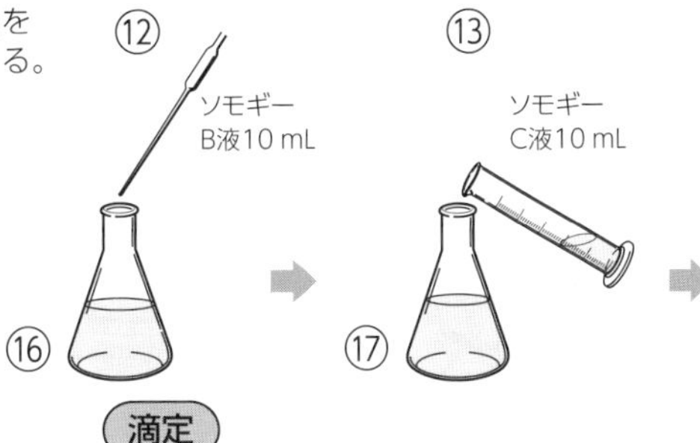

⑯

⑰

滴定

⑱ ソモギーD液で滴定する。
- 溶液の濃い緑色がうすくなったら指示薬としてソモギーE液を加える。
- 青色が消え，水色となった点を終点とする。

◉結果…次の計算式によって求める。

$$還元糖量(\%) = a \times (b - c) \times F \times \frac{D}{e} \times \frac{100}{S} \times \frac{1}{1000}$$

a：D 液 1 mL に相当する糖量(mg)　(表 2)
b：空試験の滴定値(mL)
c：試料溶液の滴定値(mL)
e：試料溶液の使用量(mL)
F：D 液の力価
D：調製した試料溶液の量(mL)
S：試料の採取量(g)

表 2　D 液 1 mL に相当する糖量

糖の種類	糖量(mg)
グルコース	1.449
フルクトース	1.44
マルトース	2.62
キシロース	1.347

2 デンプンの定量

実験 4-13 加水分解法

◉**原理**…デンプンは，グルコースが多数結合してできているので，酸で加水分解することによりグルコースとなる。グルコースは還元糖の一種なので，ベルトラン法またはソモギー変法で定量できる。定量されたグルコース量に 0.90 をかけてデンプン量とする。

◉**準備**…(1) 試料：食品中にデンプンを 0.5～1 g❶含むように採取する。

(2) 器具：三角フラスコ，駒込ピペット，メスシリンダー，ガラス棒，ろうと，ろ紙，メスフラスコ，ビーカー，冷却管，天秤，湯浴装置，ベルトラン法またはソモギー変法で必要な器具

(3) 試薬(→ p.207)：25 %塩酸，10 %水酸化ナトリウム水溶液，ベルトラン法またはソモギー変法で用いる試薬

◉**方法**

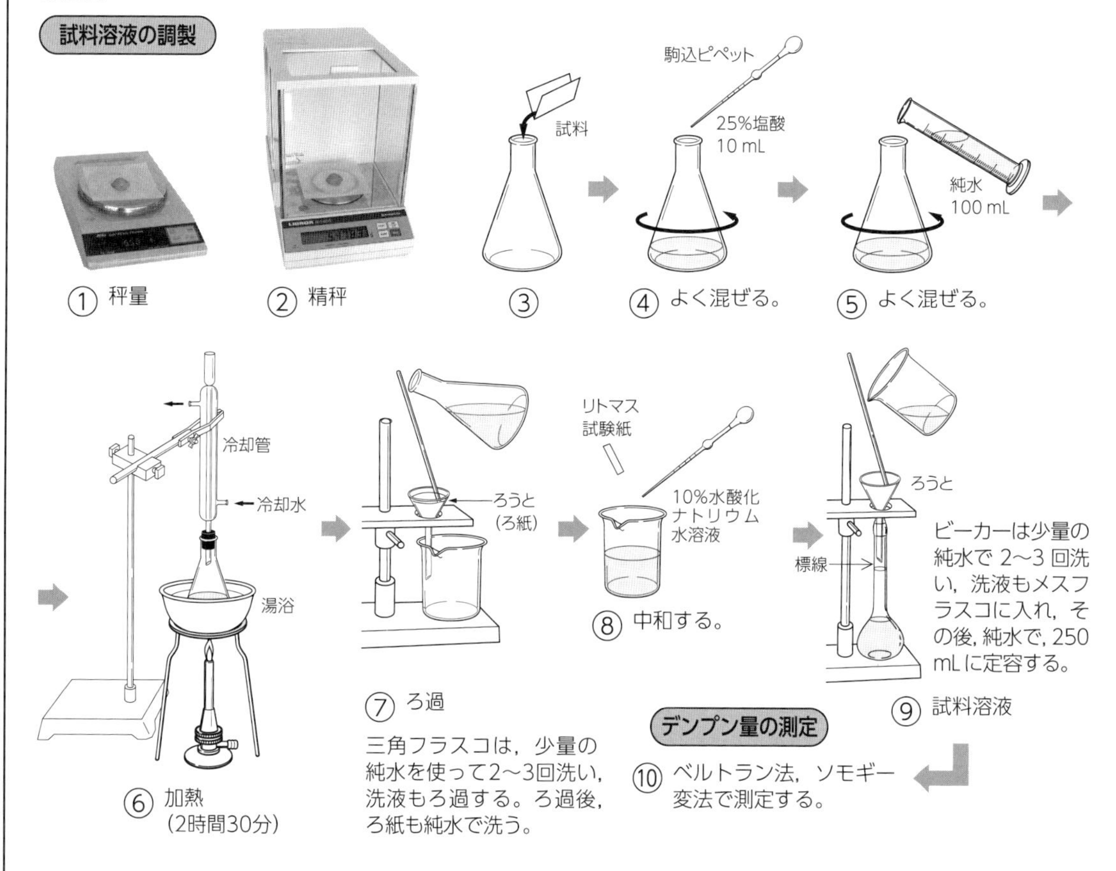

◉**結果**…次の計算式によって求める。

$$\text{デンプン}(\%) = A \times 0.90 \times D \times \frac{1}{S} \times 100$$

A：ベルトラン法またはソモギー変法で求めた糖量

D：希釈倍率(試料溶液 250 mL から 20 mL とったので，$\frac{250}{20} = 12.5$ 倍となる)

S：試料の採取量(g)

0.90：デンプンとグルコースの分子量比

❶穀類は 2～3 g，いも類は 5～10 g。

3 食物繊維の定量

食物繊維の定量には，サウスゲート法や酵素–重量法❶など，さまざまな方法が用いられている。その定量は，いずれも人の消化酵素では消化されない食物の残渣を正確に重量測定するものである。

❶食品成分表では，水溶性食物繊維と不溶性食物繊維とに分別定量できる酵素–重量法のプロスキー変法が採用されている。

実験 4-14 プロスキー変法

◉原理…プロスキー変法(酵素–重量法)は，

① 消化酵素を作用させ，食物繊維以外の成分をろ過で除く。

② ろ液中の水溶性食物繊維はアルコールで沈殿させる。

③ ろ過で得られた食物繊維は灰化し，重量の減少から食物繊維の量を求める。

の 3 点を組み合わせることでなりたっている。

◉準備…(1) 試料：野菜類 2～10 g

(2) 器具：トールビーカー(500 mL)，ビーカー(300 mL)，メスシリンダー，メスピペット，駒込ピペット，分解びん，るつぼ型ガラスフィルター，ろ過装置❷，振とう型恒温槽❸，電気恒温乾燥機，電気マッフル，デシケーター，スパーテル，薬包紙，天秤

(3) 試薬(→ p.207)：95 %エタノール，78 %エタノール，0.08 mol/L リン酸緩衝液(pH 6.0)，特級アセトン，プロテアーゼ，耐熱性 α–アミラーゼ，0.325 mol/L 塩酸，0.275 mol/L 水酸化ナトリウム水溶液，アミログルコシダーゼ，ケイソウ土

◉方法

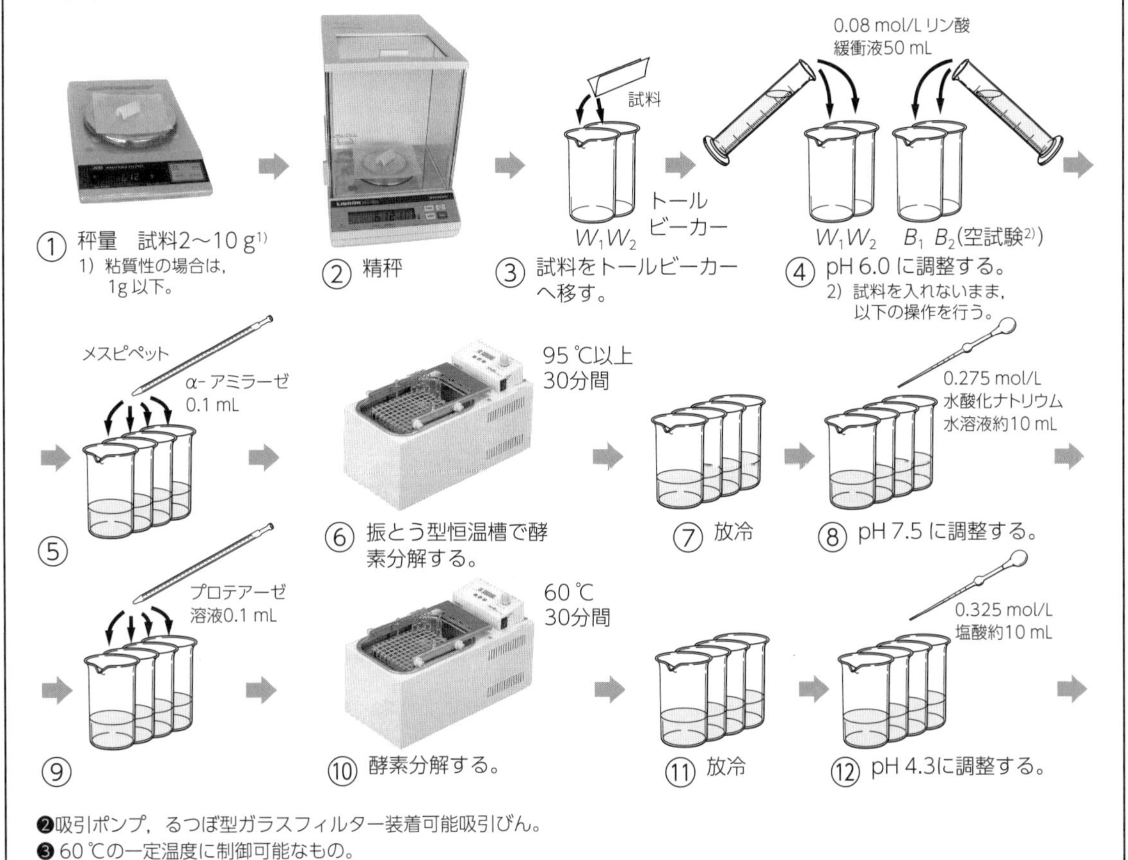

❷吸引ポンプ，るつぼ型ガラスフィルター装着可能吸引びん。

❸ 60 ℃の一定温度に制御可能なもの。

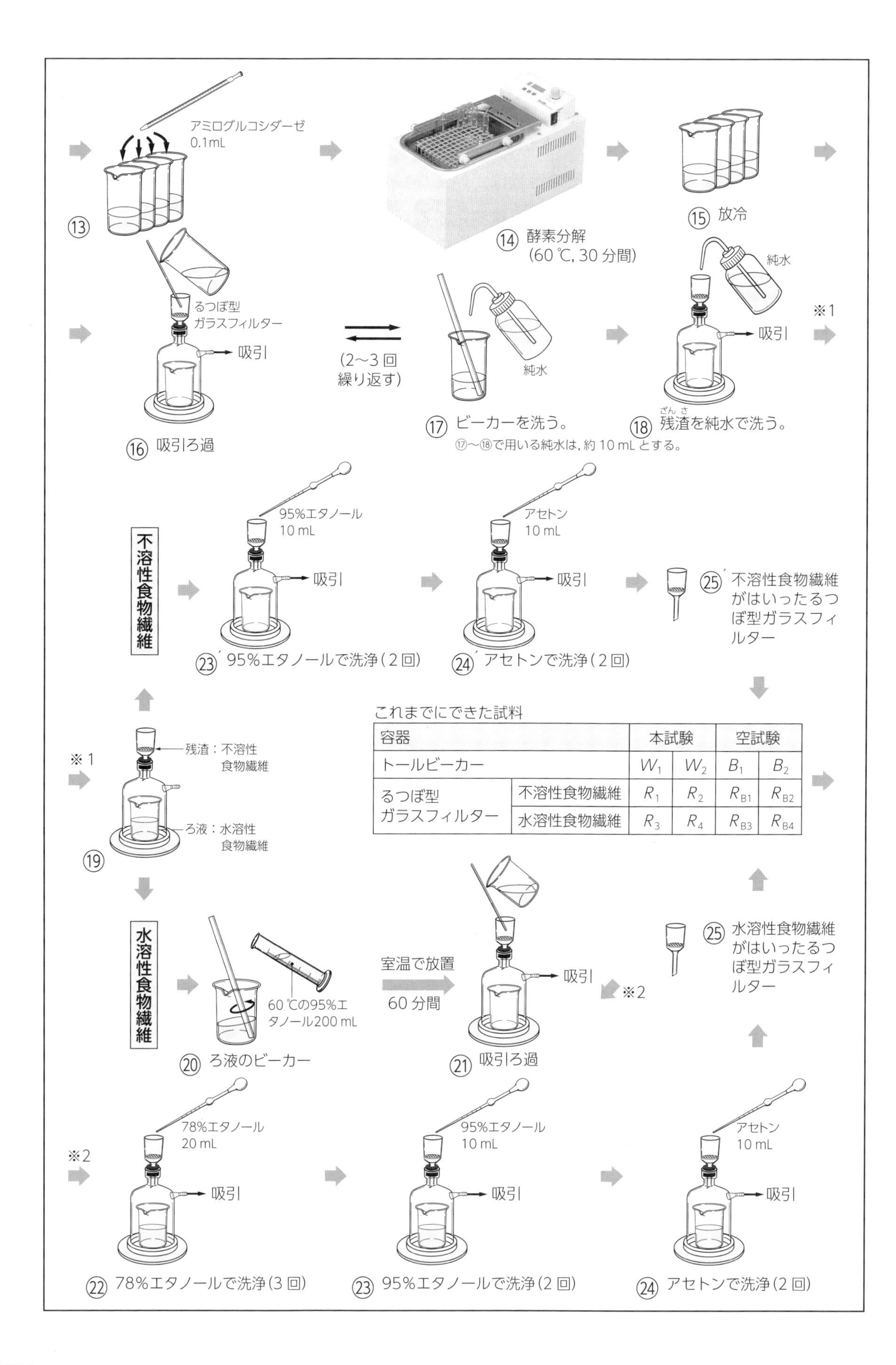

これまでにできた試料

容器		本試験		空試験	
トールビーカー		W_1	W_2	B_1	B_2
るつぼ型ガラスフィルター	不溶性食物繊維	R_1	R_2	R_{B1}	R_{B2}
	水溶性食物繊維	R_3	R_4	R_{B3}	R_{B4}

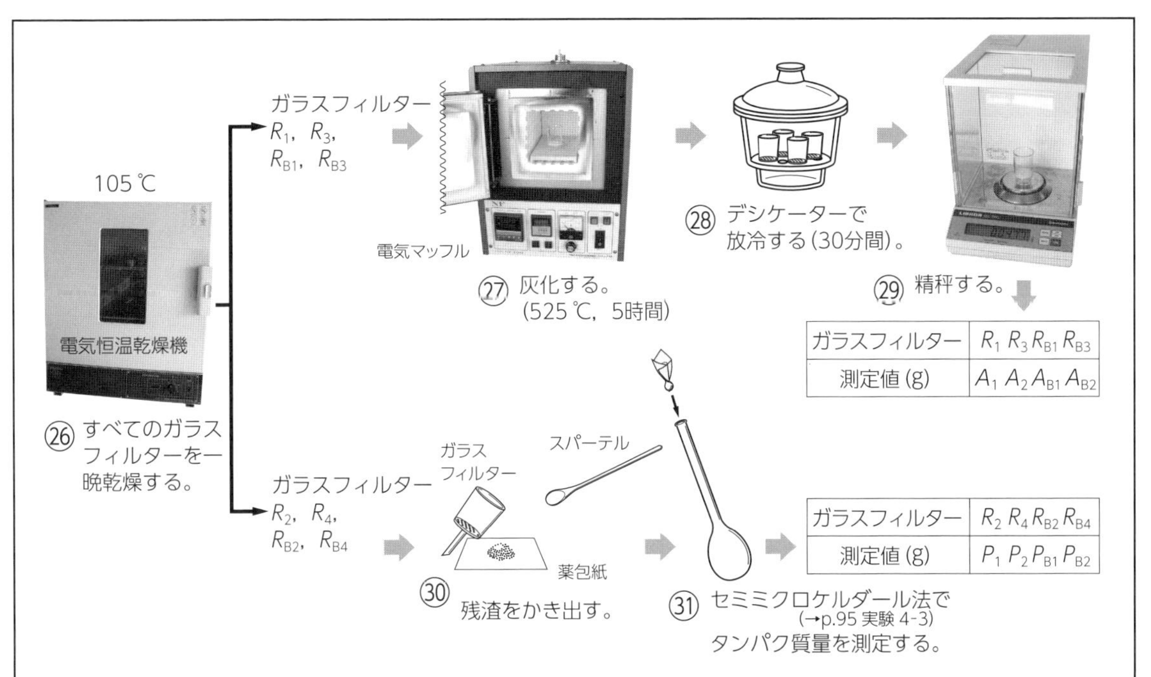

◉**結果**…次の計算式によって求める。

$$\text{不溶性食物繊維含量(g/100 g)} = \frac{\frac{R_1 + R_2}{2}\left[1 - \left(\frac{P_1}{R_1} + \frac{A_1}{R_2}\right)\right] - B_S}{\frac{W_1 + W_2}{2}} \times 100$$

ただし，ここで，$B_S\text{(g)} = \frac{R_{B1} + R_{B2}}{2}\left[1 - \left(\frac{P_{B1}}{R_{B1}} + \frac{A_{B1}}{R_{B2}}\right)\right]$

$$\text{水溶性食物繊維含量(g/100 g)} = \frac{\frac{R_3 + R_4}{2}\left[1 - \left(\frac{P_2}{R_3} + \frac{A_2}{R_4}\right)\right] - B_1}{\frac{W_1 + W_2}{2}} \times 100$$

ただし，ここで，$B_1\text{(g)} = \frac{R_{B3} + R_{B4}}{2}\left[1 - \left(\frac{P_{B2}}{R_{B3}} + \frac{A_{B2}}{R_{B4}}\right)\right]$

表 3　そのほかの記号の内容

	本試験		空試験	
	不溶性食物繊維	水溶性食物繊維	不溶性食物繊維	水溶性食物繊維
残渣(g)	R_1, R_2	R_3, R_4	R_{B1}, R_{B2}	R_{B3}, R_{B4}
残渣中のタンパク質(g)	P_1	P_2	P_{B1}	P_{B2}
残渣中の灰分(g)	A_1	A_2	A_{B1}	A_{B2}

7 ……… 無機質

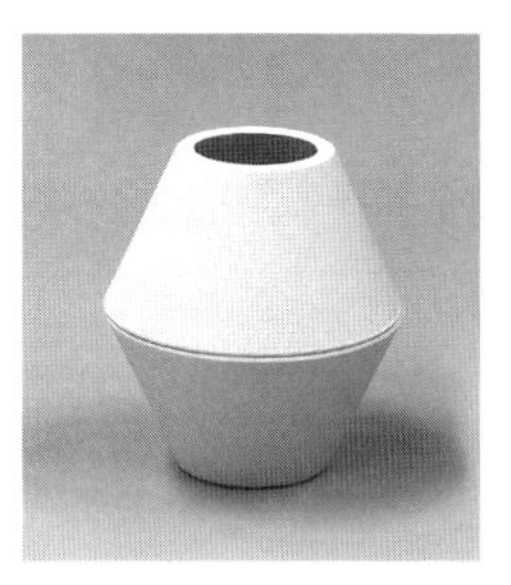

図1　マッフル

目標
- 灰分について理解し，その定量法を学習する。
- 無機質の定量原理を理解し，その方法を学習する。

1 灰分の定量

灰分は，栄養素の無機質の総量と考えられているが，厳密には灰分と無機質総量は一致しない。灰分は，いろいろな無機質のおよその合計と考えればよい。

実験 4-15 直接灰化法

◉**原理**…試料中の有機物と水分を 550 ℃の高温で燃焼して除去し，残留物の質量を灰分とする。

◉**準備**…(1) 試料：食品 2～5 g
(2) 器具：るつぼ，るつぼばさみ，電気炉またはマッフル，天秤

◉**方法**…あらかじめ，実験 4-1 ①～⑤の手順で，るつぼの恒量 W_0 (g) を求めておく。

表1　灰分の定量に用いる食品とその前処理

食品	特徴	前処理
野菜・果実，動物性食品	水分含有量の高いもの	乾燥機で予備乾燥を行う
ジュース	液体	湯浴上で蒸発・乾固させる
砂糖・はちみつ・菓子，デンプンを含むもの，卵白・魚肉	加熱時にふくれあがる	予備灰化を煙が出なくなるまで行う
油脂類・バター	多量のすすを発生	あらかじめ，油を燃やしておく

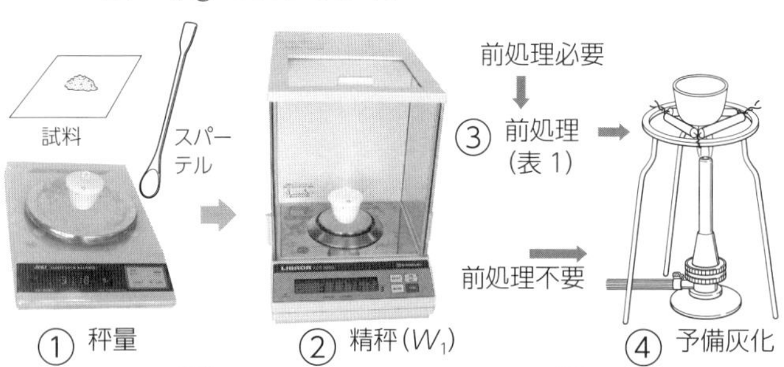

① 秤量　② 精秤 (W_1)　④ 予備灰化

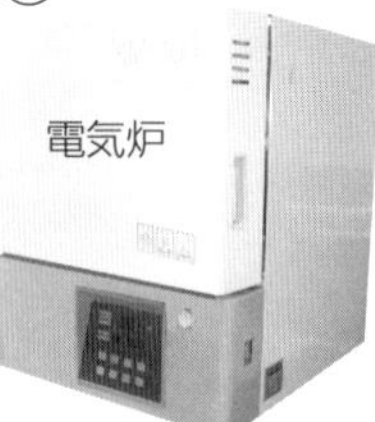

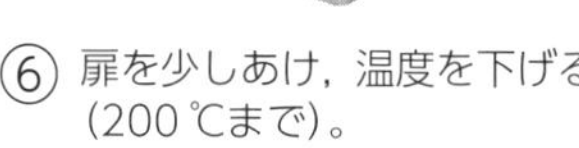

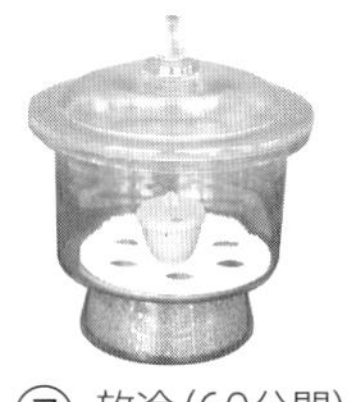

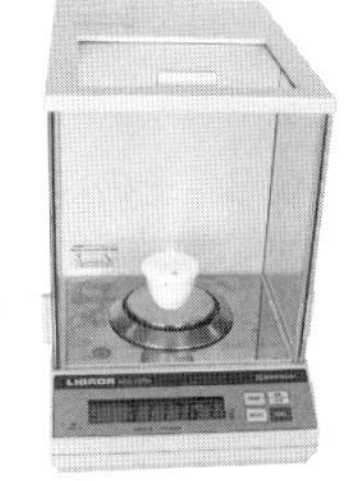

⑤ 加熱 (550 ℃，5～6時間)　⑥ 扉を少しあけ，温度を下げる (200 ℃まで)。　⑦ 放冷 (60分間)　⑧ 精秤 (W_2)

◉**結果**…次の計算式によって求める。

$$灰分(\%) = \frac{灰化残留物の質量(g)}{試料の質量(g)} \times 100 = \frac{W_2 - W_0}{W_1 - W_0} \times 100$$

W_0：るつぼの恒量 (g)
W_1：試料を入れたるつぼの灰化前の質量 (g)
W_2：試料を入れたるつぼの灰化後の質量 (g)

2 食塩の定量

日本には，みそ・しょうゆ・漬け物など，食塩を多く含む食品が多数ある。15歳以上では，1日の摂取量は8g[1]未満がよいとするめやすをこえて摂取していることが多い。

[1]ナトリウム量で表した場合，3.15g未満となる。

実験 4-16 モール法

◉原理…まず，銀イオン Ag^+ は，塩化物イオン Cl^- と反応して塩化銀となり，白色の沈殿を生じる。

$$NaCl + AgNO_3 \longrightarrow Na^+Cl^- + Ag^+ + NO_3^- \longrightarrow NaNO_3 + AgCl\downarrow$$

次に，塩化物イオンがなくなると銀イオンはクロム酸イオンと反応してクロム酸銀 Ag_2CrO_4 となり，赤褐色の沈殿を生じる。

$$2AgNO_3 + K_2CrO_4 \longrightarrow Ag_2CrO_4\downarrow + 2KNO_3$$

この性質を利用して，食品に含まれている塩化物イオン Cl^- を定量し，食塩の量を求める。

◉準備…(1) 試料：食品1～5g[2]

(2) 器具：褐色ビュレット，ホールピペット，メスフラスコ，ろうと，ビーカー，三角フラスコ，天秤，滴定装置

(3) 試薬(→p.207)：0.01 mol/L 硝酸銀標準溶液，10％クロム酸カリウム溶液

◉方法

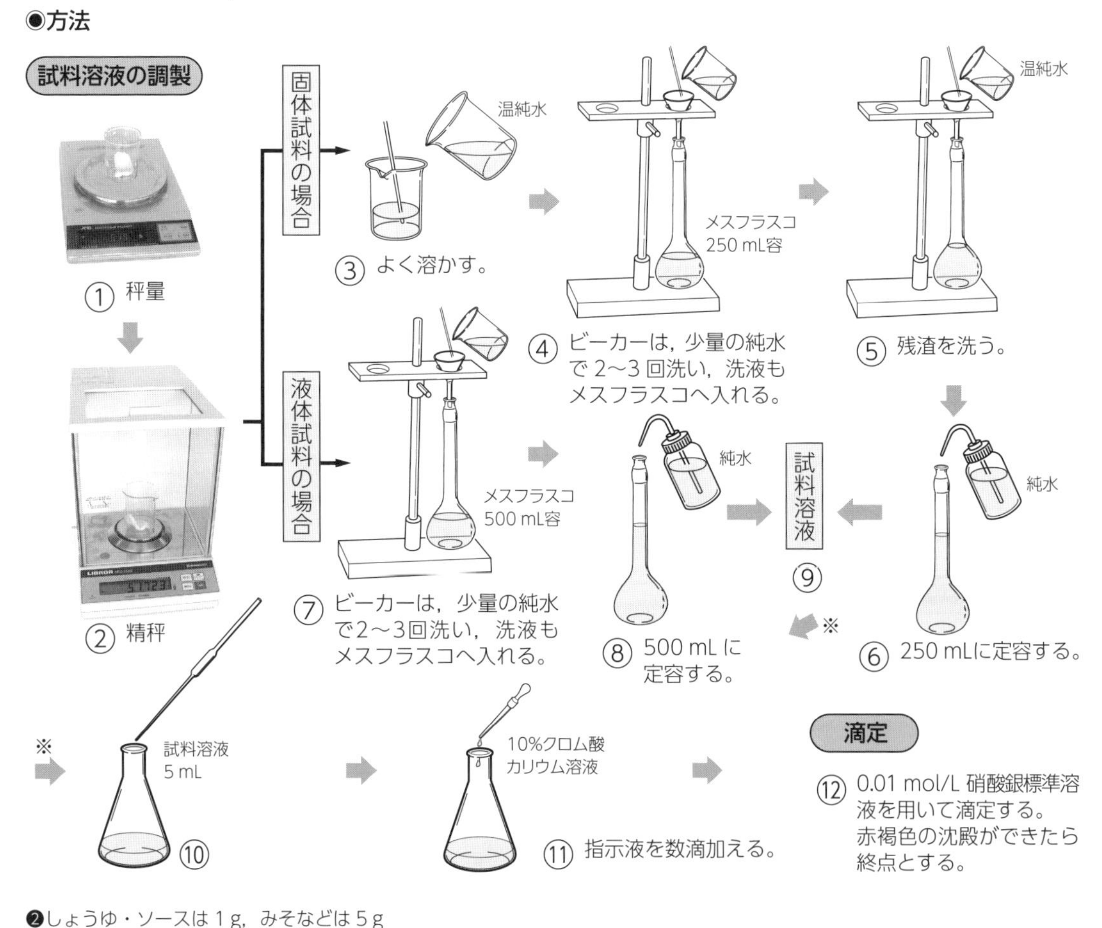

[2]しょうゆ・ソースは1g，みそなどは5g

◉**結果**…次の計算式によって求める。

$$食塩(\%) = a \times 0.0005845 \times F \times \frac{c}{b} \times \frac{100}{S}$$

a：0.01 mol/L 硝酸銀標準溶液の滴定値　b：試料溶液の使用量(mL)
c：試料溶液の調製量(mL)
F：0.01 mol/L 硝酸銀標準溶液の力価
S：試料の採取量(g)
0.0005845：0.01 mol/L 硝酸銀 1.0 mL に相当する塩化ナトリウム(g)

3 カルシウムの定量

カルシウムの食品中における含有量をみると，乳製品や海産物加工品に多く含まれている。

一方，人の体内には骨や歯の成分として，また，血液や筋肉にはイオンとして存在し，体重の 1～2 %を占めている。

実験 4-17 過マンガン酸カリウム容量法

◉**原理**…カルシウムは，シュウ酸アンモニウムと尿素を加えて加熱すると，シュウ酸カルシウムの沈殿を生じる。

$$Ca^{2+} + C_2O_4^{2-} \longrightarrow CaC_2O_4$$

この沈殿を硫酸で分解して，シュウ酸を遊離させる。

$$CaC_2O_4 + H_2SO_4 \longrightarrow CaSO_4 + H_2C_2O_4$$

さらに，このシュウ酸を過マンガン酸カリウム水溶液で滴定し，カルシウム量を求める。

$$5H_2C_2O_4 + 2KMnO_4 + 3H_2SO_4 \longrightarrow K_2SO_4 + 2MnSO_4 + 10CO_2 + 8H_2O$$

◉**準備**…⑴ 試料：食品 2～5 g を灰化したもの
⑵ 器具：共栓三角フラスコ(300 mL)，蒸発皿，ガラス棒，ガラスろ過器，吸引ろ過装置，加熱器具，湯浴装置，ホールピペット，メスピペット，駒込ピペット，滴定装置
⑶ 試薬(→ p.207)：6 mol/L 塩酸，3 mol/L 塩酸，メチルレッド指示薬，3 %シュウ酸アンモニウム水溶液，0.3 mol/L アンモニア水溶液，0.7 mol/L 硫酸，0.02 mol/L 過マンガン酸カリウム標準溶液，尿素(特級)

◉**方法**

試料溶液の調製

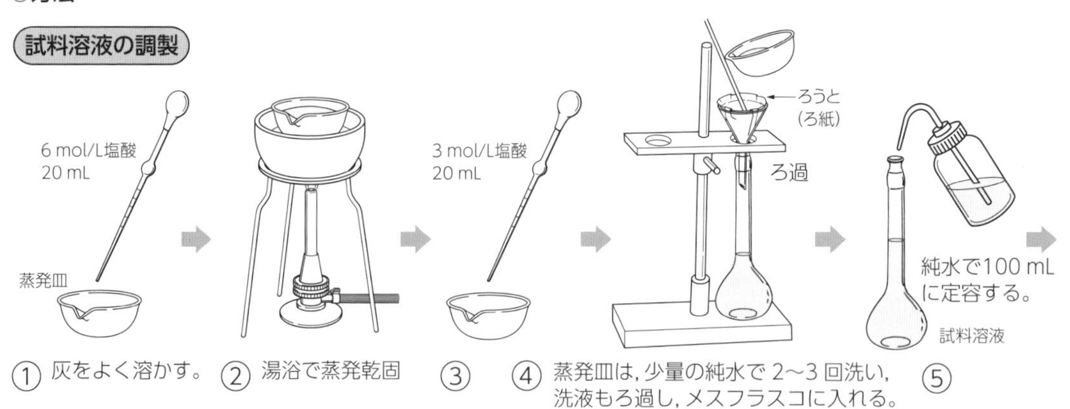

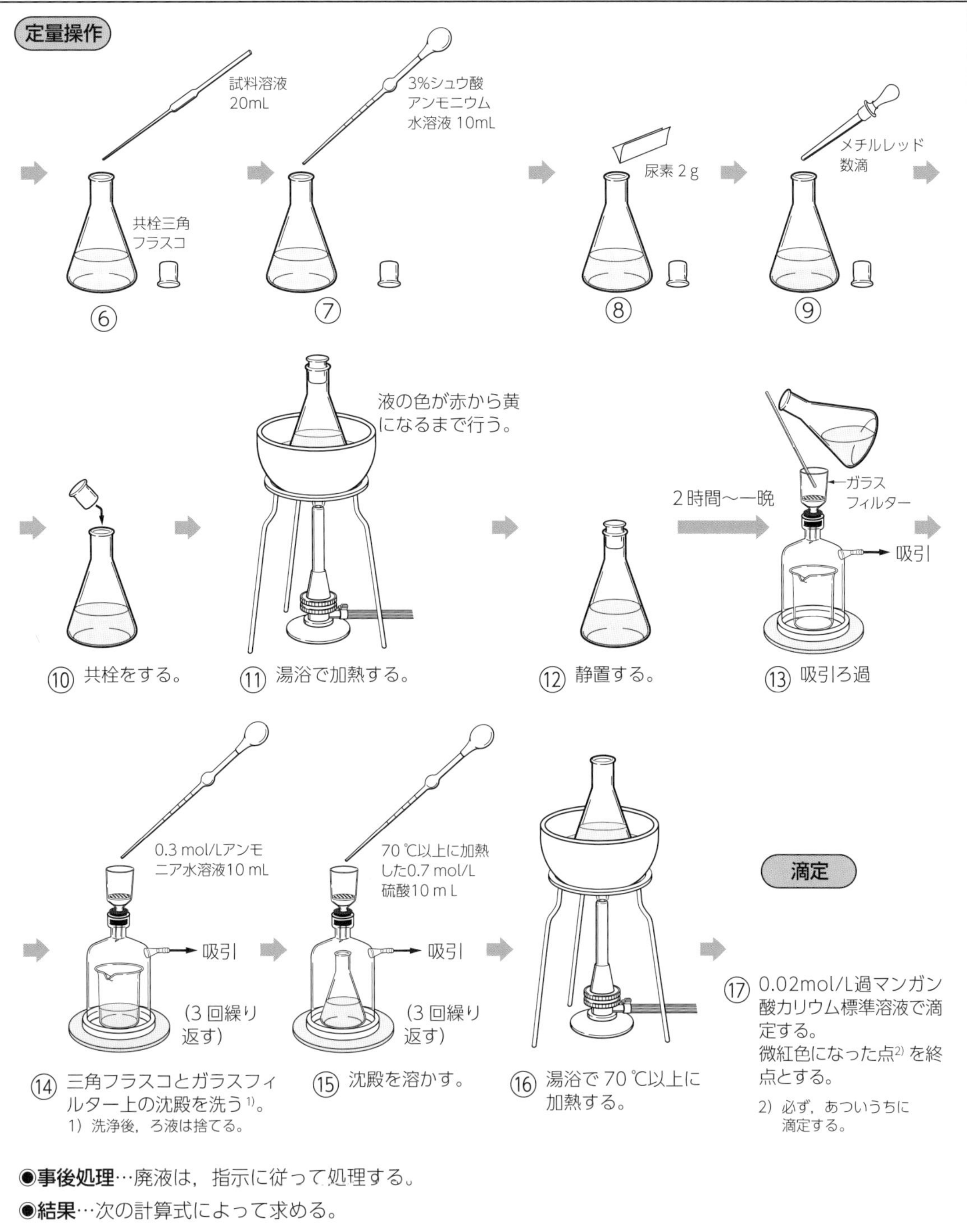

◉**事後処理**…廃液は，指示に従って処理する。

◉**結果**…次の計算式によって求める。

$$\text{カルシウム (mg/100 g)} = a \times F \times 2.0 \times \frac{c}{b} \times \frac{100}{S}$$

a：0.02 mol/L 過マンガン酸カリウム標準溶液の滴定値 (mL)

b：試料溶液の使用量 (mL)

c：試料溶液の調製量 (mL)

F：0.02 mol/L 過マンガン酸カリウム標準溶液の力価

S：試料の採取量 (g)

2.0：0.02 mol/L 過マンガン酸カリウム標準溶液 1 mL に相当するカルシウム量 (mg)

4 リンの定量

リンは，主要なミネラルの一つで，ATP や脂質，骨の成分として人体には約 1 %含まれている。また，リンは，ほとんどの食品にかなりの量が含まれている。

実験 4-18 モリブデンブルー比色法

◉原理…リン酸とモリブデン酸アンモニウムを反応させ，リンモリブデン酸アンモニウムにする。これを還元すると，青色のモリブデンブルーとなる。この物質の生成は，ある条件下でリン酸の量に比例するので，これを比色して定量する。

◉準備…(1) 試料：食品 2～5 g

(2) 器具：メスフラスコ(25 mL)，光電比色計または分光光度計，ホールピペット(1 mL と 2 mL)，メスピペット

(3) 試薬(→ p.208)：リン標準溶液，モリブデン酸アンモニウム溶液，0.5 %ヒドロキノン溶液，10 %亜硫酸ナトリウム水溶液

◉方法

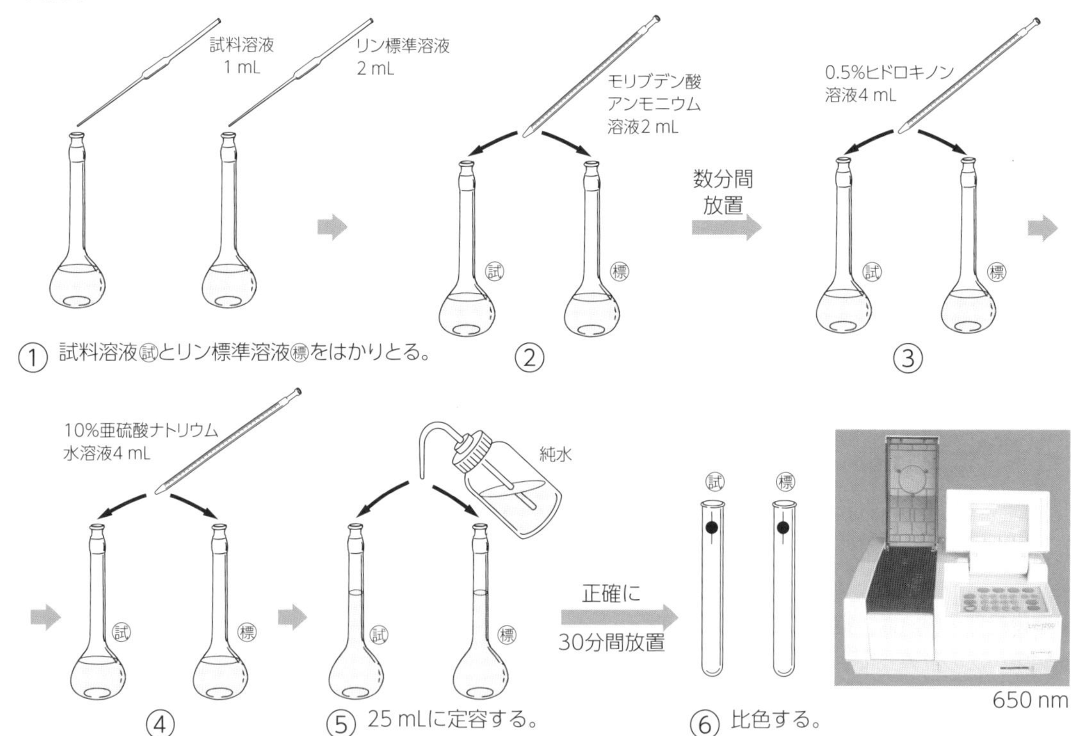

◉結果…次の計算式によって求める。

$$リン(mg/100\,g) = \frac{K}{K_0} \times 0.05 \times D \times \frac{100}{S}$$

K：試料溶液の吸光度

K_0：リン標準溶液の吸光度

D：S の試料を用いて調製した試料溶液量(mL)

S：試料の採取量(g)

0.05：リン標準溶液 2.0 mL 中のリン量(mg)

8 ………ビタミン

目標

- 微量要素の定量法として，比色計や吸光度計を用いた定量法を学習する。
- 各ビタミンの特性に応じた定量法を学習する。

1 ビタミンAの定量

ビタミンAは，レチノールやレチノイン酸の形で動物性食品に，また，植物性食品にはβ-カロテンを代表とする**カロテノイド化合物**[1]として存在している。

食品中のビタミンAを定量する場合は，試料をアルコール性水酸化ナトリウム溶液でケン化することでレチニルエステルを加水分解し，レチノールの総量とする。さらに，不ケン化物をヘキサンで抽出し，共存する他の脂質を除くなどの操作を経てレチノールをイソプロパノールに転溶する。その後，GDH(グリセロールジクロロヒドリン)法で生成した紅色をその吸収波長(620 nm)で測定する方法により，定量することができる。しかし，最近では高速液体クロマトグラフ(HPLC)法で，感度および精度の高い蛍光検出器を用いて分離，同定，定量を行う方法が一般的である。

ビタミンAは分子内の共役二重結合[2]を多数もつため，熱に弱く，酸化されやすい。このため，定量する場合は，空気中の酸素を排除する目的で窒素ガス置換を行ったり，紫外線の影響を避けるために褐色ガラス器具を使用したりするなどの注意が必要である。さらに，金属器具類との接触や熱にも細心の注意を払いながら，操作を進める必要がある。

❶プロビタミンAとして知られている。

❷図2に示したように，炭素どうしの二重結合部分が単結合部分をはさんで並んでいる状態の結合のこと。

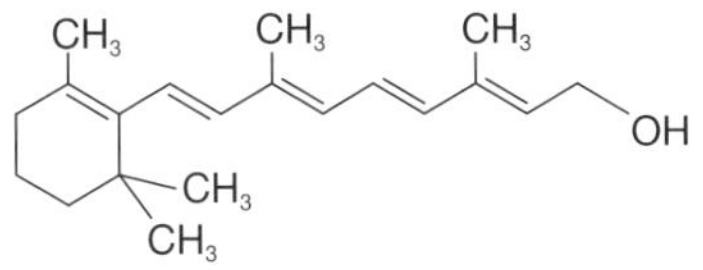

図1　レチノールの構造

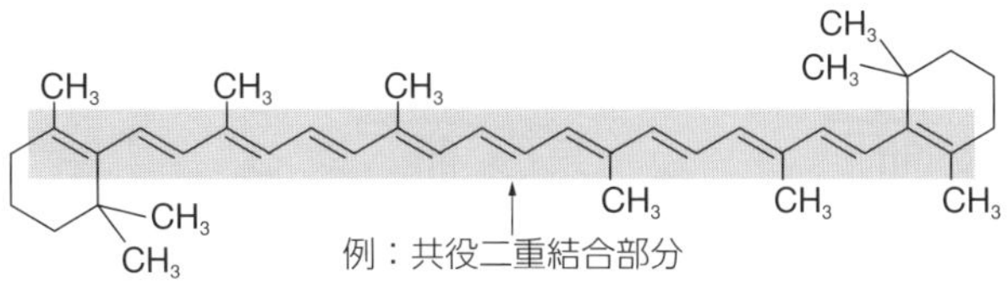

例：共役二重結合部分

図2　β-カロテンの構造

2 ビタミン B_1 の定量

食品中におけるビタミン B_1 は，一部がリン酸との結合型で存在している。ビタミン B_1 を定量する場合は，とくにアルカリで分解しやすいので注意する。食品中のビタミン B_1 を定量するには，チオクローム蛍光法❶やジアゾ法❷（パラアミノアセトフェノン比色法）などがある。

❶チオクロームは，ビタミン B_1 がアルカリ性の試薬で酸化され，紫外線で青色の蛍光を発する物質となったもの。

❷チオクローム法に比べると，感度の点でやや劣るが，比較的，多量のビタミン B_1 を含む食品に適応できる。

実験 4-19 ジアゾ法

◉**原理**…亜硝酸でジアゾ化したパラアミノアセトフェノンを，アルカリ性のもとでビタミン B_1 と反応させ，不溶性の赤紫色化合物を生じさせる。この赤紫色化合物をキシロールに溶解させ，530 nm の吸収波長で測定する。

◉**準備**…(1) 試料：豚肉・玄米・大豆など 1～5 g

(2) 器具：三角フラスコ(100～200 mL)，ビーカー，メスシリンダー，メスピペット，駒込ピペット，ろうと，ろ紙，湯浴装置，メスフラスコ(100 mL)，ホールピペット，乳鉢，乳棒，共栓遠心沈殿管(50 mL)，遠心分離機，pH メーター，分光光度計，天秤，温度計

(3) 試薬(→ p.208)：0.05 mol/L 硫酸，4 mol/L 酢酸ナトリウム溶液，5 %ジアスターゼ溶液，酸性白土，0.5 %フェノール-アルコール溶液，パラアミノアセトフェノン溶液，亜硝酸ナトリウム水溶液，アルカリ溶液，プレブルダ試薬，60～70 %アルコール，キシロール，特級アルコール，ビタミン B_1 標準溶液

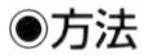

◉**方法**

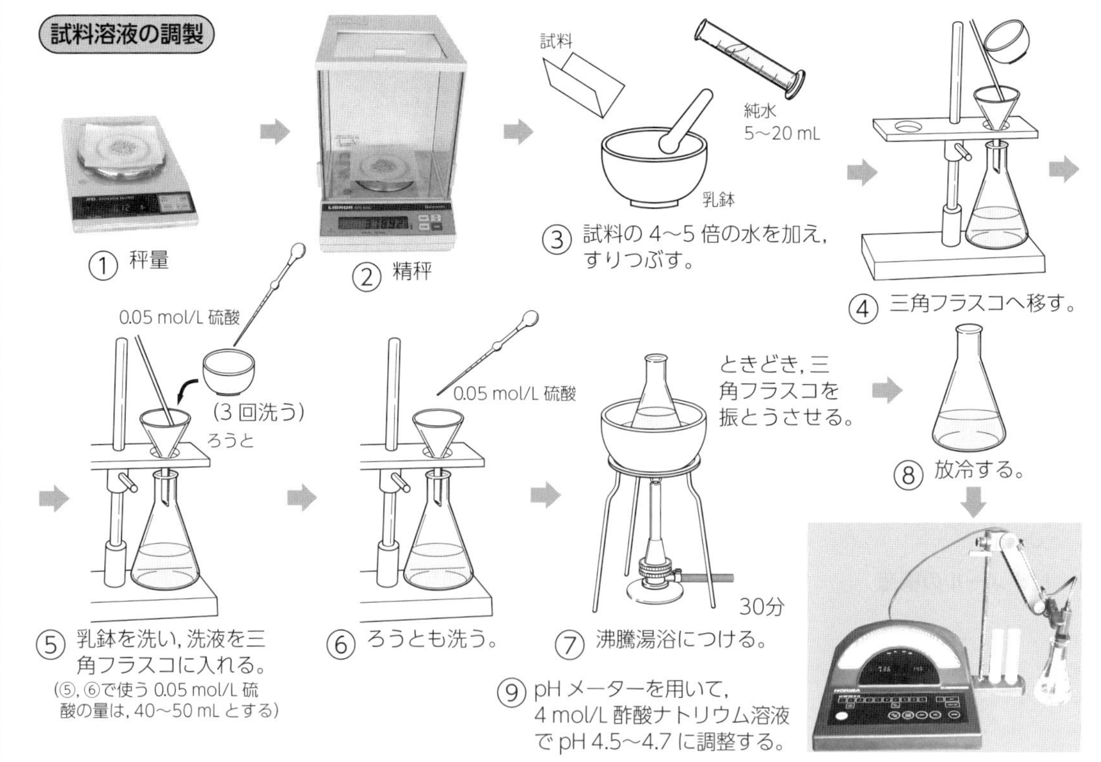

① 秤量
② 精秤
③ 試料の 4～5 倍の水を加え，すりつぶす。
④ 三角フラスコへ移す。
⑤ 乳鉢を洗い，洗液を三角フラスコに入れる。（⑤，⑥で使う 0.05 mol/L 硫酸の量は，40～50 mL とする）
⑥ ろうとも洗う。
⑦ 沸騰湯浴につける。
⑧ 放冷する。
⑨ pH メーターを用いて，4 mol/L 酢酸ナトリウム溶液で pH 4.5～4.7 に調整する。

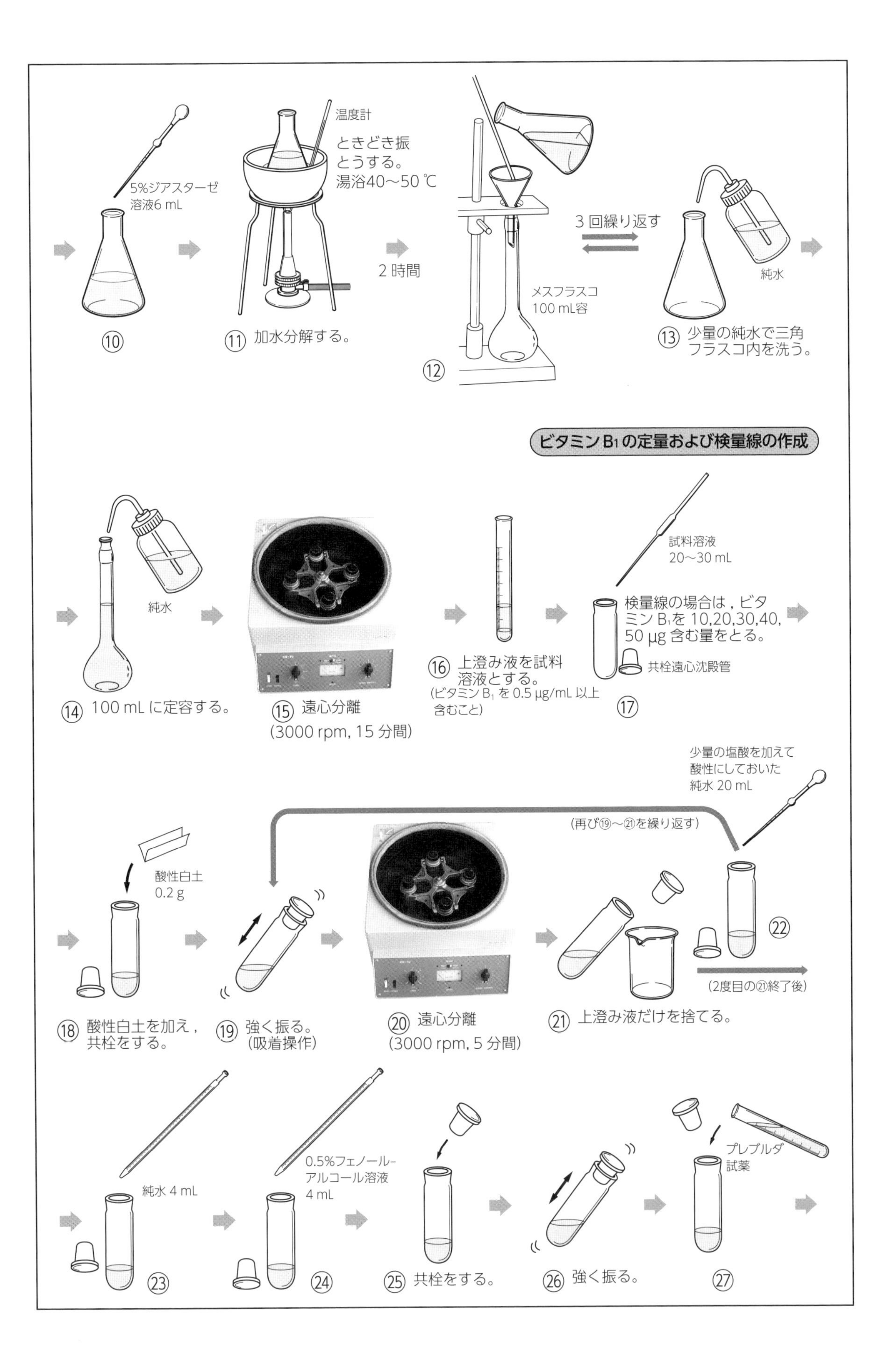
5%ジアスターゼ
溶液6 mL
⑩
温度計
ときどき振
とうする。
湯浴40〜50 ℃
⑪ 加水分解する。
2 時間
メスフラスコ
100 mL容
⑫
3 回繰り返す
純水
⑬ 少量の純水で三角
フラスコ内を洗う。
ビタミンB1の定量および検量線の作成
純水
⑭ 100 mL に定容する。
⑮ 遠心分離
(3000 rpm, 15 分間)
⑯ 上澄み液を試料
溶液とする。
(ビタミン B1 を 0.5 μg/mL 以上
含むこと)
試料溶液
20〜30 mL
検量線の場合は，ビタ
ミン B1を 10,20,30,40,
50 μg 含む量をとる。
共栓遠心沈殿管
⑰
少量の塩酸を加えて
酸性にしておいた
純水 20 mL
(再び⑲〜㉑を繰り返す)
酸性白土
0.2 g
⑱ 酸性白土を加え，
共栓をする。
⑲ 強く振る。
(吸着操作)
⑳ 遠心分離
(3000 rpm, 5 分間)
㉑ 上澄み液だけを捨てる。
㉒
(2度目の㉑終了後)
純水 4 mL
㉓
0.5%フェノール-
アルコール溶液
4 mL
㉔
㉕ 共栓をする。
㉖ 強く振る。
プレブルダ
試薬
㉗

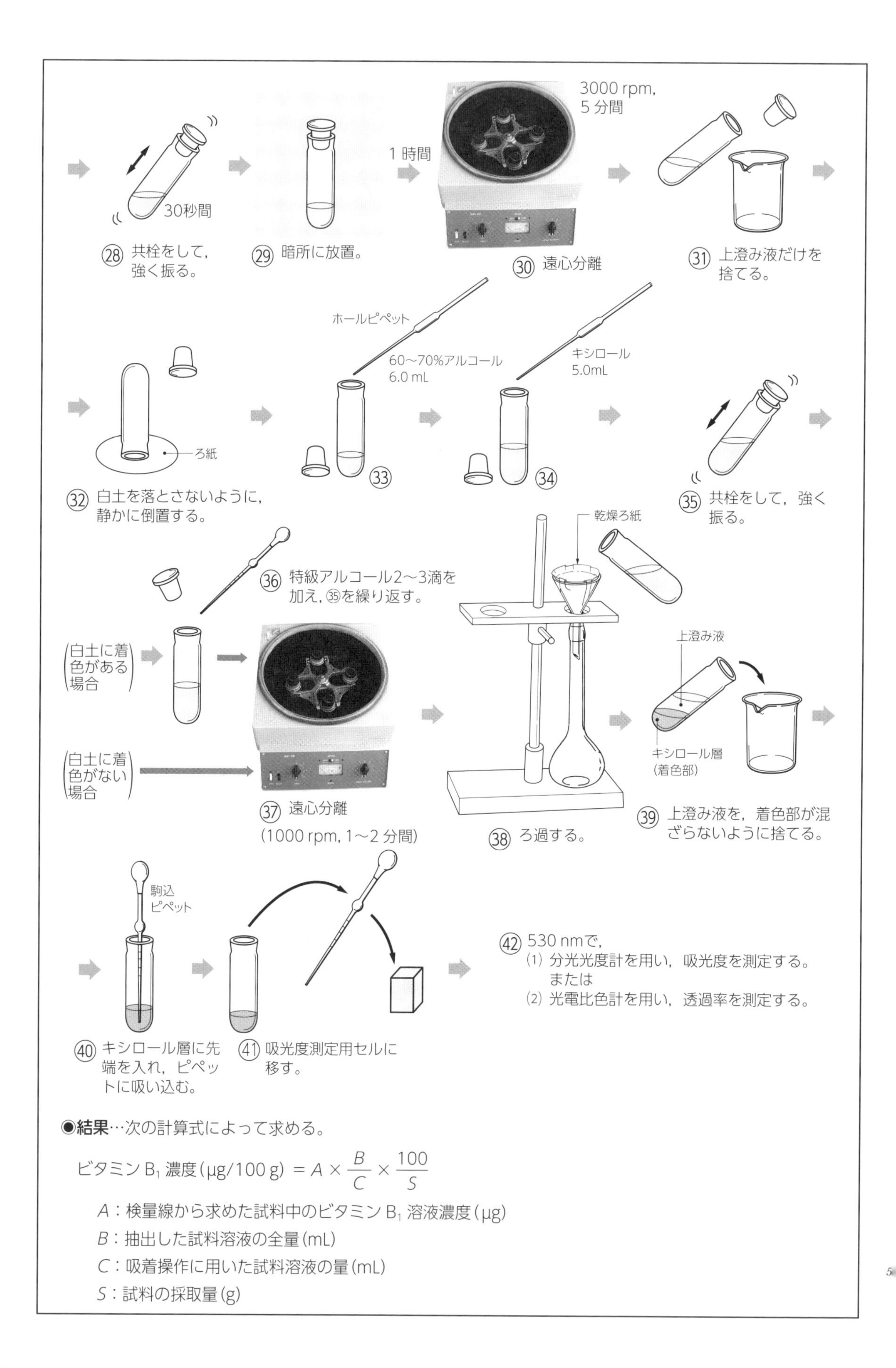

●**結果**…次の計算式によって求める。

$$\text{ビタミン } B_1 \text{ 濃度}(\mu g/100\,g) = A \times \frac{B}{C} \times \frac{100}{S}$$

A：検量線から求めた試料中のビタミン B_1 溶液濃度（μg）

B：抽出した試料溶液の全量（mL）

C：吸着操作に用いた試料溶液の量（mL）

S：試料の採取量（g）

3 ビタミンCの定量

食品中におけるビタミンCは，還元型ビタミンC(アスコルビン酸)と酸化型ビタミンC(デヒドロアスコルビン酸)の形で存在している。還元型ビタミンCを定量する場合は，その還元性を利用したインドフェノール滴定法が行われる❶。ビタミンCはとくにアルカリ性溶液中でこわれやすく，酸性溶液中で安定しており，pHや温度条件，また酸素および銅などのような共存物質によって影響を受ける。そのため，測定試料は酸性条件下，低温ですばやく処理することを心がける。

❶ビタミンCの酸化により生成した酸化型ビタミンCを用いるヒドラジン法もある。

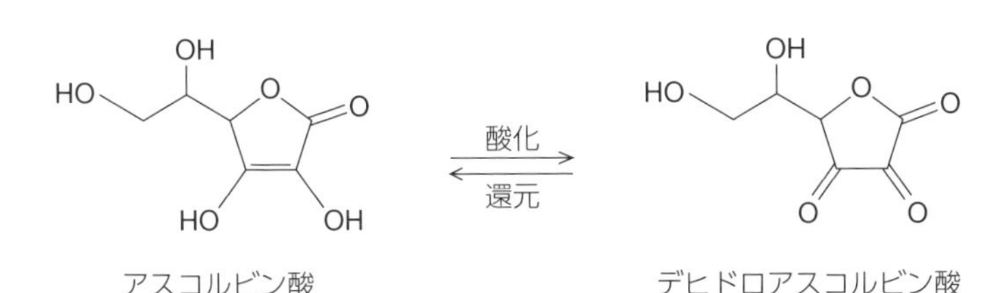

図3　ビタミンCの構造と変化

実験 4-20　インドフェノール滴定法

◉原理…2,6-ジクロロフェノール-インドフェノール色素溶液をビタミンCに作用させると，ビタミンCによって還元され，赤色から無色となる。ビタミンCが酸化型ビタミンCに変化する反応を利用したものである。新鮮な植物性食品中のビタミンCは，還元型が90％以上を占めることから，簡便な方法として利用されている❷。

◉準備…(1) 試料：新鮮な植物性試料(野菜・果実など)1〜10 g

(2) 器具：乳鉢またはホモジナイザー，共栓遠心沈殿管(50 mL)，遠心分離機，メスフラスコ(50〜100 mL)，吸引ろ過装置，水流ポンプ，ブフナーろうと，ミクロビュレット(2 mL)，三角フラスコ(50 mL)，天秤，ホールピペット，メスピペット，駒込ピペット

(3) 試薬(→ p.208)：5％メタリン酸溶液，2,6-ジクロロフェノール-インドフェノール色素溶液，ケイ砂，4 mg％アスコルビン酸標準溶液(検定用ビタミンC)，6％ヨウ化カリウム水溶液，0.5％可溶性デンプン溶液，1.7×10^{-4} mol/L ヨウ素酸カリウム標準溶液

◉方法

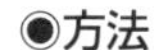

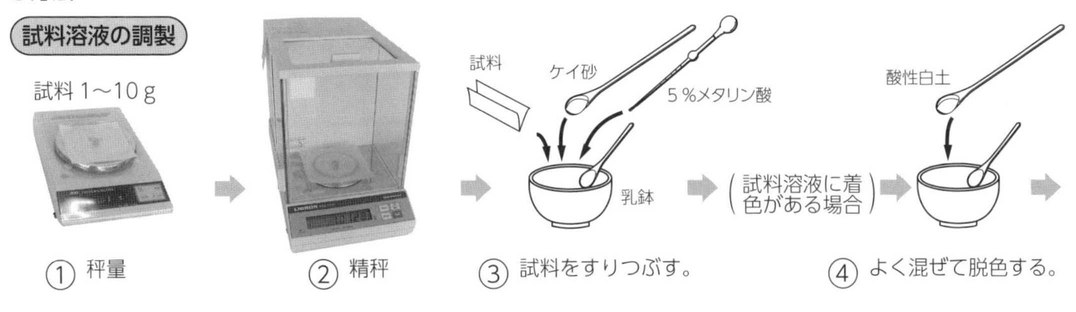

❷この方法は，着色物質や還元性物質を含む試料には適用できない。

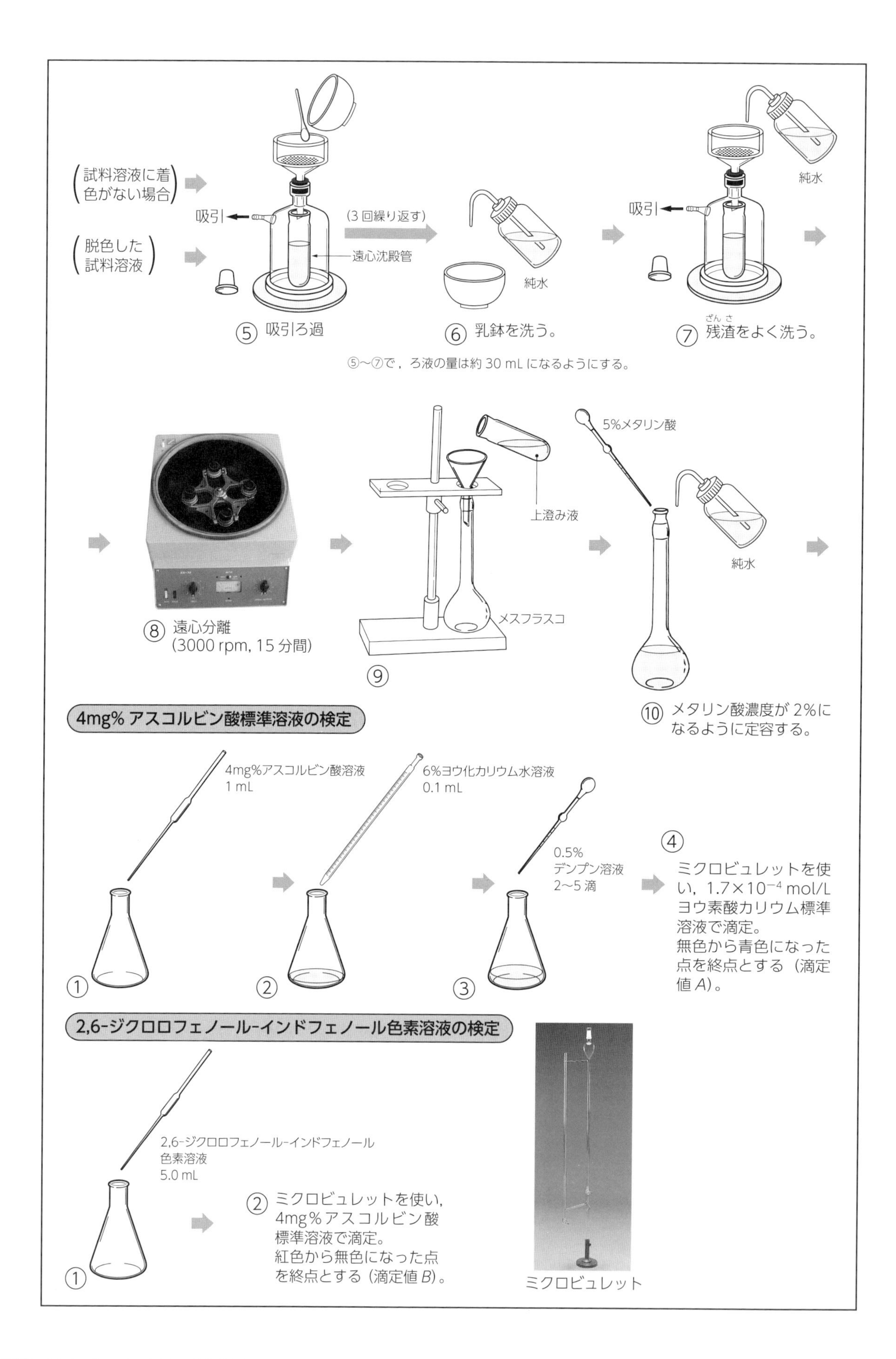

試料溶液に着色がない場合
脱色した試料溶液
吸引
(3 回繰り返す)
遠心沈殿管
純水
⑤ 吸引ろ過
⑥ 乳鉢を洗う。
⑦ 残渣をよく洗う。
⑤～⑦で，ろ液の量は約 30 mL になるようにする。
⑧ 遠心分離 (3000 rpm, 15 分間)
上澄み液
メスフラスコ
⑨
5%メタリン酸
⑩ メタリン酸濃度が 2%になるように定容する。
4mg% アスコルビン酸標準溶液の検定
4mg%アスコルビン酸溶液 1 mL
6%ヨウ化カリウム水溶液 0.1 mL
0.5% デンプン溶液 2~5 滴
①
②
③
④ ミクロビュレットを使い，1.7×10⁻⁴ mol/L ヨウ素酸カリウム標準溶液で滴定。無色から青色になった点を終点とする（滴定値 A)。
2,6-ジクロロフェノール-インドフェノール色素溶液の検定
2,6-ジクロロフェノール-インドフェノール色素溶液 5.0 mL
② ミクロビュレットを使い，4mg%アスコルビン酸標準溶液で滴定。紅色から無色になった点を終点とする（滴定値 B)。
ミクロビュレット

試料溶液の滴定

2,6-ジクロロフェノール-インドフェノール
色素溶液 5.0 mL

①

② ミクロビュレットを使い，
試料溶液で滴定。
紅色から無色になった点
を終点とする（滴定値 C）。

◉**結果**…次の計算式によって求める。

検定アスコルビン酸濃度 D（mg/100 g）$= A \times 0.088 \times F$

アスコルビン酸濃度（mg/100 g）$= D \times \dfrac{B}{C} \times \dfrac{G}{E}$

A：4 mg%アスコルビン酸標準溶液を検定したときのヨウ素酸カリウム標準溶液の滴定値（mL）
B：色素溶液を検定したときのアスコルビン酸標準溶液の滴定値（mL）
C：試料溶液の滴定値（mL）
D：検定アスコルビン酸濃度（mg/100 g）
E：試料の採取量（g）
F：1.7×10^{-4} mol/L ヨウ素酸カリウム標準溶液の力価
G：調製した試料溶液量（mL）
0.088：1.7×10^{-4} mol/L ヨウ素酸カリウム標準溶液 1 mL に相当するアスコルビン酸量（mg）

コラム

HPLC

高速液体クロマトグラフィー（HPLC：High performance liquid chromatography）は，近年多くの食品成分分析に使われてきている。とくに，脂溶性ビタミン，水溶性ビタミン，炭水化物，有機酸の分析などに使われている。

装置に導入された試料溶液は，加圧された溶媒（展開溶媒）とともに充塡剤を詰めたカラムに送り込まれる。試料は，カラムを通過する過程で各成分に分離し，検出器で検出され，その電気信号が記録される。HPLC では，展開溶媒を高圧で流すため，短時間で，より精度の高い分離能が期待でき，再現性も高い。

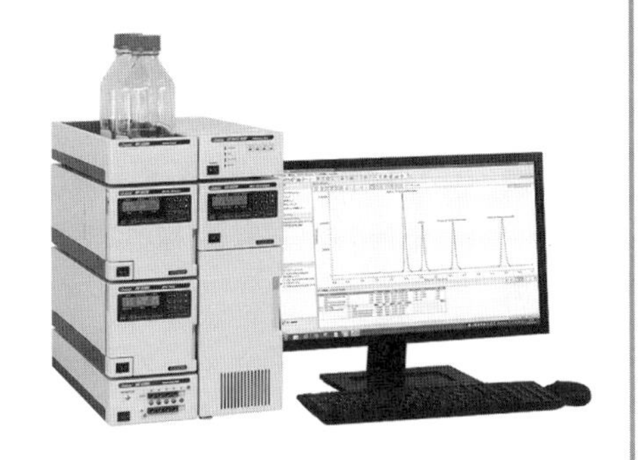

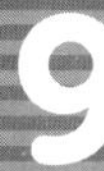

9 ……… そのほかの分析

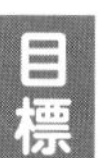

目標
- ●食品製造にかかわる，各種の物性的な測定法を身につける。
- ●食品の感覚的な評価方法について学習する。

1 pH

私たちが梅干しや果実を食べたときに感じる味の一つに酸味があり，pH（ピーエイチ）はこれに大きく関係している。また，生体活動に重要な酵素反応，微生物による発酵・腐敗などにも関与しており，食品の製造において，味や品質・保存などにも影響力をもっている。

pHとは

溶液の酸性・アルカリ性を数字で表したもので，pH 7 が中性，7 より小さければ酸性，大きければアルカリ性である。測定には，pH 試験紙を使って測定する方法と，pH メーターを使って測定する方法とがある。

pH 試験紙は，ろ紙に指示薬をしみ込ませたもので，pH のおよその値を知りたいときに用いられる。

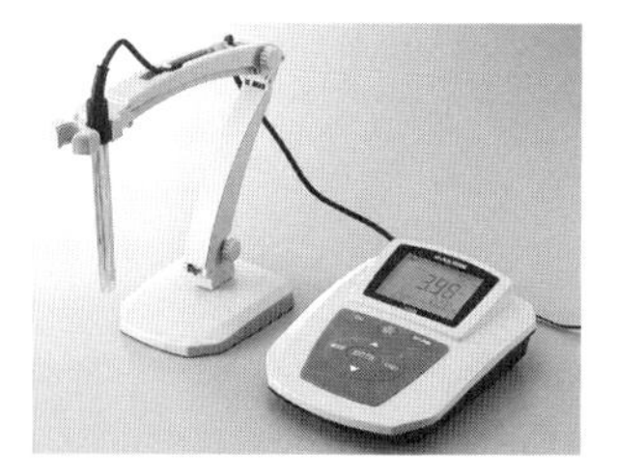

図 1　pH メーター

実験 4-21　pH 試験紙による食品中の pH の測定

◉原理…pH 試験紙を試料溶液につけ，変化した色を標準変色表と比べて pH を測定する。

◉準備…(1) 試料：いろいろな試料溶液

(2) 器具：pH 試験紙，標準変色表，ピンセット，ビーカー

◉方法

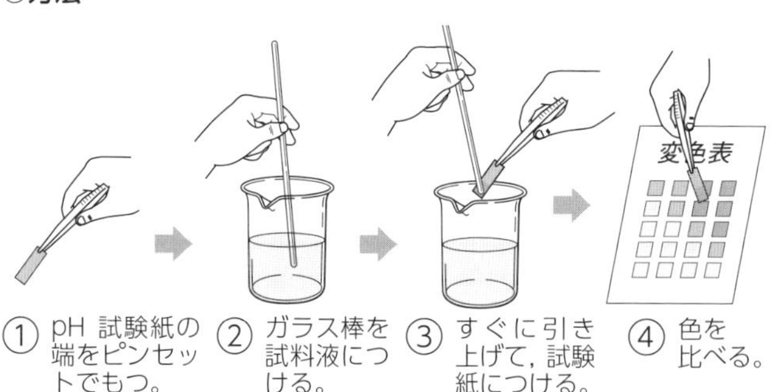

◉結果…同じ色の数値が，そのまま pH となる。

表 1　pH 試験紙の種類

試験紙（略号）	測定範囲
クレゾールレッド（CR）	0.4～2.0 7.2～8.8
チモールブルー（TB）	1.4～3.0 8.0～9.6
ブロムフェノールブルー（BPB）	2.8～4.4
ブロムクレゾールグリーン（BCG）	4.0～5.6
メチルレッド（MR）	5.4～7.0
ブロムチモールブルー（BTB）	6.2～7.8
フェノールレッド（PR）	6.6～8.2
アルカリブルー（ALB）	11.0～13.6
ユニバーサル（UNIV）	1.0～11.0

実験 4-22　ガラス電極（pH メーター）による測定

◉原理…pH メーターの電極に用いられている特殊なガラス膜は，その両側に異なった液体があると，溶液の pH の差に比例した起電力を発生する。この性質を利用して pH を測定する。

◉準備…(1) 試料：いろいろな試料溶液
(2) 器具：洗浄びん，ろ紙，ビーカー，pH メーター
(3) 試薬：pH 4 標準溶液（フタル酸塩標準溶液），pH 7 標準溶液（中性リン酸塩標準溶液），pH 9 標準溶液（ホウ酸塩標準溶液）

◉方法

Ⅰ．測定の準備
① 電源スイッチを入れる。
② pH 7 標準溶液にガラス電極をつけ，pH を正しく表示するように調整する。
③ ガラス電極をとり出し，純水でよく洗ってから，ろ紙で水を吸いとる。
④ ②の操作を pH 4 標準溶液または pH 9 標準溶液で行う。
⑤ ③と同じ操作を行う。

Ⅱ．pH の測定
① 試料をビーカーにとり，これにガラス電極をつける。
② 表示が安定したら，pH を記録する。
③ ガラス電極をとり出し，純水でよく洗ってから，ろ紙で水を吸いとる。
④ 測定を 3 回行う。
⑤ 測定が終わったら電源を切り，ガラス電極を純水でよく洗い，純水または pH7 標準溶液につけておく。

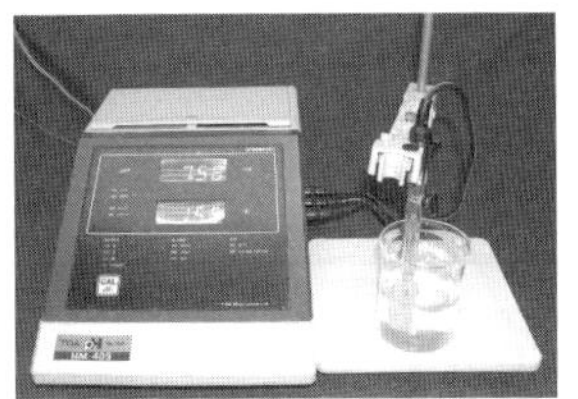

① 電極の先端を試料に入れ，表示が安定したら，pHを読む。

pH標準溶液
pH 4（フタル酸塩）　pH 7（中性リン酸塩）　pH 9（ホウ酸塩）

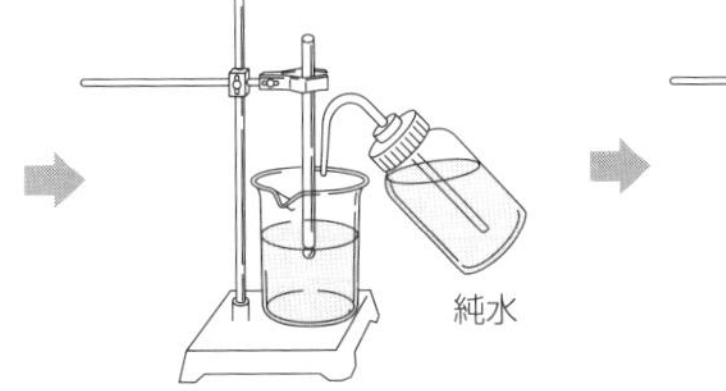

② 電極の先端をよく洗浄する。

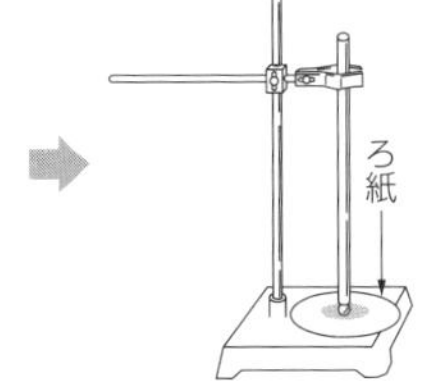

③ ろ紙で水を吸いとる。

◉結果…測定した結果の 3 回の平均を，試料の pH とする。

実験 4-23　中和滴定曲線の作成

◉準備…(1) 器具：pH メーター，マグネチックスターラー，滴定装置
(2) 試薬：0.1 mol/L 塩酸，0.1 mol/L 水酸化ナトリウム水溶液

◉方法
① ビーカーに，0.1 mol/L 塩酸を 10.0 mL とる。
② ガラス電極をビーカーの 0.1 mol/L 塩酸につける。
③ ②のビーカーを 0.1 mol/L 水酸化ナトリウム水溶液で滴定する。中性付近は 0.1 mL ずつ，開始と終了付近は 1 mL ずつ滴下する。
④ 縦軸に pH，横軸に 0.1 mol/L 水酸化ナトリウム水溶液の滴定量をとり，測定した pH をプロットし，なめらかな曲線で結ぶ。

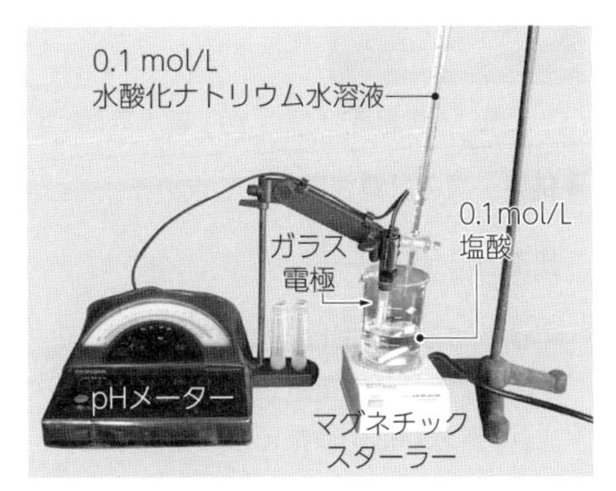

図 2　実験方法

2 比重

同じ体積の，4℃の水と物質(固体・液体)の質量の比を比重という。おもに，液体食品の品質管理，なかでも，食塩や砂糖・アルコールなどの濃度管理に利用されている。

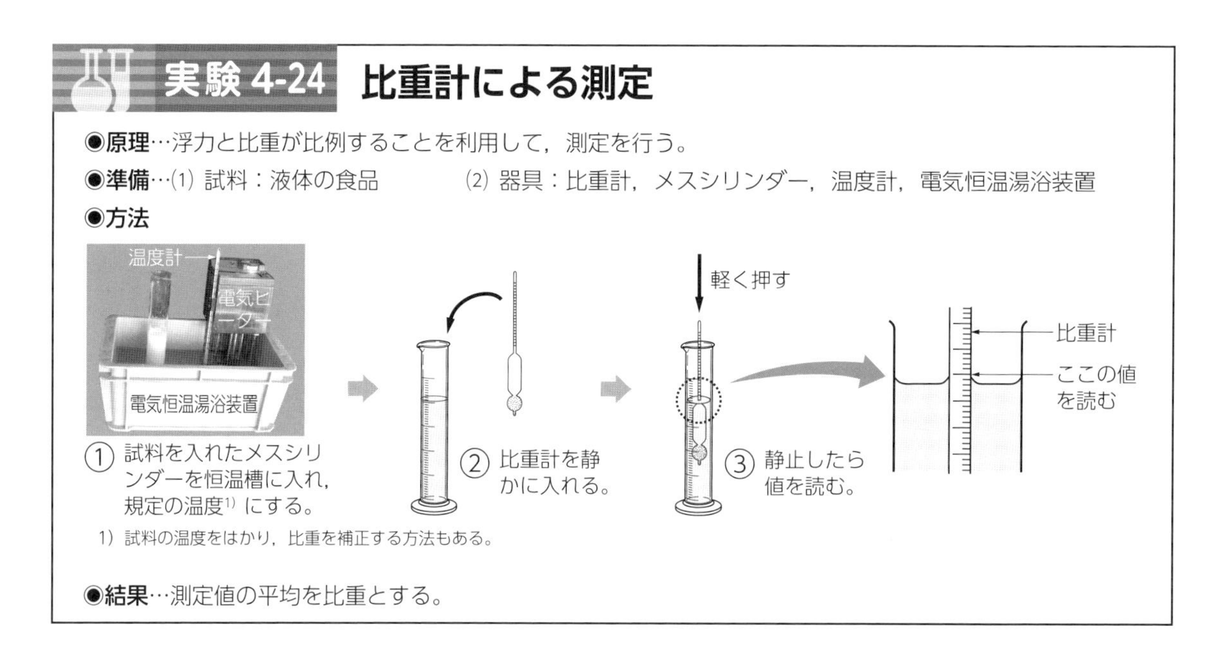

実験 4-24 比重計による測定

◉**原理**…浮力と比重が比例することを利用して，測定を行う。

◉**準備**…(1) 試料：液体の食品　(2) 器具：比重計，メスシリンダー，温度計，電気恒温湯浴装置

◉**方法**

① 試料を入れたメスシリンダーを恒温槽に入れ，規定の温度[1] にする。

② 比重計を静かに入れる。

③ 静止したら値を読む。

1）試料の温度をはかり，比重を補正する方法もある。

◉**結果**…測定値の平均を比重とする。

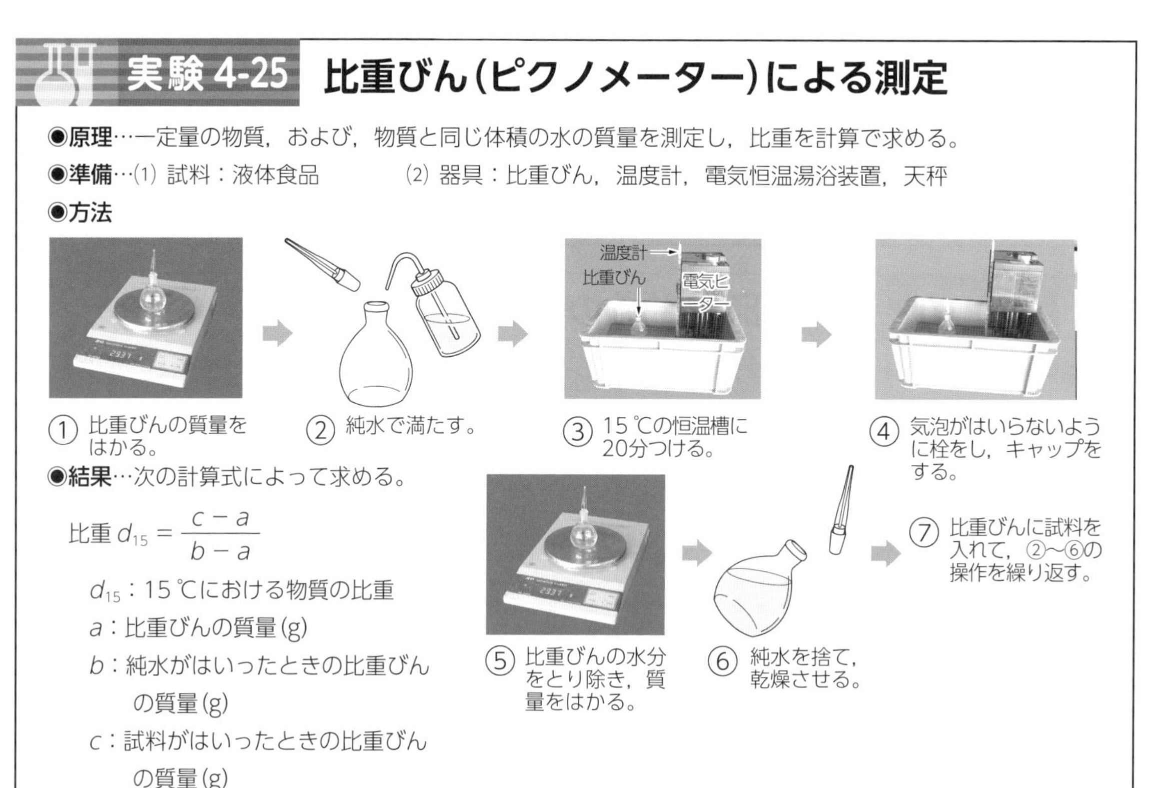

実験 4-25 比重びん(ピクノメーター)による測定

◉**原理**…一定量の物質，および，物質と同じ体積の水の質量を測定し，比重を計算で求める。

◉**準備**…(1) 試料：液体食品　(2) 器具：比重びん，温度計，電気恒温湯浴装置，天秤

◉**方法**

① 比重びんの質量をはかる。

② 純水で満たす。

③ 15℃の恒温槽に20分つける。

④ 気泡がはいらないように栓をし，キャップをする。

⑤ 比重びんの水分をとり除き，質量をはかる。

⑥ 純水を捨て，乾燥させる。

⑦ 比重びんに試料を入れて，②～⑥の操作を繰り返す。

◉**結果**…次の計算式によって求める。

$$比重\ d_{15} = \frac{c - a}{b - a}$$

d_{15}：15℃における物質の比重

a：比重びんの質量(g)

b：純水がはいったときの比重びんの質量(g)

c：試料がはいったときの比重びんの質量(g)

3 官能検査

食品は，人間にとってエネルギーや栄養的な要素を満足させると同時に，嗜好(しこう)的な要素も満足させることが望ましい。嗜好的な要素の品質は，理化学的な分析だけでは十分とはいえない。食品を製造したり開発するうえで，最終的な判断は，やはり“人が食べて”評価することが求められる。

官能検査とは

視覚・聴覚・嗅覚(きゅうかく)・味覚・触覚(しょっかく)などの，人の五感によって食品の嗜好的品質のデータを得る検査である。官能検査のデータを統計的に利用するためには，最低 20 人程度のパネル❶が必要である。

❶高校生や会社員・主婦など，共通する条件をもつ官能検査をする人の集団。

官能検査の種類

官能検査には，分析型官能検査と嗜好型官能検査がある。対象とする食品を客観的に評価する必要があり，鋭敏な感度が要求される。

◆分析型官能検査　パネリスト❷に鋭敏な感度が要求され，訓練が必要である。品質の管理や製造工程中の管理に用いられる。

❷官能検査を行う人(個人)。

◆嗜好型官能検査　食品の好みを評価する嗜好調査やイメージ調査をするさいに用いられ，一般消費者，または，その商品のターゲットの嗜好を代表するパネルを選ぶ必要がある。

官能検査の手法

代表的な検査法のなかで，嗜好型検査法をあげると，次のようなものがある。

①**2 点比較法**　たとえば，2 種類のクッキーを用意し，パネリストに試食させ，みた目や香りの好ましさ，味や風味の好ましさなどについて比較し，好ましいほうを選ばせる。

②**順位法**　3 種類のクッキー(A，B，C)を用意し，パネリストの嗜好に合う順に順位をつけさせる。

③**1 対比較法**　糖度をかえて製造した 5 種類のゼリー(A，B，C，D，E)を 2 組ずつにして，10 の組み合わせをつくり，それぞれの組み合わせについて，好ましいほうを選ばせる(表 2)。

④**評点法**　たとえば，従来の製造方法によるパン(A)と，改良品としてそば粉を添加したパン(B)について，味や香り・外観について，5 点満点で評価させる。

表 2　1 対比較法の組み合わせ例

	A	B	C	D	E
A		A–B	A–C	A–D	A–E
B	—		B–C	B–D	B–E
C	—	—		C–D	C–E
D	—	—	—		D–E
E	—	—	—	—	

❶Semantic Differential method：意味微分法

⑤ **SD法**[❶]　たとえば，ミネラルウォーターの性質を表す“まろやかな”“清涼感がある”“後味（あとあじ）がよい”などの形容詞10個を，大変よい・よい・ややよい・どちらともいえない・やや悪い・悪い・非常に悪い，の7段階の評価尺度で評価させる。

官能検査の問題点

官能検査は，人の感覚を用いてデータを得るため，機器による測定とは異なる次のような問題がある。

①人によって判定に差が出る(個人差)。

②同一個人でも，つねに一貫した判定ができるとは限らない。

③知覚を定量的に表現するのがむずかしい。

官能検査の留意点

官能検査で，信頼性の高いデータを得るためには，次の点に留意する必要がある。

①検査の目的を明確にする。

②目的に適したパネルを選ぶ。

③統計的な手法をとる。

④パネリストに与える心理的・生理的影響を減らす。

⑤わかりやすい試料を提示し，評価シートを作成する。

実験 4-26　ミカン缶詰の開缶検査と官能検査

◉目的…学校の食品加工実習でつくったミカン缶詰を用いて，真空度や缶の巻き締め状態を検査すると同時に，官能検査によって，市販のミカン缶詰と比較してみる。

◉準備…(1) 試料：ミカン缶詰(学校製造品と市販品)

(2) 器具：下図のような器具，缶切，開缶皿(白色の皿)

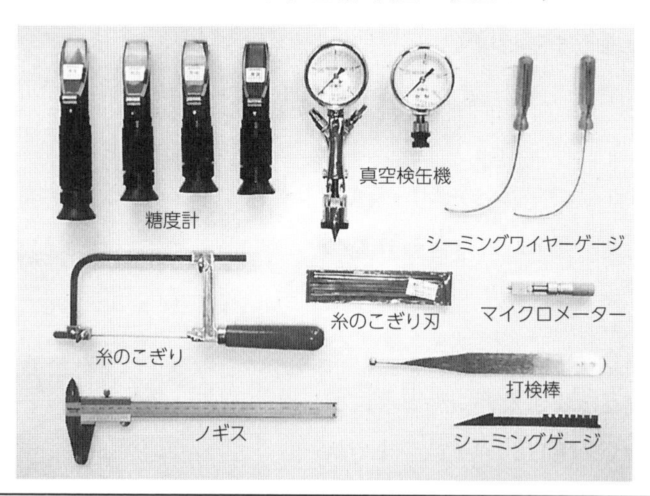

◉方法

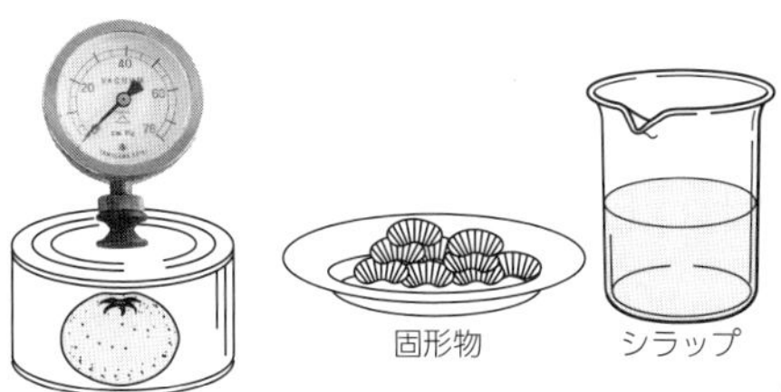

① 真空検缶機を一気に缶に突き刺して，缶詰の真空度を測定する。

② 缶詰をあけてシラップと固形物に分け，それぞれの重量を測定する。

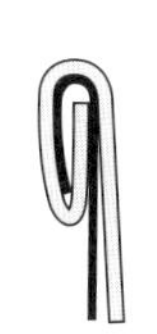

③ 糸のこぎりで巻き締めたところを切断し，断面を確認する。さらに，シーミングゲージで巻き締めの厚さを測定する。

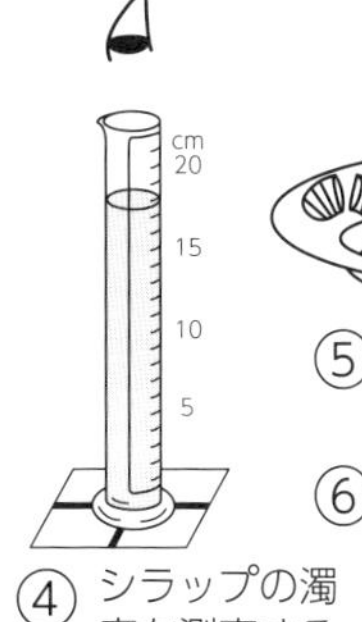

④ シラップの濁度を測定する。

⑤ 固形物のブロークンの割合を調べる。

⑥ それぞれのミカン缶詰について，2点比較法や評点法で官能検査する。

実験 4-27 煎茶の審査

◉準備…⑴ 試料：煎茶3種類

⑵ 器具：

拝見盆：ブリキまたは厚紙製の黒塗りの盆を3枚用意する。

審査茶わん：白色の茶わん(約200 mL)を茶葉1種類について2組，計6個用意する。

すくい網：茶殻がすばやくすくいとれるようなもの。

⑶ 審査会場：東西南が閉じられ，北側に窓がある部屋。

◉方法

Ⅰ．外観の審査：拝見盆に茶葉150 gをのせる。拝見盆の上の茶葉の①形状と②色沢を比較しながら順位をつける。

Ⅱ．内質の審査：審査茶わんに茶葉3 gを入れる。

③ 香気：茶葉を入れた茶わんに沸騰した湯を180 mL入れ，3分後に茶葉をすくい網でとり出し，鼻を近づけて茶葉の香気を審査する。

④ 水色(茶湯の色)

1) 茶わんに沸騰した湯を180 mL入れ，5分後に茶葉をすくい網でとり出す。

2) スプーンでかき混ぜて浮遊物を1か所に集めて沈殿させてから，水色を比較して審査する。

⑤ 滋味(茶の味)

1) 茶の味は，さめるとかわるので，水色を検査したあと，すぐに審査する。

2) スプーンでかき混ぜて，浮遊物を1か所に集めてスプーンで茶をすくい，口に含んで審査する。

表3 審査の基準(200点満点)

	審査項目	採点基準	配点
外観	①形状	丸くよれ，すきまがなく，かたく締まり，表面がなめらかで，芽先や芽元がそろった，やや中太の細長い紡錘形のもの。	20点
	②色沢	あざやかな濃い緑色で，つやのあるもの。	
内質	③香気	そう快な若芽の香りで，油臭・むれ臭・薬臭・煙臭などの異臭がないもの。	70点
	④水色	山吹色でにごりやおりがなく，濃度を感じるもの。	30点
	⑤滋味	甘味・うま味があり，舌にやわらかな丸みを感じ，適度な渋味・苦味があり，飲んだあと，清涼感のするもの。酸味やこげ味などの不快味がないもの。	80点

4 食品のテクスチャー

食べ物を“おいしい”と感じるのは？

食品を口にしたとき，“おいしい”と感じるのは，どのようなときだろうか。“甘い”“しょっぱい”で代表される化学的な味だけでなく，舌ざわりや歯ごたえなどの物理的な味も，おいしさを感じるための大切な要素となっている。

テクスチャー

もともと，織物や絵画などできめ細かさや手ざわりなどの風合い(質感)を表すことばであったが，現在では，さまざまな物質の感覚的な表現の意味になっている。

食品の場合は，主として口の中で感じられる化学的な味(香り・味・風味)を除いた，次のようなものがテクスチャー❶として考えられている。

❶ texture

①食品を，手や指で触ったときの感触。
②食品を，みたときの視覚的感覚。
③食品を，食べたときの皮膚感覚や，そしゃくによって感じる食品の歯ごたえや舌ざわり・なめらかさなどの物理的性質。

テクスチャーの測定

◆官能検査による測定　人の感覚による測定なので，微妙なテクスチャーの特性を評価できる。しかし，主観的な測定のため，検査ルールに従い，客観的な結果が得られるように努力しなければならない。

◆機器による測定　官能検査に比べ，客観的に測定できる。官能検査の結果との相関も高く，実用的・経験的な測定器具が開発されている。人のそしゃく動作をモデル化した測定装置も利用されている(図 3)。

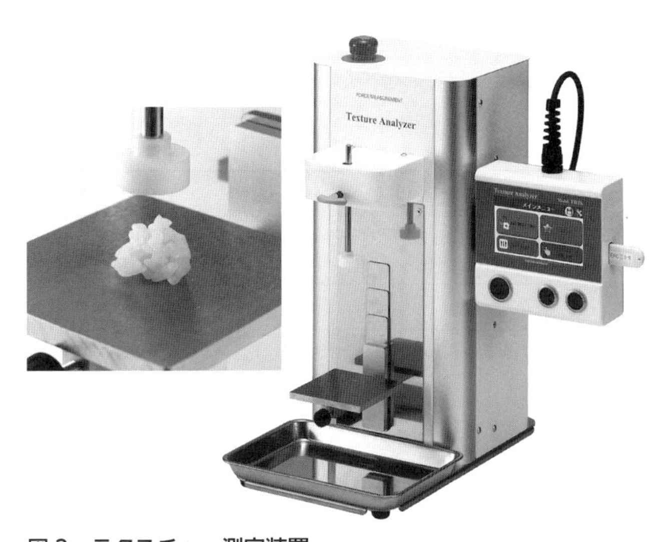

図 3　テクスチャー測定装置

第5章

食品の衛生検査

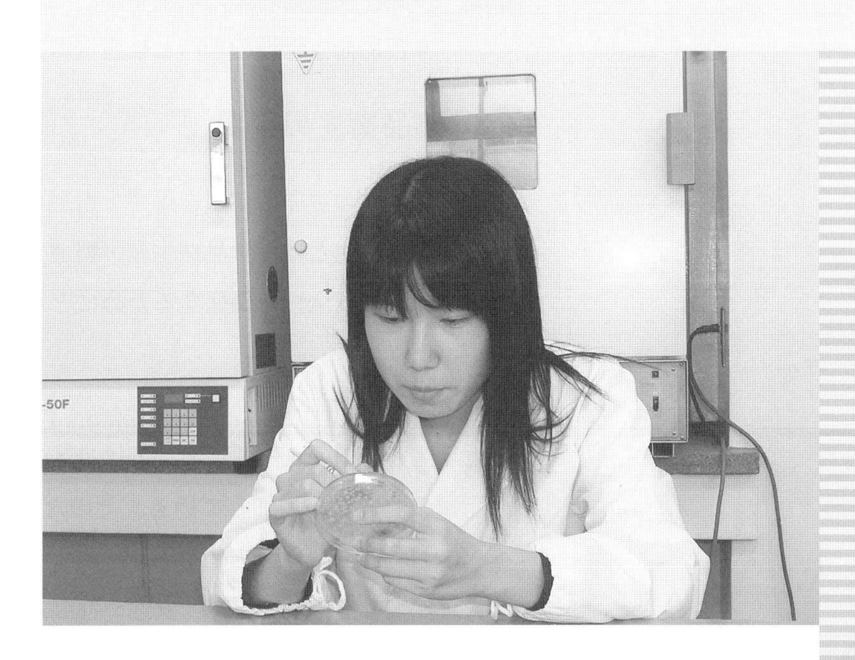

人類は，長い食の歴史を経て，食品として安全で有益な動物や植物を選別・選択し，生命や健康を維持してきた。また，生では食べられないものや，微生物による汚染が心配されるものは，調理・加工して安全な食べ物としてきた。そして，現在，HACCPシステムや法律の整備などにより，食品の安全性確保には万全の対策がとられているように思える。それにもかかわらず，異物の混入や食中毒がしばしば発生し，環境汚染の影響による地下水の汚濁も懸念されている。また，使用されている食品添加物や農薬の安全性や使用に不安をもつ消費者もいる。そこで，食品製造現場では，原料や製造過程の衛生管理とともに，製造した食品や使用する水の安全性を種々の検査により検証する必要がある。

この章では，食品衛生管理の意義を理解するために，食品衛生の必要性や衛生管理の手法を学習しよう。さらに，食品衛生検査の方法や原理を理解し，食品工場の見学や食品検査を体験して，食品による危害を防止するための衛生管理活動へのとり組みを理解しよう。

1 ……… 食品衛生管理の意義

- 食品衛生の必要性を理解する。
- 食品衛生管理の方法を学ぶ。
- 食品衛生管理の項目と検査法の条件について学ぶ。

1 食品衛生の必要性

食品は，人の生命と健康を保持・増進させる大切な役割を担っている。食品衛生とは，食品が生産・製造される段階から人が摂取するまで，その安全性を確保するためにとられる手段や処置を意味する。

食品衛生の目的

近年，わが国の食生活においてはコメの消費が減少し，畜産物や油脂類の消費量が増加している。そのため，食料自給率(カロリーベース)は2010年度以降40％を下回り(図1)，食品・原材料の輸入が拡大している。また，女性の社会進出，少人数世帯・高齢者世帯の増加により，中食[1]や外食のニーズが増えるなど，食生活の多様化が進んでいる。このように，食品をとり巻く状況が変化し，食品に起因する健康被害(図2)が発生することも少なくない。そこで，①病原微生物による汚染，有害・有毒物質の混入，腐敗・変敗などからの防御，②原料や製品の衛生的なとり扱い，③容器・包装の衛生的な安全性確保，などを行い，人の生命や健康を守ることが食品衛生の目的となる。

❶市販の弁当やそう菜などの調理・加工された食品を，家庭・職場等で調理することなく食べること。家庭でつくった料理を食べることは内食という。

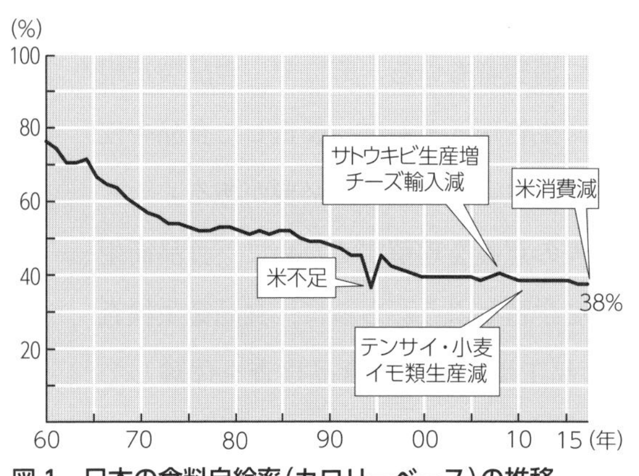

図1 日本の食料自給率(カロリーベース)の推移

(農林水産省「食料需給表」)

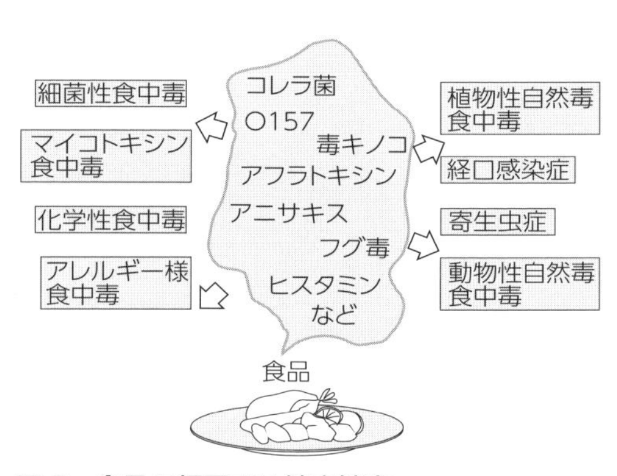

図2 食品に起因する健康被害

食品に起因する健康被害

◆食品汚染の原因　動植物などの食品材料は，多くの過程を経て，食品として消費者に摂取される。それらの過程では，さまざまな原因による食品の汚染が考えられ，消費者の健康被害を引き起こす恐れがある(表1)。そのため，製造・流通現場における衛生管理や，食品従事者の食品衛生に対する知識・認識の向上が求められる。

◆食中毒　食品に起因する健康被害のうち，発生件数や患者数が多いのは食中毒である。食品の製造工程や流通・調理過程で食中毒菌が付着・増殖したり，有害・有毒物質が混入することで食中毒が発生する。食中毒は，その原因物質によって，①細菌性食中毒，②ウイルス性食中毒，③化学性食中毒，④自然毒食中毒に分類される。

近年，年間の食中毒発生件数は千件前後，患者数は2～3万人である。発生件数のうちでは，細菌性食中毒が最も多く，40～50％を占めている。

食品衛生と法律

消費者自身が，品質の良(よ)し悪(あ)しや，食品添加物が適正に使われているかなどの食品衛生上の問題や安全性を確認することは困難である。そこで，市販されている食品がどのような状態にあるか，食品添加物や農薬が適正に使用されているか，食中毒が発生した原因は何か，などを検証するために，食品衛生検査が行われている。この結果をもとに，食品衛生行政機関により法的規制に基づく監視・指導，再発防止，予防対策などが実施される。その規範(きはん)となる食品衛生法は，食品に起因する危害の発生防止，公衆衛生の向上・増進を目的としている。

考えてみよう
小麦は，収穫されてからパンとしてパン屋に並ぶまで，どのような過程を経ているだろうか。

❶食品添加物表示，期限表示(消費期限・賞味期限)，遺伝子組換え食品表示，アレルギー食品表示などの基準がある。
❷食品や食品添加物などの製造施設や営業施設などについて，食品衛生に関する監視や指導を行う。全国の検疫所・保健所などに約8000名が配置されている。
❸食品や食品添加物などの製造・加工施設に配置され，衛生管理の状態を管理する。
❹地域の飲食店営業施設の衛生管理に関して，都道府県・市・特別区の施策に協力して，営業者などの相談を受け，助言を行う。食中毒の発生防止，食品衛生の向上をはかる。

表1　製造・流通過程における汚染

過程	汚染原因	おもな原因物質
原料	有毒動植物の誤認・誤用	テトロドトキシン・ムスカリン・アミグダリン
生産育成	農薬・放射線物質などによる原料・水質・土壌の汚染	有機水銀・鉛・PCB・有機塩素系農薬
製造	食品添加物の誤用，食中毒菌の付着，有害物質の混入	無許可添加物・ボツリヌス菌・砂利
貯蔵流通	かび・ダニ類の発生，酸化・変敗，食中毒菌の付着	かび毒・ヒスタミン・過酸化物・O157・サルモネラ
調理	食中毒菌・病原菌の付着，有害物質の生成	黄色ブドウ球菌・コレラ菌・ニトロソアミン
容器包装	容器・包装用材からの有害物質の溶出	鉛・スズ・銅・ホルマリン

○食品および食品添加物などに関する規格・基準
(1)有毒・有害・腐敗食品の製造および販売の禁止
(2)食品，食品添加物，農薬，容器・包装の規格・基準の設定
○食品営業者および行政に関する規定
(1)表示基準❶の設定，虚偽表示・誇大広告の禁止
(2)厚生労働大臣，知事の検査命令権限
(3)食品の廃棄命令，営業の許可・取消・禁止
(4)食品衛生監視員❷，食品衛生管理者❸，食品衛生推進委員❹の配置
(5)医師による中毒の届け出および保健所長による中毒原因の調査・報告の義務

図3　食品衛生法の概要

2 衛生管理の方法

工程の管理と製品の管理

食品は，その製造・加工・流通の過程で，さまざまな有害物質や汚染物質におびやかされることがある。食品による消費者の健康被害を防ぐためには，食品企業における衛生管理が重要である。これまでは，おもに最終製品の中から一部を抜きとって検査する**結果管理**の手法がとられていたが，この方法ではすべての製品の安全性を確認することはできない。これに対し，製造の過程で，危害要因をとり除く手順や基準を管理する**工程管理**という手法もある。これにより，製造工程全体において，不適切な製品を見落とす確率を低くすることができる(図4)。近年，国際的に認められた高度な衛生管理手法の導入が，各国で進んでいる。

リスク分析の考え方

消費者が安全に，安心して食品を食べられるよう，食品安全行政では「食品のリスク分析」の考え方を導入している。リスクとは，健康への悪影響が起こる可能性とその確率や程度をさす。食品中の危害要因(有害微生物，環境汚染物質など)により，人の健康がおびやかされる恐れがある場合，それらによるリスクの発生を防止したり，悪影響を低減するための考え方で，**リスク評価**，**リスク管理**，**リスクコミュニケーション**の三要素で構成される(図5)。リスク評価機関として食品安全委員会が設置されており，リスク管理，リスクコミュニケーションには厚生労働省，農林水産省，消費者庁，環境省などが連携している。

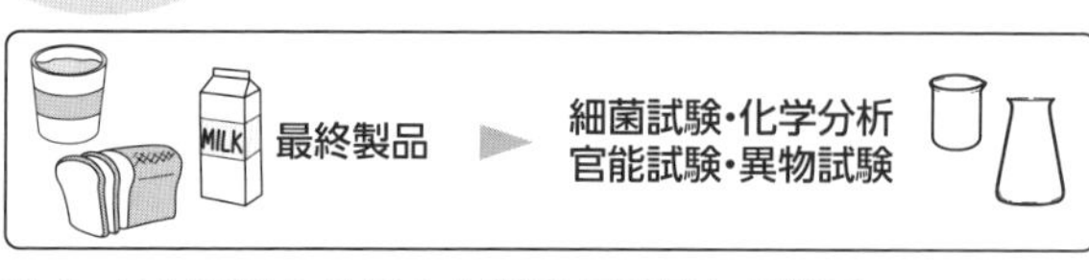

図4 HACCP システムと従来の手法との違い

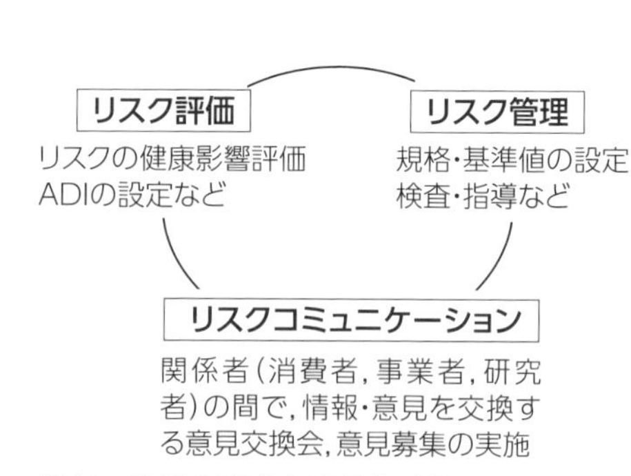

図5 食品の安全を守るしくみ

3 工程管理の方法

HACCP

2018年に食品衛生法が改正され，すべての食品事業者を対象にHACCP[1]システムによる衛生管理の実施が制度化された。これは，専門知識を有するHACCPチームを編成し，食材の受け入れから製造・調理・流通までのすべての過程において，①何が危害の要因となるか(危害分析・HA)，②どこで重点的にチェックするか(重要管理点・CCP)を明確にし，継続的に検証・記録する管理システムである。HACCPは，食中毒の発生や食品衛生法に違反する食品の製造を防止し，食品の安全性，品質を確保しようとする工程管理による衛生管理手法である(図6)。工程に問題があることが判明した場合には，出荷差し止め，製品回収などの改善措置をすみやかにとることができる。CCP以外の工程では，一般的衛生管理[2]で管理する。

ISO22000

ISO[3]22000は，農場(生産)から食卓(消費)までのすべての段階(フードチェーン)において，安全な食品を製造・流通・販売するための「食品安全マネジメントシステム」をいう。食品による危害を防止することを目的とした国際標準規格で，HACCPの7原則を基本として，さらに品質・環境管理も求められる。食品関連のさまざまな業種・業態(農水産物生産業，農薬・肥料製造業，輸送業，包装業，作業着縫製業，小売店，飲食店等)にかかわるマネジメントシステムである。ISO22000システムの導入により，顧客・関連業者からの信頼性向上，法令遵守，組織の評価向上，リスクの軽減が期待できる。

❶ Hazard Analysis and Critical Control Pointの略。危害分析と重要管理点。1993年，FAO(国連食糧農業機関)/WHO(世界保健機関)の合同食品規格委員会(Codex委員会)が，HACCP適用の7原則，12手順を規定し，食品安全の管理手法として国際的に普及がはかられている。

❷施設設備，機械器具の点検・管理，従事者の衛生教育・管理，そ族・昆虫の防除，食品等の衛生的なとり扱いなどが管理事項となる。

❸ International Organization for Standardizationの略。国際標準化機構。国際的な取引を円滑に行うために製品やサービスに対して基準を定める機関(図7)。

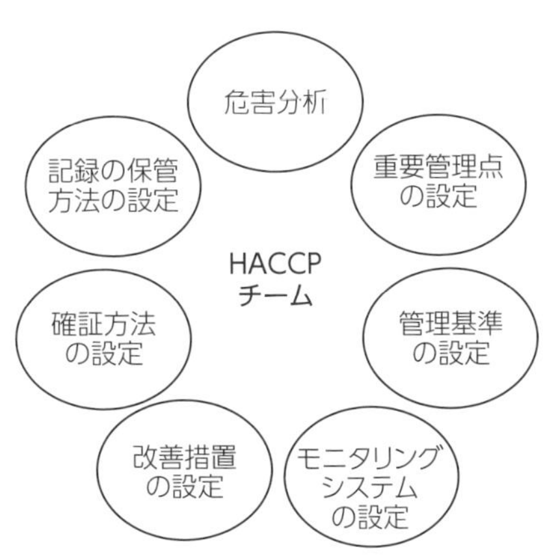

図6 HACCPシステムの7原則

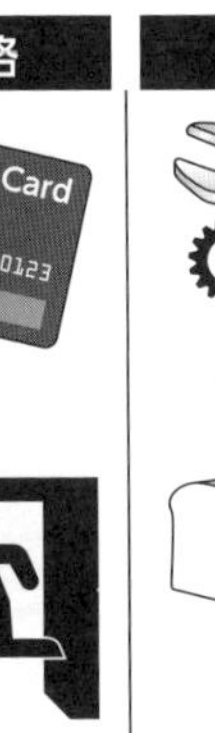
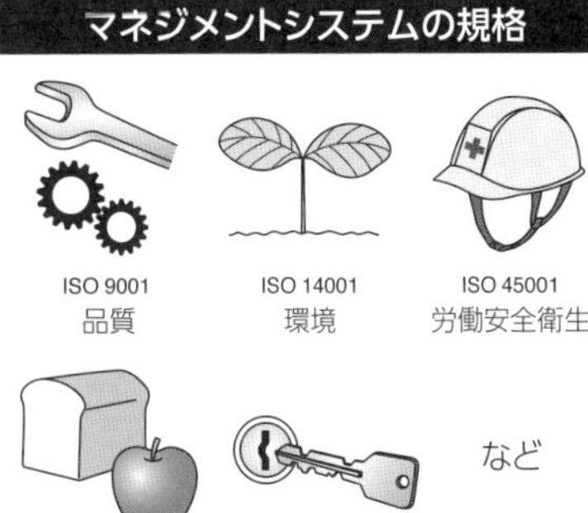
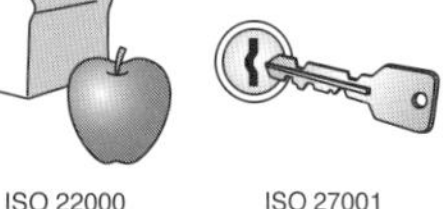

図7 ISOマネジメントシステム規格の例

4 製品管理の検査

工程管理では，問題のある工程を効果的にチェックできるが，消費者が購入する製品の品質や安全性を確保するためには，最終製品の検査による結果管理が重要になる。万一，不良品の流出や品質の低下が起これば，消費者の健康被害を発生し，企業は信頼をそこない，その回復のために多大な時間や経費，労力を費やすことになる。そのため，製品の衛生管理や品質管理として**微生物学的検査**および**理化学的検査**が必要となる。微生物・化学物質・異物などの有無を調べる定性試験，それらを確かめる確認試験，含有量や存在量を調べる定量試験が行われる(図 8)。

検査項目の選択

食品衛生法に対する適否の確認や衛生管理状態の検証など，その検査目的や検査する食品の種類により，検査項目が選択される。おもなものとして，①加工食品の製造・加工に不可欠な食品添加物，②農産物に使用されて残留する農薬，③食品に混入した異物・有害金属・化学物質，④食中毒の原因となる細菌や自然毒，⑤飲料水や排水の水質，などの検査がある。

検査法の条件

検査法としては，①目的物質を確実にとらえることができること(正確性)，②その量を正しくはかることができること(定量性)，③その値は検査をくり返しても同じ数値が得られること(再現性)，が必要である。また，食品はさまざまな形態[1]や成分組成をしているため，分析手法・操作を検討し，どのような食品にも適用できる検査法の採用が望まれる。さらに，試薬や溶剤は，環境汚染の恐れや発がん性のないものを使用する必要がある。

❶固形・液状・粉末など。

受付 ＞ 依頼者確認 ＞ 試験検査 ＞ 結果確認 ＞ 成績書発行

食品試料秤量 ▶ 粉砕均一化 ▶ 目的物質の抽出 ▶ 精製 ▶ 検査・測定 ▶ 判定

電子天びん

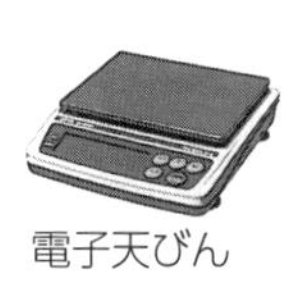

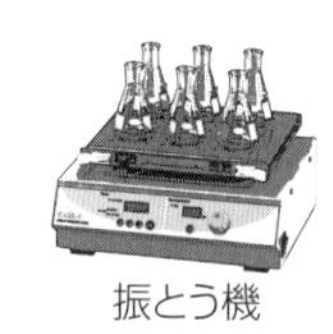

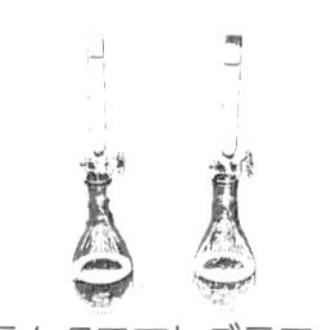

図 8 製品管理の検査の流れ

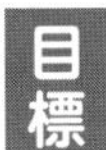

2 ………異物の検査

目標
- ●異物の種類を学び，それらの特徴を知る。
- ●異物のチェックポイント，混入防止策を学ぶ。
- ●食品中の異物を分離・捕集する方法を学ぶ。

1 異物とは

食品の製造・流通過程においては，いろいろな原因によって異物が混入する可能性がある。製品の中に異物が混入していると，消費者に不快感を与えたり，健康を害することもあり，信頼をそこねる。そのため，異物の検査が必要となる。

異物の分類

食品を製造・保管するさいや流通の過程において，混入・侵入・発生し，人が摂食するには不都合なものを**異物**という。異物を大別すると，表1のようになる。異物の混入事例は多く，消費者からの苦情要因において毎年15～20％を占める(図1)。異物のうち，昆虫類❶は，米・麦・トウモロコシ・小豆などの穀類や，小麦粉などの穀粉・乾麺・菓子類などに混入していることが多い。また，人毛・金属類などの混入事例も多い。異物が検出された食品は，製造や流通過程で非衛生的なとり扱いを受けた可能性がある。

❶コクゾウムシ・コクヌストモドキ・メイガ・シバンムシ・カツオブシムシなどが検出されることが多い。

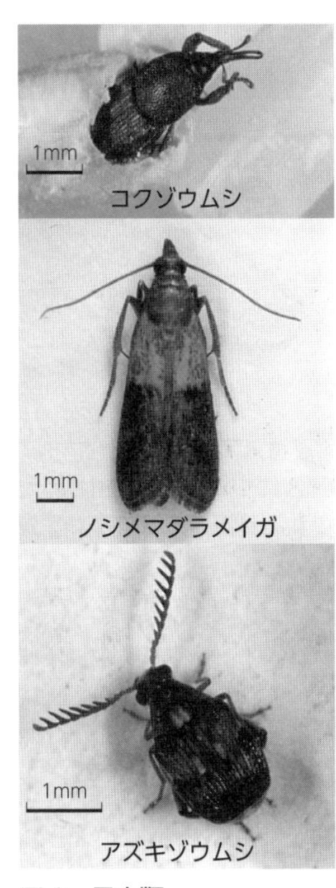

図2　昆虫類
(農研機構　食品総合研究所)

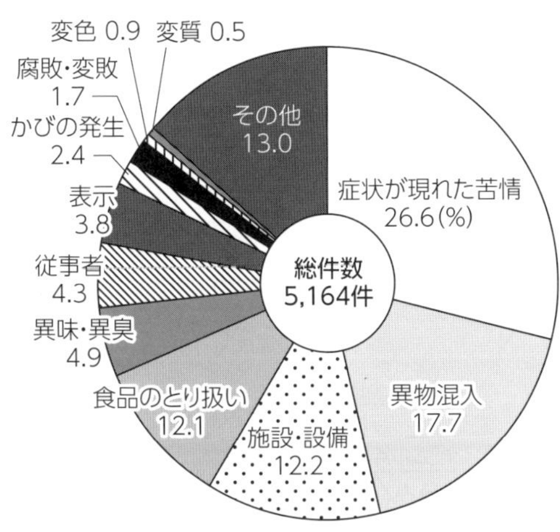

図1　要因別苦情件数(東京都)
(東京都福祉保健局 2017年度)

表1　異物の分類

分類	内容
動物性異物	昆虫類・ダニ類[1]の成虫や幼虫，ネズミ類や人の体毛，鳥類の羽毛，ほ乳類や鳥類の排泄物など
植物性異物	植物の種子，非可食性植物体(もみ殻・わらくず・木片など)，布，紙，糸くず，かび類など
鉱物性異物	小石・土砂・金属・ガラス・陶磁器・プラスチック・合成繊維などの破片・断片

1) コナダニ類・ホコリダニ類・ヒョウヒダニ類・ツメダニ類など。
最適発育条件：温度25～28℃，湿度75～85％

2 異物混入の要因

異物混入のチェックポイント

異物が混入する機会は，原料や製造工程・流通過程，販売店などの段階があるため，それぞれの段階で，混入・侵入・発生の防止チェックが必要である❶(図 3)。

❶原料段階や，製造工程段階での厳重なチェックが求められる。

異物混入防止対策

①原料の点検，受け入れ検査の充実。

②容器・包装の密閉化。

③製造・流通・販売従事者の衛生教育。

④衛生害虫・小動物の混入経路の遮断。

⑤殺虫・殺菌装置，検出・除去装置の整備。

⑥原料・製品の衛生的なとり扱い・保管。

3 異物の検査法

異物の分離・捕集法

異物の分離・捕集法にはいろいろあるが，その選択は，食品の種類や捕集しようとする異物の種類によって判断する。

◆ふるい法　ふるいの網目の大きさをかえることで，異物を分離・捕集する。小麦粉やそば粉などの粉末食品中の昆虫やその破片などは，網目の細かいふるいを，豆類・穀類などの粒状食品中の土砂や金属片などは，網目の粗いふるいを使用して捕集する。

考えてみよう
図 3 について，ほかに考えられる異物をあげてみよう。

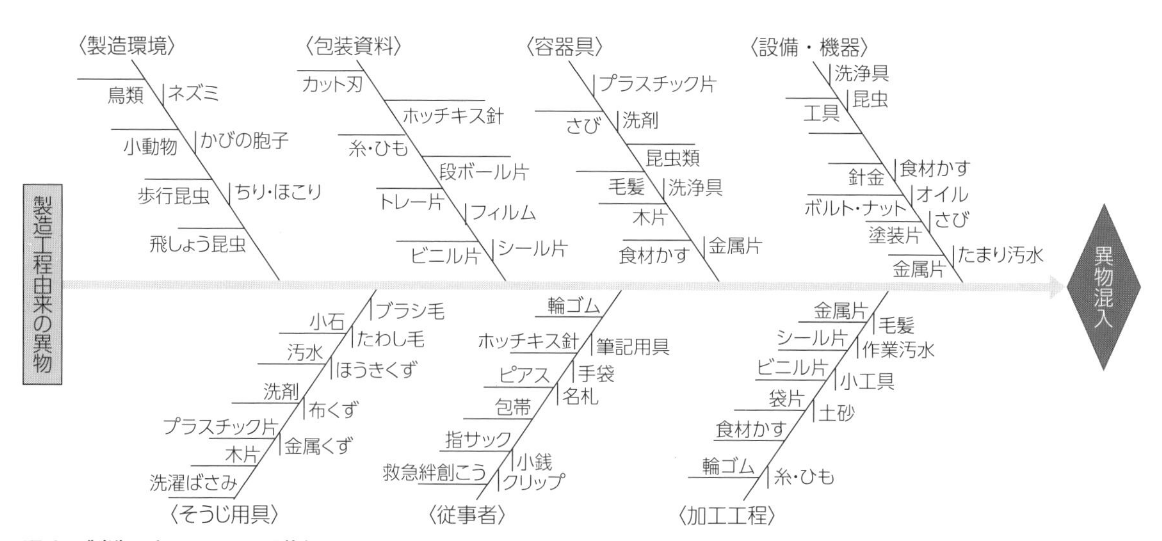

図 3　製造工程における異物混入の要因

◆**ろ過法**　しょうゆ・酒類・牛乳などの液体食品や，砂糖・粉乳などの水に溶ける食品中の異物は，ろ過してろ紙上に捕集する。

◆**沈降法**　食品に，3〜5 倍量の比重の大きい液体を加え，比重の差を利用して異物を捕集する。土砂など重い異物やネズミの糞は，容器の底に沈むため，傾斜して液体を捨てて捕集する。

◆**浮上法**[1]　ワイルドマンフラスコ[2]を用い，食品を混和・懸濁させた溶液に，油類[3]を加えてかくはんする。昆虫などの軽い疎水性の動物性異物は，油分に付着して浮上してくる。異物が含まれた油層をろ過して，ろ紙上に異物を捕集する。

❶試料に加える水のかわりに，飽和食塩水を用いれば，油類を使用しなくても比重の関係で，生きたダニなどを捕集できる。
❷口がやや朝顔型に開いた三角フラスコに，ゴム栓つきの金属棒が装着されている。
❸ガソリンまたはひまし油など。

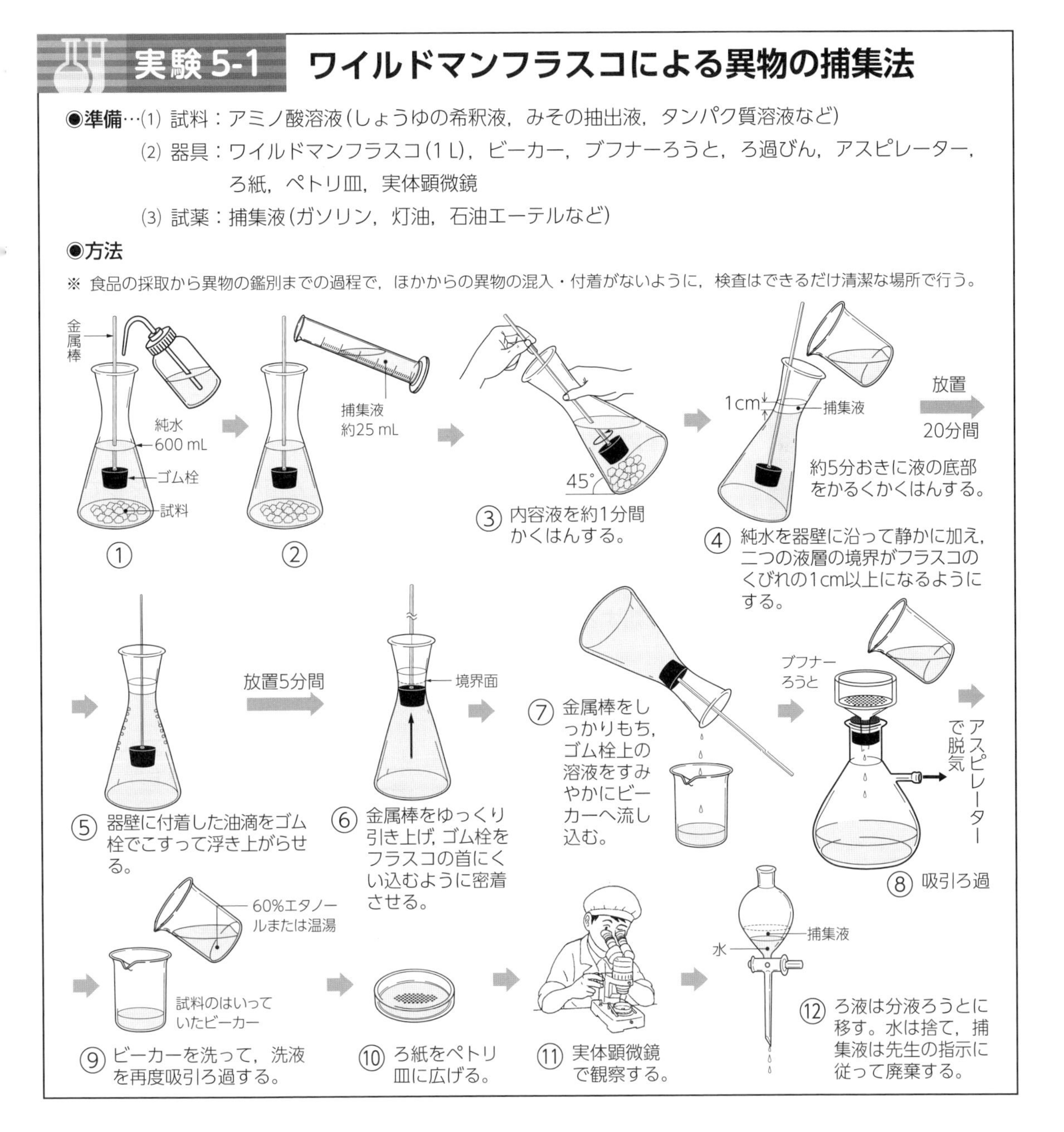

実験 5-1　ワイルドマンフラスコによる異物の捕集法

◉準備…(1) 試料：アミノ酸溶液(しょうゆの希釈液，みその抽出液，タンパク質溶液など)
(2) 器具：ワイルドマンフラスコ(1 L)，ビーカー，ブフナーろうと，ろ過びん，アスピレーター，ろ紙，ペトリ皿，実体顕微鏡
(3) 試薬：捕集液(ガソリン，灯油，石油エーテルなど)

◉方法

※ 食品の採取から異物の鑑別までの過程で，ほかからの異物の混入・付着がないように，検査はできるだけ清潔な場所で行う。

3 ……… 細菌の検査

目標
- 細菌の形態による分類を学ぶ。
- 細菌の増殖・発育条件を理解する。
- 大腸菌群・生菌数の検査法を学ぶ。

1 細菌とは

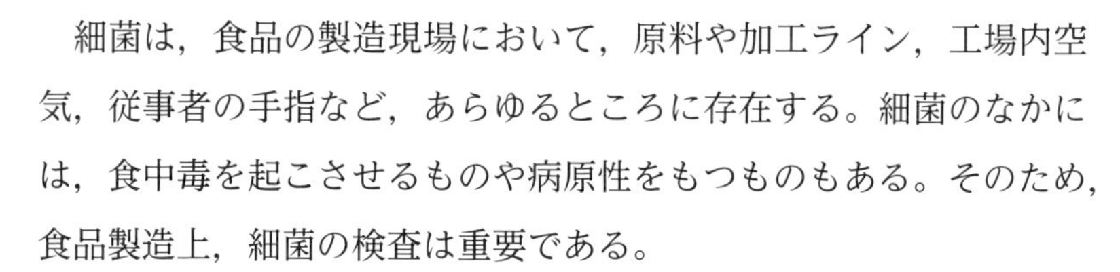

細菌は，食品の製造現場において，原料や加工ライン，工場内空気，従事者の手指など，あらゆるところに存在する。細菌のなかには，食中毒を起こさせるものや病原性をもつものもある。そのため，食品製造上，細菌の検査は重要である。

微生物は，一般的な分類として，**細菌・かび・酵母**にわけられる。このうち，細菌には，食中毒発生の原因菌(図1)や食品の腐敗・変敗をもたらす菌，発酵食品の製造に利用される菌などがある。

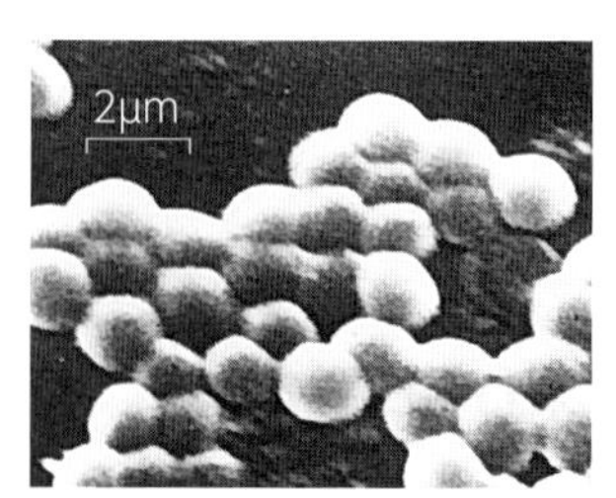

黄色ブドウ球菌

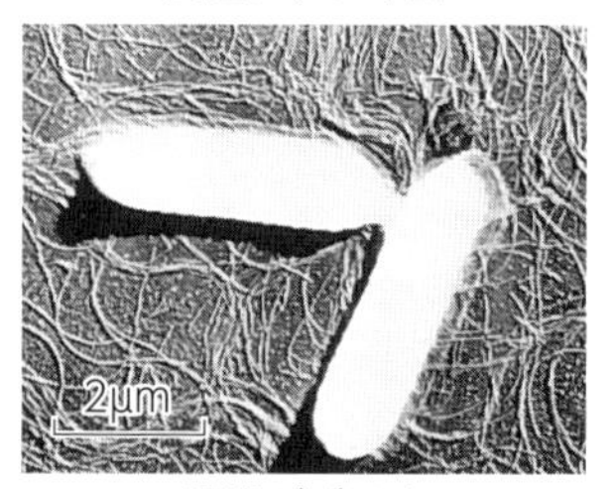

腸炎ビブリオ

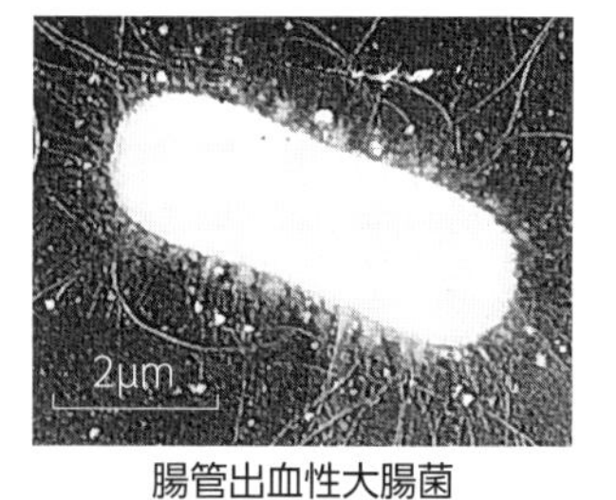

腸管出血性大腸菌

図1　食中毒を発生させる菌

細菌の形態的分類

細菌は単細胞で，その大きさは一般に0.5～2 μm，平均1 μm程度である。その形態によって，**球菌・かん菌・らせん菌**に大別される(図2)。球菌は球状で，分裂後の離れぐあいによって，双球菌・連鎖球菌・ブドウ状球菌などがある。かん菌は，細長い円柱状・ラグビーボール状などがあり，らせん菌はらせん状をしている。細菌には，べん毛をもつものがあり，べん毛の運動によって菌体が移動する。べん毛の存在位置や数は，細菌によって異なるため，細菌を分類する基準になる(図3)。

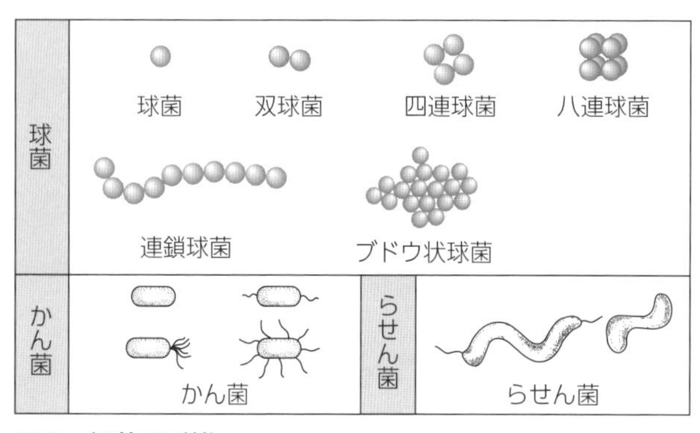

図2　細菌の形態

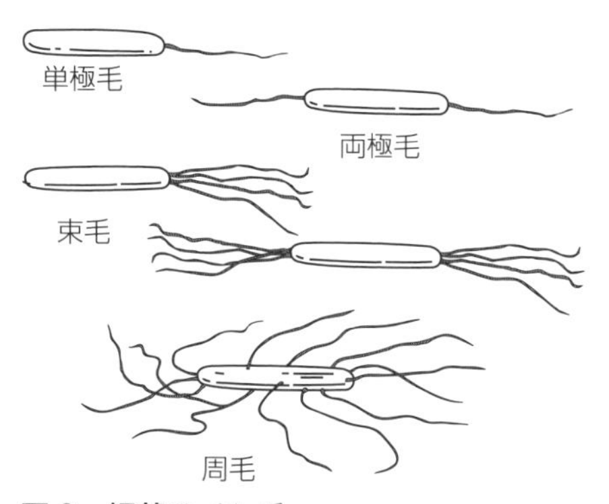

図3　細菌のべん毛

細菌の増殖・発育条件

細菌の生育・増殖・活動は，周囲の環境条件によって異なる(図4)。

◆水分(水分活性)　食品中には，糖類やタンパク質などと結合した結合水と，微生物が利用できる**自由水**とがある。この自由水の含有量を表す指標として，**水分活性**(A_w)(→p.20)が用いられる(図5)。水分活性が高いほど，微生物は発育しやすい。

◆温度　水分とともに，細菌の生育に大きく影響する。発育・増殖に最も適した温度を**発育最適温度**という。細菌は，その最適温度の違いによって，**低温菌・中温菌・高温菌**にわけられる。多くの細菌は中温菌に属し，最適温度は35℃前後である。

◆水素イオン濃度(pH)　一般的な細菌の発育に最適なpHは6～7，発育限界のpHは4.5～5付近である。食品のpHは，酸性～中性を示すものがほとんどであるため，細菌が増殖できる状態である。

◆酸素濃度　細菌は，増殖するさいに酸素を必要とするかしないかによっても分類される。酸素がなければ生育しない**偏性好気性菌**(へんせいこうきせい)，酸素の有無(うむ)にかかわらず生育する**通性嫌気性菌**(つうせいけんきせい)，酸素が存在しない環境下で生育する**偏性嫌気性菌**(へんせいけんきせい)にわけられる。

◆食塩濃度　食塩が微生物の生育を抑制するのは，食品の水分活性を低下させる作用による。しかし，ある程度以上の食塩濃度の環境下で生育する**好塩菌**や，食塩が高濃度に存在していても増殖できる**好塩性菌**もある。

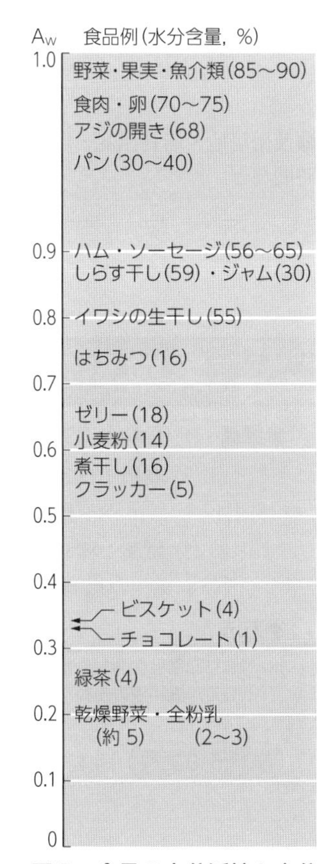

図5　食品の水分活性と水分含量
A_w の0.9～1.0の間はほかの3倍の間隔とした。

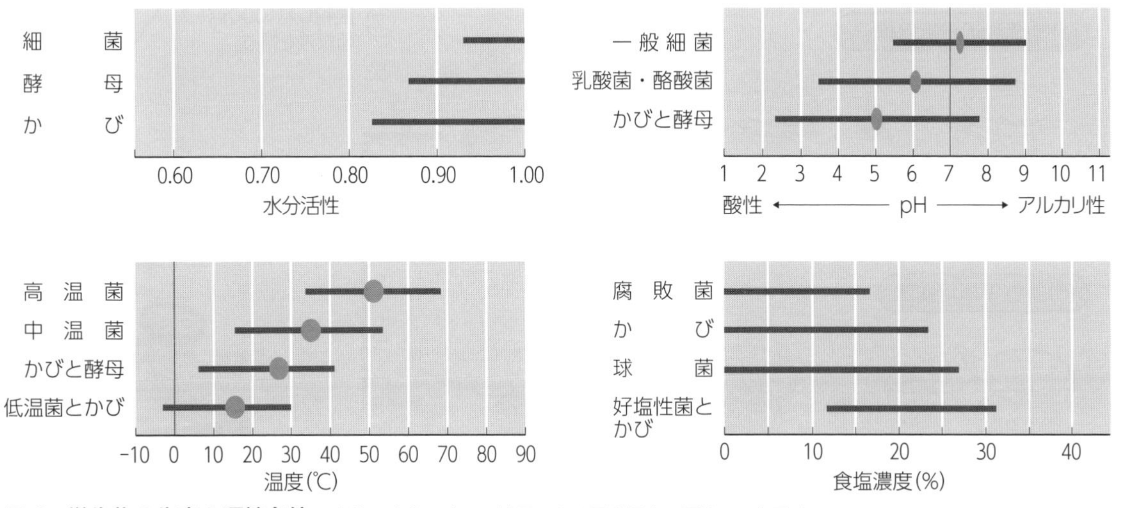

図4　微生物の生育と環境条件　実線は生育に適した範囲，●は最適温度，最適pHを示す。

2 一般生菌数の測定法

食品中には，多くの細菌が存在している。一般生菌数の検査は，試料をある一定の条件下❶で培養したときに発育する細菌(生菌)数を算定する。測定法には，標準混釈平板培養法と塗抹平板培養法がある。

❶使用培地・培養温度・培養時間など。

実験 5-2 標準混釈平板培養法および塗抹平板培養法

◉準備…(1) 試料：清涼飲料水，氷菓，生食用カキ，冷凍食品など

(2) 器具：ペトリ皿，試験管，コニカルビーカー，メスピペット，ガラス棒，スパーテル，コンラージ棒，はさみ，天秤，ホモジナイザーまたはストマッカー，恒温槽，コロニー計数器

(3) 試薬：標準寒天培地，生理食塩水

※ 器具・試薬は，恒温槽とコロニー計数器を除き，滅菌したものを用いる。

◉方法

※ ペトリ皿などの器具や培地・生理食塩水など試薬，および一連の実験操作が無菌状態であったかを確認するために，対照実験として，試料液のかわりに生理食塩水 1 mL と培地を混合したもので同様に実験を行う。

試料液の調製
(固体試料の場合)
試料
10 g
生理食塩水
90 mL
試料
2分間
生理食塩水
9 mL
① 試料をはかりとる。
② ホモジナイザーにかける。
③ 均質化して10倍希釈液を得る。
④ 1mL吸いとる。
⑤ 混和して100倍希釈液を得る。
⑥ 1mL吸いとる。
⑦ 混和して1000倍希釈液を得る。
生理食塩水
9 mL
(a) 標準混釈平板培養法
約50 ℃, 15～20 mL
⑧ 試料希釈液1mLを注入する。
⑨ 標準寒天培地を注入する。
⑩ 混和後，放冷して凝固させる。
⑭ 培養する。
35±1℃
20±2 時間
(b) 塗抹平板培養法
約 50 ℃, 15～20 mL
コンラージ棒
コロニー計数器
⑪ 標準寒天培地を注入し，放冷し，凝固させる。
⑫ 試料希釈液0.1mLを滴下する。
⑬ 平板全面に均等に塗抹する。
⑮ 菌数測定
集落数が30～300個のペトリ皿のものを計測する。

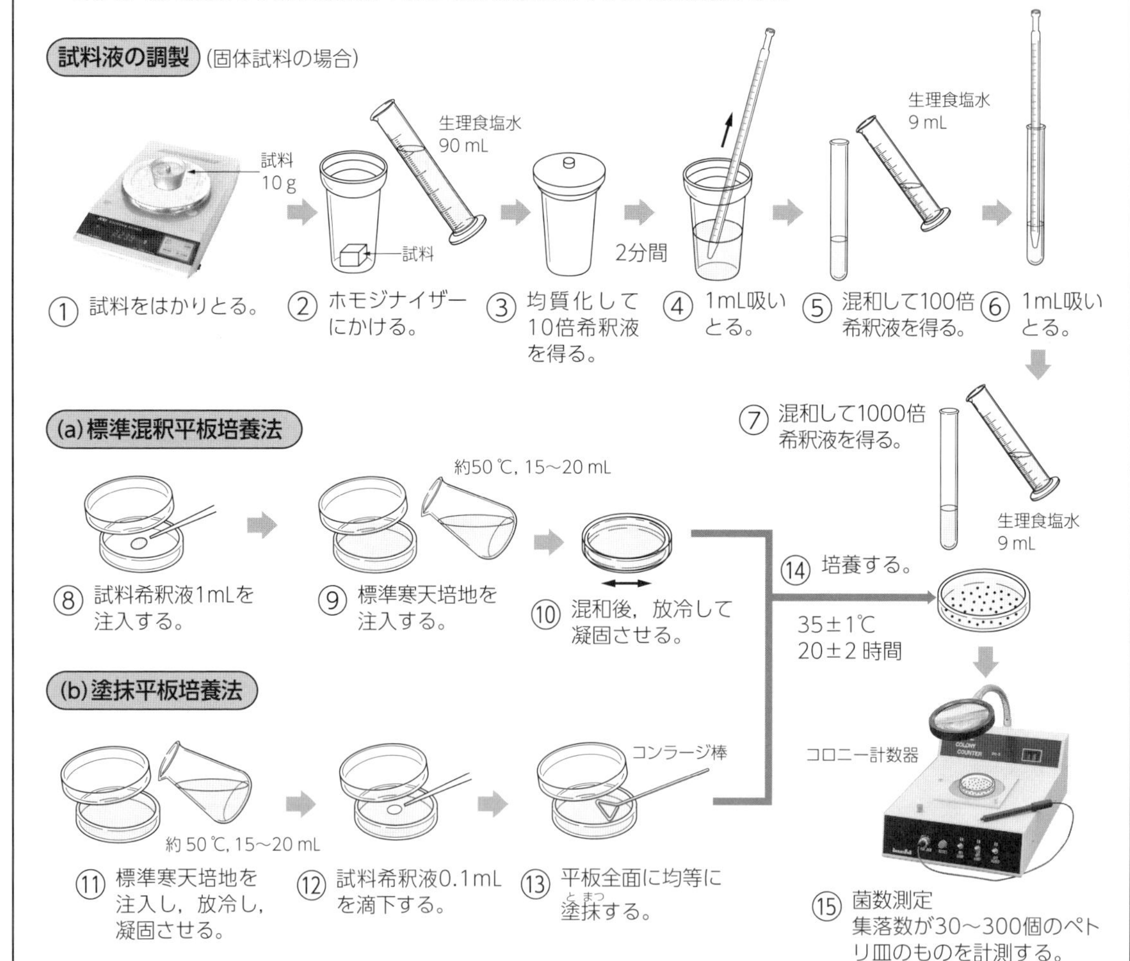

●**考察**…① 一般生菌数が多い食品は，製造・加工・保管過程などで，とり扱いや温度管理などが，不適切であったことが推測される。
② 食品の鮮度の低下は，一般に細菌の作用による場合が多いため，食品中の細菌数は鮮度の指標にもなる(表 1)。

表 1　一般的な試料中の生菌数

試料 [1]	生菌数
鮮魚	10^3～10^6/g
腐敗魚	10^6～10^9/g
鮮魚(表面)	10^3～10^5/cm^2
腐敗魚(表面)	10^6～10^9/cm^2
イカ(新鮮)	10^2～10^6/g
カキ(新鮮)	10^3～10^6/g

1)いずれも，市販食品。

3 大腸菌群の検査法

大腸菌群とは，グラム陰性❶の無芽胞(むがほう)かん菌で，乳糖を分解して酸とガスを産生する好気性および通性嫌気性菌の総称である。経口感染症や食中毒が発生した場合，食品や飲料水中からすべての病原菌や食中毒菌を検査するのは困難である。それらの疾患は，糞便(ふんべん)によって汚染された❷食品が原因となり，発症することが多い。そのため，人の腸管内に常在する大腸菌群が，食品の**糞便汚染指標菌**として検査される。

大腸菌群は，自然界に広く存在するため，検出された場合は糞便汚染の可能性とともに，食品のとり扱い・管理の衛生上の不備，加熱工程の温度不足なども推測される。

❶細胞表層構造の違いにより細菌を分類する方法(グラム染色法)において，細胞壁が薄く赤色に染まる細菌のこと。細胞壁が厚く，紫色に染まるものをグラム陽性菌という。
❷糞便中には1gあたり10^{10}～10^{12}個の細菌が含まれている。

実験 5-3 デソキシコレート寒天培地法

●**原理**…大腸菌は，固形培地で培養すると，乳糖を分解して暗赤色の酸を生成する。したがって，暗赤色のコロニーの形成があれば，大腸菌が存在していることになる。この方法は，栄養源の豊富な試料に適している。

●**準備**…(1) 試料：アイスクリーム類，乳酸菌飲料，氷菓，チーズなど
(2) 器具：ペトリ皿，試験管，メスピペット，ガラス棒，スパーテル，はさみ，ホモジナイザーまたはストマッカー，恒温槽，コロニー計数器
(3) 試薬：デソキシコレート寒天培地，生理食塩水
※ 器具・試薬は，恒温槽とコロニー計数器を除き，滅菌したものを用いる。

●**方法**…試料の形態によって，実験 5-2 のように操作して，試料液を調製する。

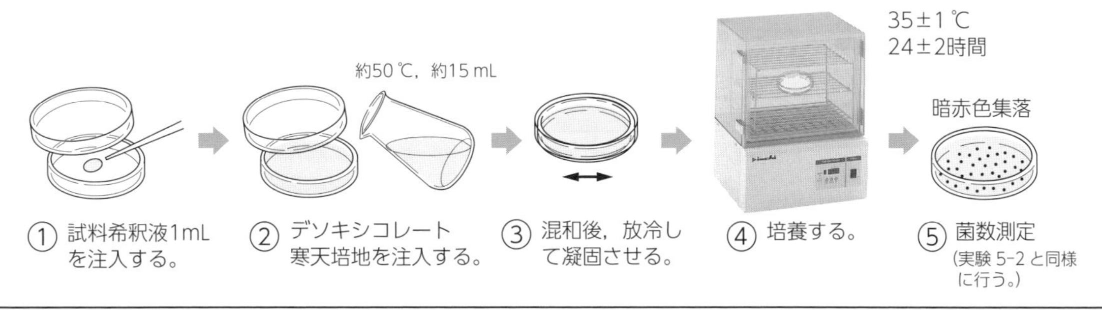

実験 5-4　乳糖ブイヨン法

◉**原理**…大腸菌群が乳糖を分解して発生するガスを，液体培地で観察する。また，酸を産生するため，指示薬によって培地は黄変する。広い範囲の試料に適用できるが，なかでも，栄養源の少ない試料の確認法として利用できる。

◉**準備**…(1) 試料：清涼飲料水，まな板，洗い水など

(2) 器具：ペトリ皿，発酵管，ダーラム管，メスピペット，ガラス棒，白金耳，恒温槽

(3) 試薬：乳糖ブイヨン(LB)培地，BGLB培地，EMB培地，生理食塩水，グラム染色液

※ 器具・試薬は，恒温槽を除き，滅菌したものを用いる。

◉**方法**

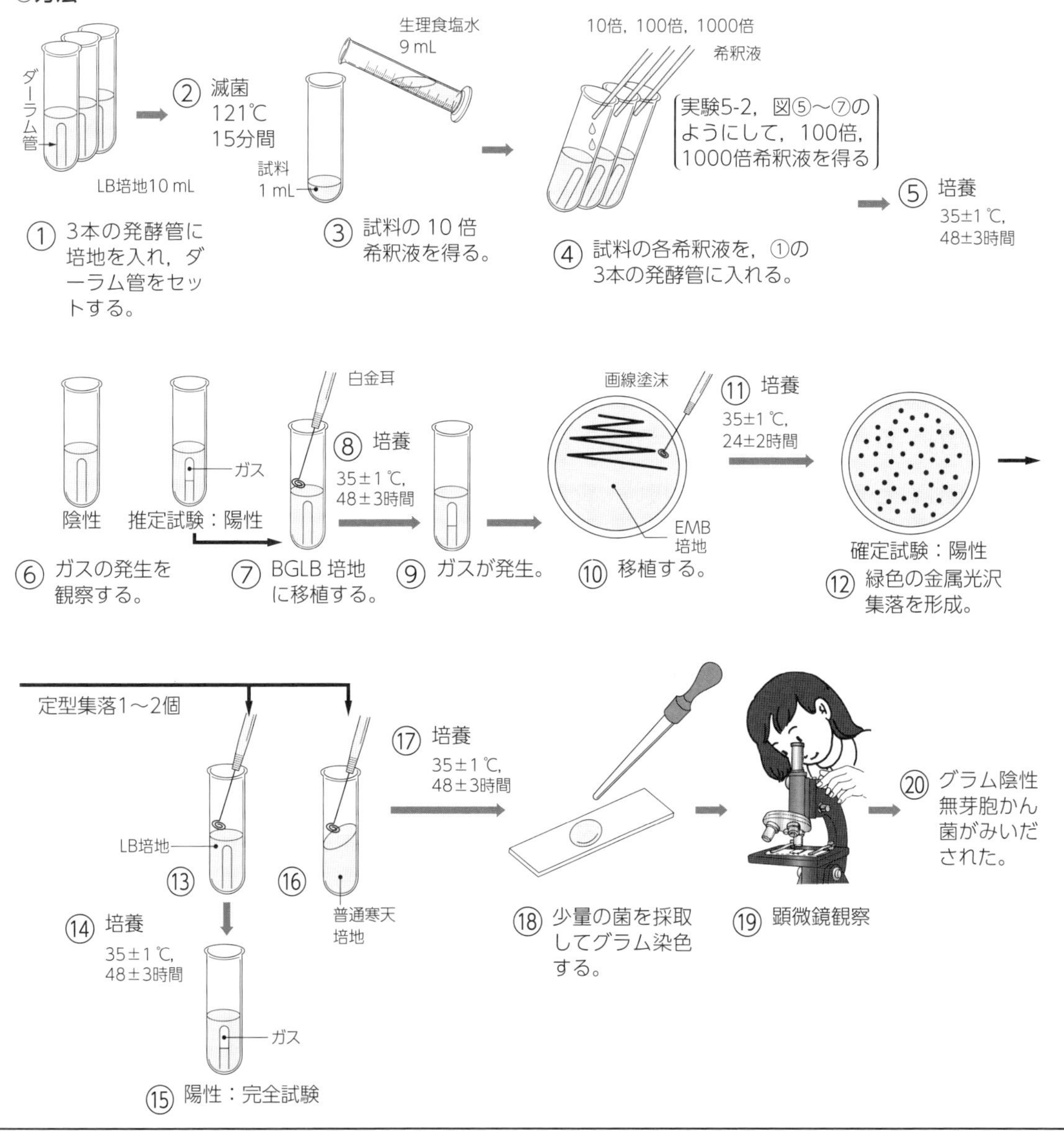

4 空気中の細菌の検査法

食品の製造や加工施設においても，ふつうは，空気中に無数の細菌がただよっている。そして，それらが加工中の食品に付着して製品を汚染する場合もある[❶]。

空気中に浮遊する細菌の多くは，ちり・ほこりなどの粒子に付着しており，その数は，在室人数や人の活動内容によって変動する。

❶製造・加工施設では，無菌的な環境の維持につとめるとともに，定期的な検査が必要となる。

実験 5-5 空中からの落下細菌検査法

◉原理…空気中に存在している細菌が，一定時間に一定面積の寒天培地に落下して，発育した菌数を数える。

◉準備…⑴ 試料：実験室・食堂・調理室などの空気

⑵ 器具：ペトリ皿（内径 9 cm），恒温槽，コロニー計数器

⑶ 試薬：標準寒天培地

※ 器具・試薬は，恒温槽とコロニー計数器を除き，滅菌したものを用いる。

◉方法…① 加熱・溶解した標準寒天培地をペトリ皿へ流し込み，冷却して凝固させる。

② 2 枚以上のペトリ皿を検査場所に置き，静かにふたをとって 5 分間放置したあと，再び静かにふたをする。

③ ペトリ皿を上下に転倒して 35±1 ℃で，24～48 時間培養する。

④ ペトリ皿 1 枚あたりのコロニー数（平均値）を数える。

◉結果…① 算出した平均値を，ペトリ皿 1 枚あたり 5 分間の落下細菌数とする。

② 落下細菌数が 30 個以下は清浄，100 個以上は汚染されていると考える。

5 手指の細菌の検査法

手指の細菌は，皮膚（ひふ）表面の汚れや伸びた爪（つめ）などが原因で付着することが多い。人の手指には，食品衛生上問題となる，黄色ブドウ球菌や大腸菌などが付着していることがある[❷]。

❷日頃から検査が必要である。

実験 5-6 手指の細菌検査法（手型法）

◉原理…手指に付着している細菌を，手を広げて寒天培地に押しつけて採取し，発育した菌数を数える。

◉準備…⑴ 試料：手洗い前，手洗い後の手表面[❸]

⑵ 器具：ペトリ皿，恒温槽，コロニー計数器

⑶ 試薬：標準寒天培地

※ 器具・試薬は，恒温槽とコロニー計数器を除き，滅菌したものを用いる。

◉方法…① 加熱・溶解した標準寒天培地をペトリ皿へ流し込み，冷却して凝固させる。

② 検査を受ける人の手洗い前と手洗い後の手指を標準寒天培地に押しつけ，ふたをする。

③ ペトリ皿を上下に転倒して 36 ℃で，48 時間培養する。

④ ペトリ皿 1 枚あたりのコロニー数（平均値）を数える。

◉結果…① 手洗い前と手洗い後の細菌数を比較する。

② 手洗いの方法の違いによる細菌の残存率を比較する。

❸水洗い・湯洗い・石けん洗いなど，手洗いの方法をかえて検査する。

4 ……… 水質の検査

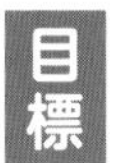

目標
- 飲料水の水質基準と，その意義を理解する。
- 水質や排水の検査法を学ぶ。
- 排水基準と，その意義を理解する。

1 飲料水の検査法

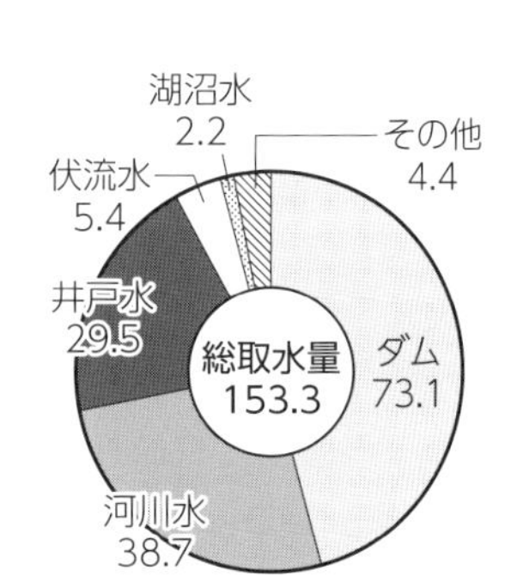

図 1　原水の種類とその取水割合　単位：億 m^3
（日本水道協会 2015 年）

食品の製造に使用する水が，有害物質に汚染されていたり，含有成分が食品製造に適していない場合は，消費者に健康被害を及ぼし，好ましい食品を製造できない。そのため，水質の検査が必要となる。また，食品製造工場で使われて排出される水は，川などの環境を汚染する恐れがあるため，排水の水質検査も行わなければならない。

水質基準

飲料水の安全性を確保するため，「水道法」で，**水質基準**が定められている(表 1)。水質が，飲料水として適しているかいないかを判定するためには，試験の目的と必要性に応じて試験項目を選択する。各試験項目の意義を理解して，検査した水の性質を知り，飲料水としての適否を判定する。

試料の採取

採取は，検査者みずから行うことが望ましい。

表 1　水道水のおもな水質基準

	項目	基準値		項目	基準値
①	一般細菌	1 mL の検水で形成される細菌の集落数が 100 以下であること	⑯	鉄及びその化合物	0.3 mg/L 以下
②	大腸菌	検出されないこと	⑰	銅及びその化合物	1.0 mg/L 以下
③	カドミウム	0.003 mg/L 以下	⑱	塩化物イオン	200 mg/L 以下
④	水銀	0.0005 mg/L 以下	⑲	カルシウム，マグネシウムなど(硬度)	300 mg/L 以下
⑤	鉛	0.01 mg/L 以下	⑳	蒸発残留物	500 mg/L 以下
⑥	ヒ素	0.01 mg/L 以下	㉑	陰イオン界面活性剤	0.2 mg/L 以下
⑦	シアン化物イオン	0.01 mg/L 以下	㉒	2-メチルイソボルネオール	0.00001 mg/L 以下
⑧	硝酸態窒素及び亜硝酸態窒素	10 mg/L 以下	㉓	フェノール類	0.005 mg/L 以下
⑨	フッ素	0.8 mg/L 以下	㉔	有機物	全有機炭素(TOC)の量 3 mg/L 以下
⑩	ジクロロメタン	0.02 mg/L 以下	㉕	pH 値	5.8 以上 8.6 以下
⑪	トリクロロエチレン	0.01 mg/L 以下	㉖	味	異常でないこと
⑫	塩素酸	0.6 mg/L 以下	㉗	臭気	異常でないこと
⑬	クロロホルム	0.06 mg/L 以下			
⑭	総トリハロメタン	0.1 mg/L 以下			
⑮	亜鉛及びその化合物	1.0 mg/L 以下			

（厚生労働省）

◆理化学的試験用試料　採水びんは，容量 1～2 L の無色共栓硬質ガラス製またはポリエチレン製のびんを，よく洗って使用する。あらかじめ，びんの中を少量の試料の水で 2～3 回すすいだのち，採水する。水道水を検査するときには，数分間放水したあと，採水する。

◆細菌試験用試料　採水びんは，容量 100 mL の滅菌できる共栓ガラス製のびんを使用する。ガラスびんは，乾熱滅菌あるいは高圧蒸気滅菌を行う。水道水のように，残留塩素を含む試料を採取するときは，あらかじめチオ硫酸ナトリウム(粉末)0.02～0.05 g を入れて高圧蒸気滅菌した採水びんを使用する。

考えてみよう
水道水の検査で，数分間放水するのはなぜだろう。

硬度

水中の，おもに地質由来であるカルシウムイオン Ca^{2+} およびマグネシウムイオン Mg^{2+} の量を，炭酸カルシウム $CaCO_3$ の量(mg/L)に換算して表したものである。総硬度は，次のように表される。

総硬度❶＝カルシウム Ca 硬度❷ ＋ マグネシウム Mg 硬度❸
　　＝永久硬度❹ ＋ 一時硬度❺

❶水中の Ca^{2+} および Mg^{2+} の総量によって示される硬度である。
❷水中の Ca^{2+} の総量によって示される硬度である。
❸水中の Mg^{2+} の総量によって示される硬度である。
❹硫酸塩・硝酸塩・塩化物などのように，煮沸によって析出しない Ca 塩および Mg 塩による硬度である。
❺重炭酸塩のように，煮沸によって析出する Ca 塩および Mg 塩による硬度である。

実験 5-7　水質硬度の測定

◉原理…エリオクロムブラック T(EBT)は，pH 10 付近では青色を呈するが，Ca^{2+} や Mg^{2+} などの金属イオンが存在すると，キレート化合物を生成し赤紫色に変色する。これをエチレンジアミン四酢酸(EDTA)溶液で，青色に戻るまで滴定し，総硬度を算定する。

◉準備…(1) 試料：水道水，井戸水，ミネラルウォーター
(2) 器具：ビーカー(50～100 mL)，三角フラスコ(300 mL)，ビュレット，メスピペット，滴定装置
(3) 試薬(→ p.209)：アンモニア緩衝液(pH 10)，EBT 試薬，0.01 mol/L EDTA 溶液，0.01 mol/L 塩化マグネシウム水溶液，10 %シアン化カリウム水溶液

◉方法

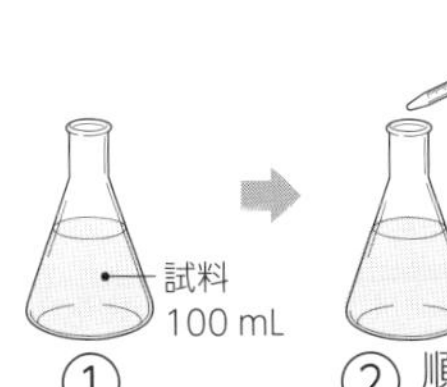

①

メスピペット
(a) 10%シアン化カリウム水溶液 数滴
(b) 0.01 mol/L 塩化マグネシウム水溶液 1 ml
(c) アンモニア緩衝液 2 mL
(d) EBT試薬 5～6滴

② 順に，上記の試薬を入れていく。

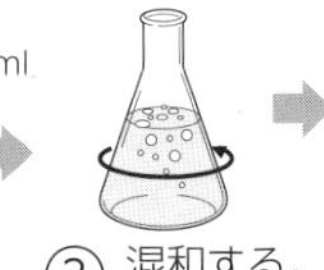

③ 混和する。

滴定

④ 0.01 mol/L EDTA溶液により滴定する。
紅紫色から青色に変化したときを終点とする。

◉結果…試料中の総硬度は，次の計算式によって算出する。

$$総硬度(CaCO_3\ mg/L) = (aF - 1) \times \frac{1000}{b}$$

a：滴定量(mL)
F：0.01 mol/L EDTA 溶液の力価
b：試料の量(100 mL)

1：滴定時に加えた 0.01 mol/L 塩化マグネシウム水溶液の量(1 mL)
　0.01 mol/L EDTA 溶液 1 mL は，炭酸カルシウム 1 mg に対応する。
1000：1 L あたりに換算している。

アンモニア性窒素

水中のアンモニウム塩を，その窒素量で表したもので，し尿や工場排水による汚染を推定する指標となる。

実験 5-8 インドフェノール法による定量

◉原理…アンモニウムイオン NH_4^+は，アルカリ性で次亜塩素酸イオン ClO^-が存在したとき，フェノールと反応する。すると，インドフェノールブルーが生成する。波長 640 nm における吸光度で定量❶する。

◉準備…(1) 試料：水道水，井戸水，ミネラルウォーター

(2) 器具：共栓試験管(25～30 mL)，ホールピペット，メスピペット，石英セル，分光光度計

(3) 試薬(→ p.209)：フェノール－ニトロプルシッドナトリウム溶液❷，0.1 %次亜塩素酸ナトリウム水溶液，アンモニア性窒素標準溶液

◉方法

※ 対照実験液は，純水について操作したものを用いる。

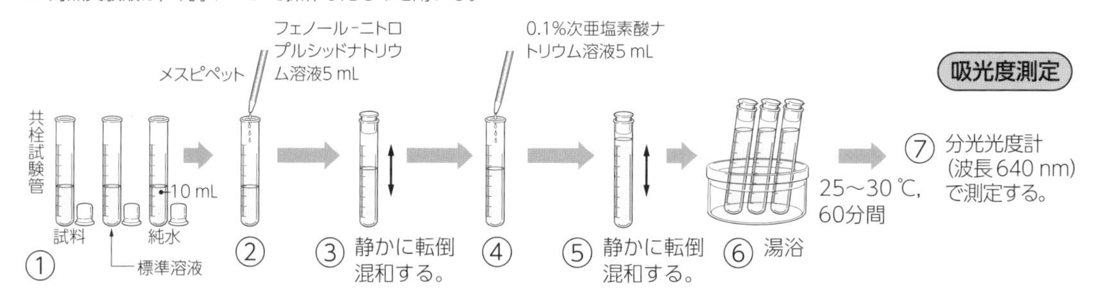

◉結果…試料中のアンモニア性窒素濃度は，次の計算式によって算出する。

$$\text{アンモニア性窒素 (mg/L)} = \frac{\text{試料の吸光度 } A}{\text{標準溶液の吸光度 } A_S}$$

❶吸光度は 30～50 分で最大に達する。以後，わずかに減少するが，2～3 時間はほぼ一定である。
❷反応促進剤として，ニトロプルシッドナトリウムを添加することで感度と再現性が向上する。

コラム 軟水と硬水

WHO の基準では，総硬度($CaCO_3$ mg/L)が 0～60 のものを軟水，60～120 のものを中程度の硬水，120～180 のものを硬水，180 以上のものを非常な硬水と分類している。

わが国の水は軟水が多く，ヨーロッパの水は硬水が多い。日頃，軟水に親しんでいる私たちが，海外旅行などでヨーロッパを訪れたさい，硬水の特徴に驚かされることがある。たとえば，飲みなれない硬水を飲用した場合，下痢(げり)を起こすことがある。また，石けんを使用した場合，脂肪酸のカルシウム塩が沈殿して洗浄能力を失わせるため，泡立ちが悪い。

このほか，肉じゃがなどの煮物に硬水を用いると，肉のタンパク質とカルシウムが結合するため，肉質をかたくし，口あたりを悪くしたり，うま味成分であるアミノ酸などの物質があくとなって出てしまい，まずくなったりする。

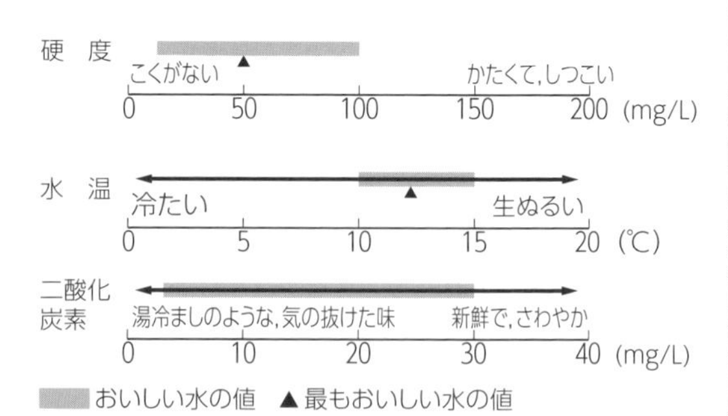

図 2 おいしい水の条件

亜硝酸性窒素

水中の亜硝酸塩をその窒素量で表したもので，アンモニア性窒素の酸化などによって生じるため，し尿や排水の混入による水の汚染が推定される。

実験 5-9 ジアゾ化法による定量

◉原理…水中の亜硝酸イオン NO_2^- は，酸性下でスルファニルアミド $C_6H_8N_2O_2S$ をジアゾ化して，ジアゾニウム塩を生成する。これが，ナフチルエチレンジアミン $C_{12}H_{14}N_2$ と結合して生成した紫紅色のアゾ色素❶を測定する（**ジアゾカップリング反応**）。

◉準備…(1) 試料：水道水，井戸水，ミネラルウォーター
(2) 器具：共栓試験管（25〜30 mL），ホールピペット，メスピペット，石英セル，分光光度計
(3) 試薬（→ p.209）：スルファニルアミド溶液，ナフチルエチレンジアミン溶液，亜硝酸性窒素標準溶液

◉方法

※ 対照実験液は，純水について操作したものを用いる。

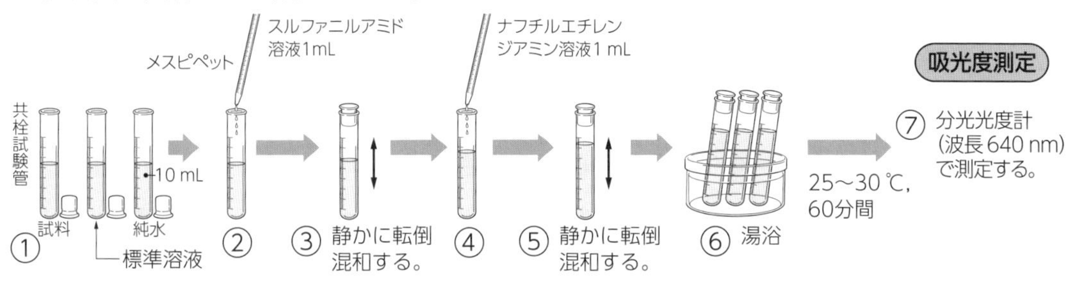

◉結果…試料中の亜硝酸性窒素濃度は，次の計算式によって算出する。

$$\text{亜硝酸性窒素(mg/L)} = 0.1 \times \frac{\text{試料の吸光度 } A}{\text{標準溶液の吸光度 } A_s}$$

0.1：試料 10 mL を用いたときの亜硝酸性窒素標準溶液の係数

❶アゾ基 —N＝N— をもつ色素。

2 排水の検査法

水質汚濁の原因

水域環境の汚濁の原因として，一つには，地質由来の重金属や有機物質などの河川や湖沼への流入がある。また，し尿浄化槽の維持・管理の不適正による，し尿や厨房(ちゅうぼう)からの排水などの家庭雑排水および各種工場からの産業排水なども汚濁の原因となる。

排水の規制

公共用水域の水質保全のための排水規制は，水質汚濁防止法に基づいている(表 2)。原料に，糖質やタンパク質などの有機物を用いる食品製造・加工業の排出水による水質汚濁の防止は，事業者が法を守ることが第一に求められる。

❶Dissolved Oxygen

◆溶存酸素(DO❶) 水に溶解している酸素量を表す。水中の有機物が増えて水質汚濁が進むと，好気性微生物による有機物の分解が行われ，多量の酸素が消費されるため水中の DO 値は低下する。DO 値が小さいほど水質の状態が悪いことを示す。

❷Biochemical Oxygen Demand

◆生物化学的酸素要求量(BOD❷) 水中の有機物が，細菌やプランクトンなどの好気性微生物によって分解されるとき，消費される酸素量を mg/L で表したものである。BOD 値が高いことは，水中の有機物が多いことを示し，水質が悪化していることがわかる。

❸Chemical Oxygen Demand

◆化学的酸素要求量(COD❸) 水中の被酸化性物質(おもに有機物)が，酸化剤によって処理されるさいに消費される酸素量を，mg/L で表したものである。COD 値が高いほど水中の有機物等が多いことを示し，水質が悪化していることがわかる。

表 2 生活環境にかかわる水質保全のための一律排水基準(一般項目(有害物質以外))

項目	基準値
pH	海　域　5.0〜9.0 その他　5.8〜8.6
BOD または COD	160 mg/L(平均 120/日)[1]
SS[2]	200 mg/L(平均 150/日)
n-ヘキサン抽出物質[3] 鉱物油 動植物油	 5 mg/L 30 mg/L
フェノール類	5 mg/L
銅	3 mg/L

項目	基準値
亜鉛	5 mg/L
溶解性鉄	10 mg/L
溶解性マンガン	10 mg/L
クロム	2 mg/L
フッ素	15 mg/L
大腸菌群数	日間平均3000 個/cm^3
窒素[4]	120 mg/L(平均 60/日)
リン[4]	16 mg/L(平均 8/日)

1)( )内は，1 日に数回(原則として 3 回以上)測定したときの平均の基準値を表し，( )の前の数値は，各測定値が 1 回でもそれをこえてはいけない数値である。
2) Suspended Solid 浮遊物質。水中に浮遊している不溶性物質の量。水のにごりやヘドロの原因となる。
3)水中に存在している油分を n-ヘキサンで抽出した値。
4)窒素やリンは，植物の生育に必要な成分であるが，これらが多すぎると，植物プランクトンの異常発生などを引き起こす。

実験 5-10　溶存酸素量の測定

◉原理…試料水に，硫酸マンガン溶液およびアルカリ性ヨウ化カリウム–アジ化ナトリウム溶液を加えると，水酸化マンガンの褐色の沈殿を生じる。この沈殿は，水中の溶存酸素と反応して，溶存酸素量に対応するヨウ素を遊離する。このヨウ素をチオ硫酸ナトリウム溶液で滴定し，溶存酸素量を定量する。

◉準備…⑴ 試料：水道水，井戸水，河川水，ため池水，家庭雑排水

⑵ 器具：ふらんびん（ここでは共栓三角フラスコ（100 mL）），三角フラスコ（200〜300 mL），駒込ピペット，ホールピペット，安全ピペッター，滴定装置

⑶ 試薬（→ p.209）：硫酸マンガン水溶液，アルカリ性ヨウ化カリウム–アジ化ナトリウム水溶液，硫酸，0.025 mol/L チオ硫酸ナトリウム水溶液，デンプン溶液

◉方法

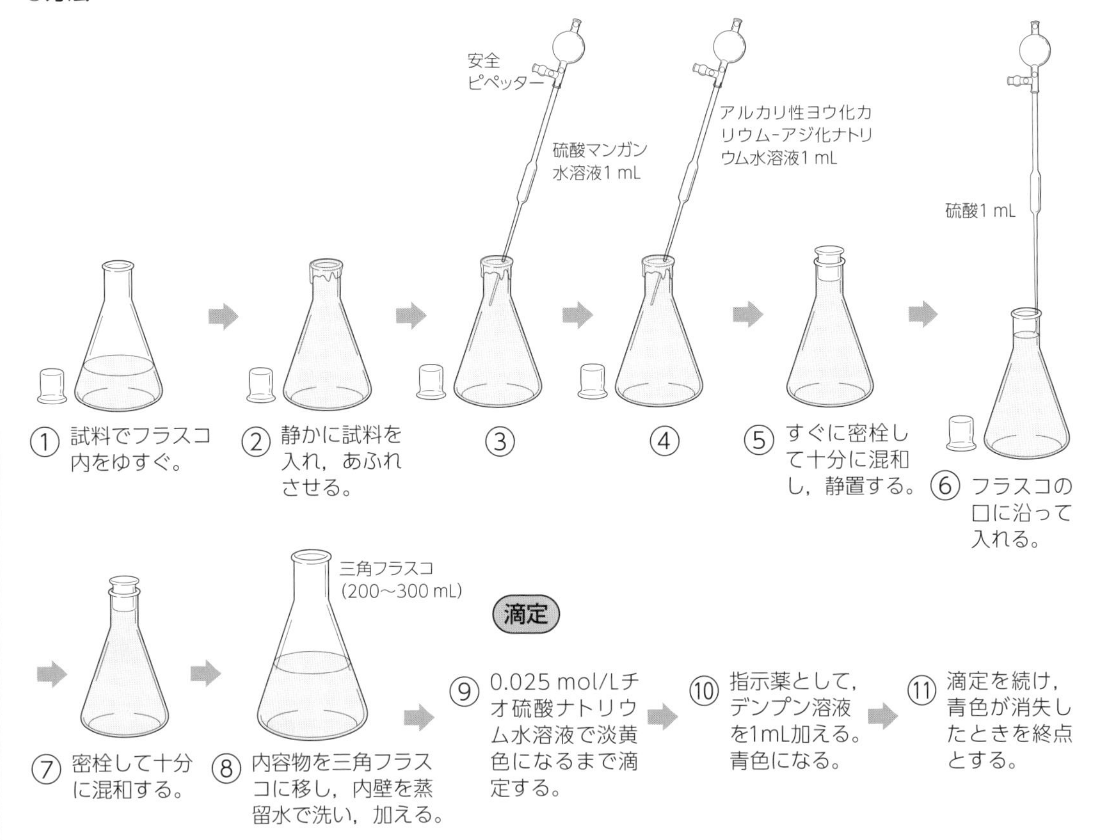

◉結果…次の計算式によって求める。

$$溶存酸素\ (mg/L) = 0.2 \times a \times F \times \frac{1000}{V-2}$$

0.2：0.025 mol/L チオ硫酸ナトリウム 1 mL は，0.2 mg の酸素に対応する。

a：滴定量（mL）

F：0.025 mol/L チオ硫酸ナトリウム水溶液の力価

V：ふらんびんの容量（mL）

1000：1 L あたりに換算している。

2：操作中に添加した硫酸マンガン 1 mL ＋ アルカリ性ヨウ化カリウム 1 mL ＝ 2 mL

実験 5-11 生物化学的酸素要求量の測定

◉**原理**…試料水を希釈し，20 ℃で 5 日間放置しておいてから，溶存酸素の減少量を測定・算出し，それを微生物が消費した酸素量とする。

◉**準備**…⑴ 試料：水道水，井戸水，河川水，ため池水，家庭雑排水

⑵ 器具：ふらんびん（ここでは共栓三角フラスコ（100 mL）），ビーカー，滴定装置，駒込ピペット，ホールピペット，安全ピペッター，恒温器（20±1 ℃に調節できるもの）

⑶ 試薬（→ p.210）：緩衝液（pH 7.2，A 液），硫酸マグネシウム水溶液（B 液），塩化カルシウム水溶液（C 液），塩化鉄（Ⅲ）水溶液（D 液），希釈液（pH 7.2）❶，硫酸マンガン水溶液，アルカリ性ヨウ化カリウム–アジ化ナトリウム水溶液，硫酸，0.025 mol/L チオ硫酸ナトリウム水溶液，デンプン溶液

◉**方法**

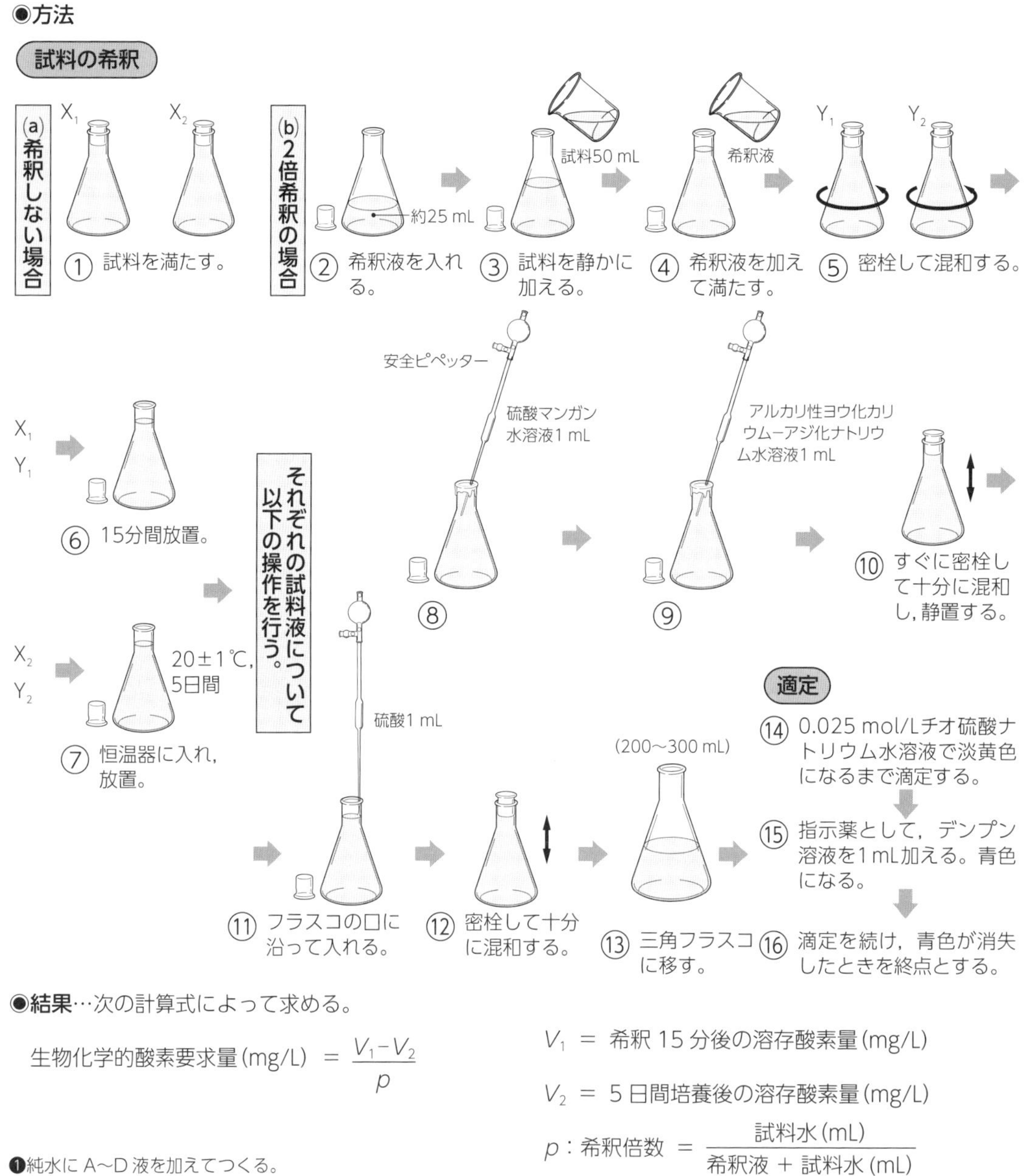

◉**結果**…次の計算式によって求める。

$$生物化学的酸素要求量(mg/L) = \frac{V_1 - V_2}{p}$$

V_1 ＝ 希釈 15 分後の溶存酸素量（mg/L）

V_2 ＝ 5 日間培養後の溶存酸素量（mg/L）

$$p：希釈倍数 = \frac{試料水(mL)}{希釈液 + 試料水(mL)}$$

❶純水に A～D 液を加えてつくる。

実験 5-12 化学的酸素要求量の測定

◉原理…試料水に，過剰の過マンガン酸カリウムを加えて酸性にしたあと，沸騰水浴中で 30 分間加熱する。この条件で，有機物を酸化・分解するのに消費する過マンガン酸カリウムの量を酸素量に換算する。

◉準備…(1) 試料：水道水，井戸水，河川水，ため池水，家庭雑排水

(2) 器具：メスシリンダー，共栓三角フラスコ(300 mL)，滴定装置，メスピペット，ホールピペット，湯浴装置

(3) 試薬(→ p.210)：30 %硫酸，20 %硝酸銀水溶液，5×10^{-3} mol/L 過マンガン酸カリウム標準溶液，12.5×10^{-3} mol/L シュウ酸ナトリウム水溶液

◉方法

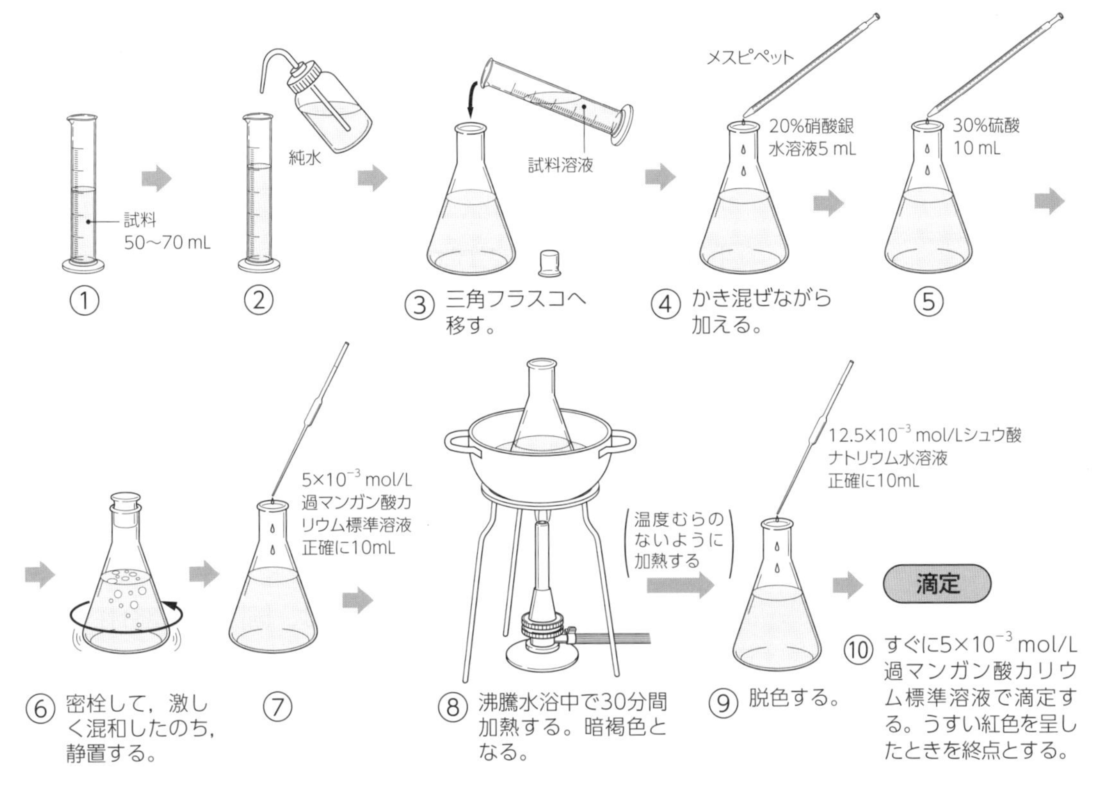

◉結果…次の計算式によって求める。

$$化学的酸素要求量(mg/L) = (a - b) \times F \times \frac{1000}{V} \times 0.2$$

a：滴定量(mL)

b：空試験(純水 100 mL について，③以降同様に実験操作を行う)での滴定量

F：5×10^{-3} mol/L 過マンガン酸カリウム標準溶液の力価

1000：1 L あたりに換算している。

V：試料水の採取量(mL)

0.2：5×10^{-3} mol/L 過マンガン酸カリウム 1 mL は，0.2 mg の酸素に対応する。

5 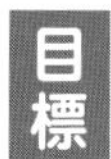 食品添加物の検査

目標
- 食品添加物の役割を理解する。
- 食品添加物の使用目的，および，その種類を学ぶ。
- 食品添加物の安全性について学ぶ。

1 食品添加物とは

食品の製造・加工や保存のために，食品添加物は必要不可欠であるが，その使用にあたっては，「食品衛生法」によってきびしい基準が定められている。そのため，食品添加物が，基準を守って適正に使われているかどうかを，検査して確認する必要がある。

近年，生活様式の変化や流通機構の発達により，わが国における食生活は大きな変貌(へんぼう)をとげている。とくに，加工食品は多種多様な製品が市販され，それらに使用される食品添加物の種類や表示・安全性などに関する消費者の関心は非常に高くなっている。

食品添加物の分類

食品添加物は，食品の製造・加工・保存のために，添加あるいは混和されるものである。「食品衛生法」によって，**指定添加物・既存添加物・天然香料・一般飲食物添加物**に大別されている(表 1)。これらにかかわる規格・基準や品目数は，国際的な整合性をはかるとともに，安全性の再評価をしながら推移している。

食品添加物の種類と用途

食品添加物には，次のようなものがある(表 2)。

①食品の製造・加工を合理化する製造用剤・かん水・膨張剤など。

②食品の保存性を高め，食中毒を防ぐ保存料・殺菌料・酸化防止剤など。

表 1　食品添加物の分類(2019 年 6 月現在)

分類	内容	おもな食品添加物	品目数
指定添加物	安全性と食品に対する有効性を確認して，厚生労働大臣が指定したもの	安息香酸・サッカリン・食用赤色 2 号	463
既存添加物	食経験がある動植物などの原料からつくられ，長年，天然添加物として使用され，厚生労働大臣が認めたもの	カラメル・ペクチン・紅麹色素・タンニン	365
天然香料	動植物から得られたもので，食品に香りをつけるもの	レモン・アーモンド・コーヒー・サクラ	約 600
一般飲食物添加物	一般に，食品として飲食されるもので，食品添加物としても使用されるもの	オレンジ果汁・ウコン・茶・クロレラ末	約 100

③食品の品質を向上させ，風味を高める調味料・甘味料・香料など。

④栄養成分を補充・強化する栄養強化剤など。

食品添加物の規格と基準

◆成分規格　食品添加物の品質を確保するため，構造式・純度・性状などを定めたもの。

◆使用基準　食品添加物の適正な使用をはかるため，対象食品や使用量・使用目的などが規定されている。

◆表示基準　食品添加物の用途や物質名などによって，以下のように表示方法が規定されている。消費者が，食品を選ぶさいの判断の基準となる(図1)。

①原材料と明確に区分して表示(a，b，cのいずれかで表示)

　a．原材料と添加物を記号(/ など)で区分して表示

　b．原材料と添加物を改行して表示

　c．「添加物」の項目名欄を設けて表示

②添加物は重量の割合の高い順に表示

③特定原材料[1]に由来する添加物はアレルゲンを表示

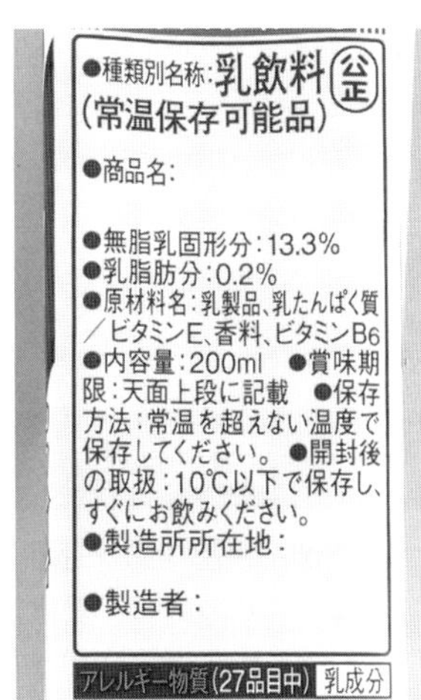

図1　表示基準の例

❶食物アレルギーの発症数・重篤度が高い，えび，かに，小麦，そば，卵，乳，落花生の7品目。

食品添加物の安全性

　食品添加物の安全性を確認するため，マウスやラットを用いた毒性試験が行われる。実験動物における無毒性量に，動物と人との種差や個人差を考慮した安全率を乗じて，人に対する安全量である**1日摂取許容量(ADI[2])**(図2)を算出する。

❷Acceptable Daily Intakeの略。

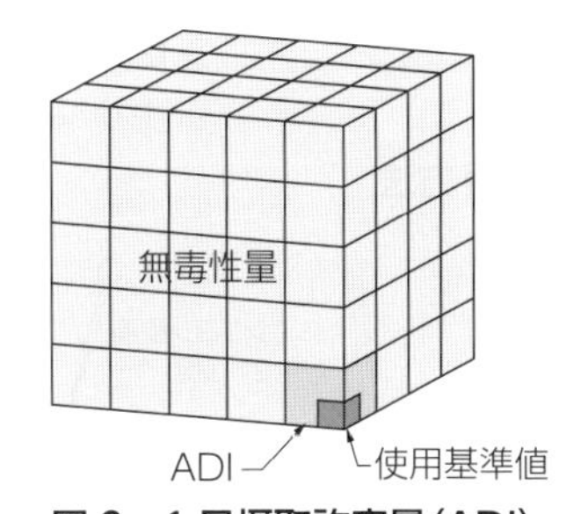

図2　1日摂取許容量(ADI)

$$\text{ADI} = \text{無毒性量} \times \text{安全率}\left(\frac{1}{100}\right)$$

$$\text{安全率} = \frac{1}{10}(\text{動物と人の種差}) \times \frac{1}{10}\left(\text{年齢・性別などの個体差}\right) = \frac{1}{100}$$

表2　おもな食品添加物の種類と用途

目的	用途	種類
製造・加工の合理化	豆腐用凝固剤	塩化マグネシウム・グルコノデルタラクトン・塩化カルシウム
	酵素	カタラーゼ・α-アミラーゼ・β-グルコシダーゼ・パパイン
	膨張剤	クエン酸カルシウム・炭酸水素ナトリウム・乳酸カルシウム
	製造用剤	ヘキサン・アンモニア・硫酸・水酸化ナトリウム・活性炭
保存性の向上	保存料	安息香酸・ソルビン酸カリウム，しらこタンパク抽出物
	殺菌料	過酸化水素・亜塩素酸ナトリウム，次亜塩素酸水，高度さらし粉
	酸化防止剤	ジブチルヒドロキシトルエン(BHT)・エリソルビン酸・カテキン
	防かび剤	イマザリル・ジフェニル・チアベンダゾール
品質・風味の向上	着色料	食用黄色4号，ウコン色素，ブドウ果皮色素，カラメル
	甘味料	サッカリン・アスパルテーム・キシリトール，ステビア抽出物
	増粘剤	アルギン酸ナトリウム・アラビアガム・カラギナン・ペクチン
	香料	バニリン，ケイ皮酸，メントール・ベンズアルデヒド
栄養成分の強化	栄養強化剤	亜鉛塩類・L-アスコルビン酸・ビタミンA・L-フェニルアラニン

2 おもな食品添加物の検査法

保存料の検査

食品に使用される保存料は種類が多く，また，2 種類以上の保存料が同時に添加されている場合がある。それぞれの保存料を個別に検査することは，手間がかかり，試薬などの費用もかかる。そこで，食品に添加された保存料をいっせいに定性・定量できる方法がある。

実験 5-13 薄層クロマトグラフィーによる定性

◉**原理**…食品中の保存料を，水蒸気蒸留によって分離し，受け器にたまった液をアルカリ性にしてからエーテルなどの溶媒で抽出し，妨害となる食品成分などを除去する。さらに，水層を酸性にしてからエーテルなどで抽出することで，保存料を精製・分離できる。得られた保存料を薄層クロマトグラフィーによって定性する。

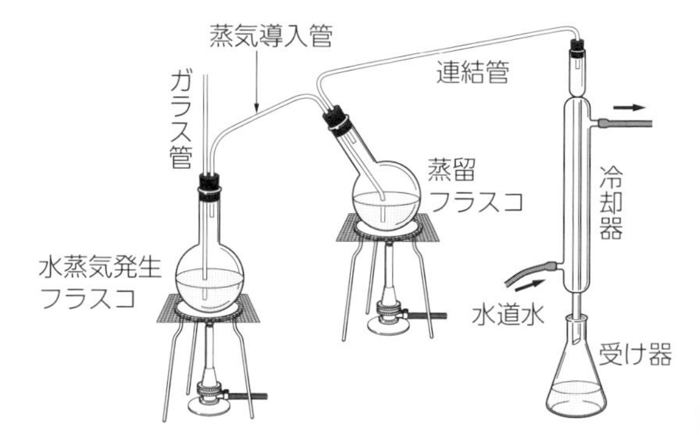

図 3 水蒸気蒸留装置

◉**準備**…(1) 試料：漬け物，清涼飲料水，しょうゆ，つくだ煮など

(2) 器具：水蒸気蒸留装置(図 3)，分液ろうと(300～500 mL)，ポリアミド薄層板，展開槽，紫外線照射器❶，噴霧管，二連球ゴムスプレー，マイクロシリンジまたは目盛りつきキャピラリ

(3) 試薬(→ p.210)：15 %酒石酸水溶液，塩化ナトリウム，シリコン樹脂，10 %水酸化ナトリウム水溶液，10 %塩酸，エーテル，無水硫酸ナトリウム，安息香酸標準溶液，デヒドロ酢酸標準溶液，ソルビン酸標準溶液，パラオキシ安息香酸エステル標準溶液，展開溶媒(ヘキサン：酢酸 = 24：1)，発色試薬(2 %硫酸第二鉄水溶液)

◉**方法**

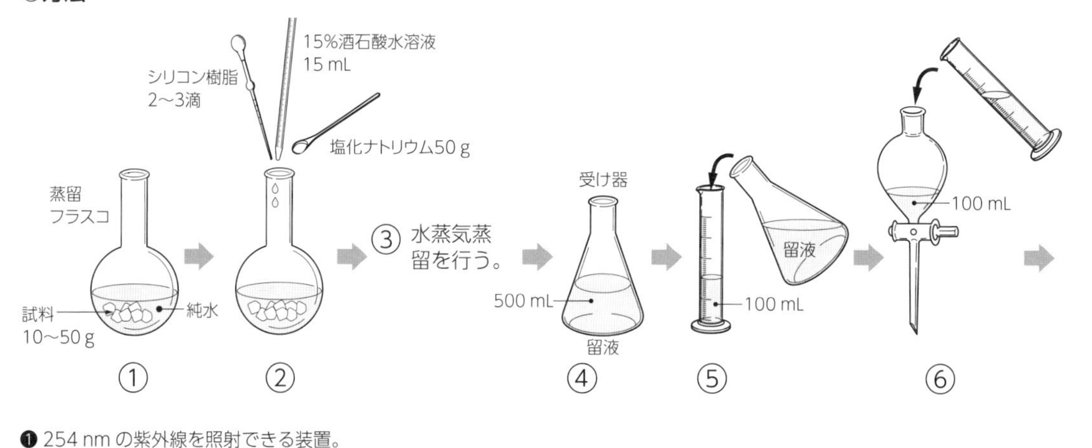

❶ 254 nm の紫外線を照射できる装置。

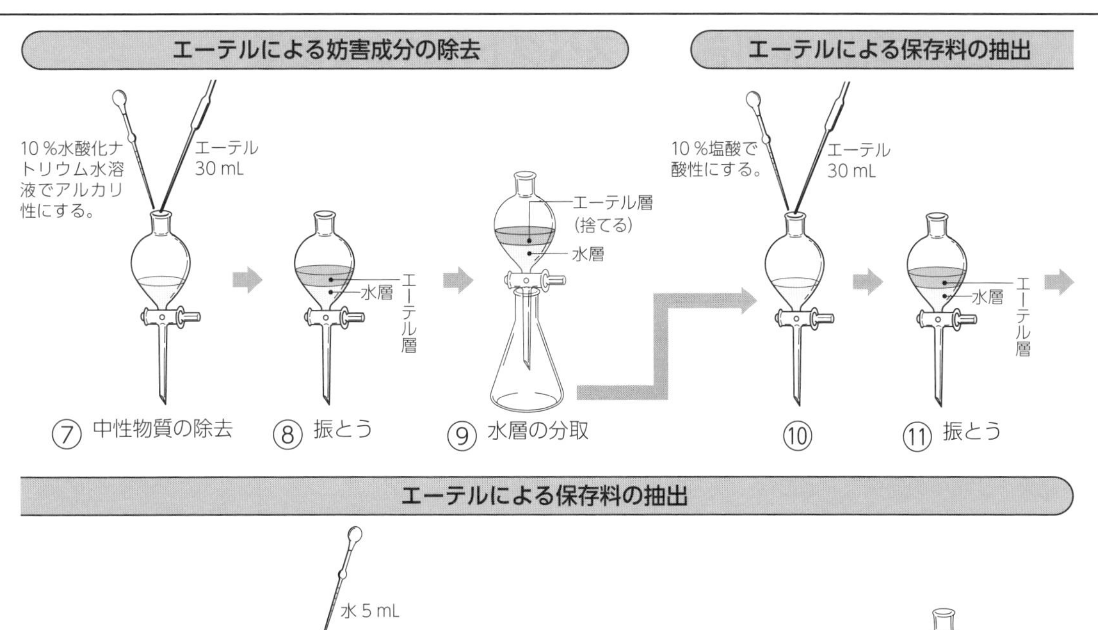

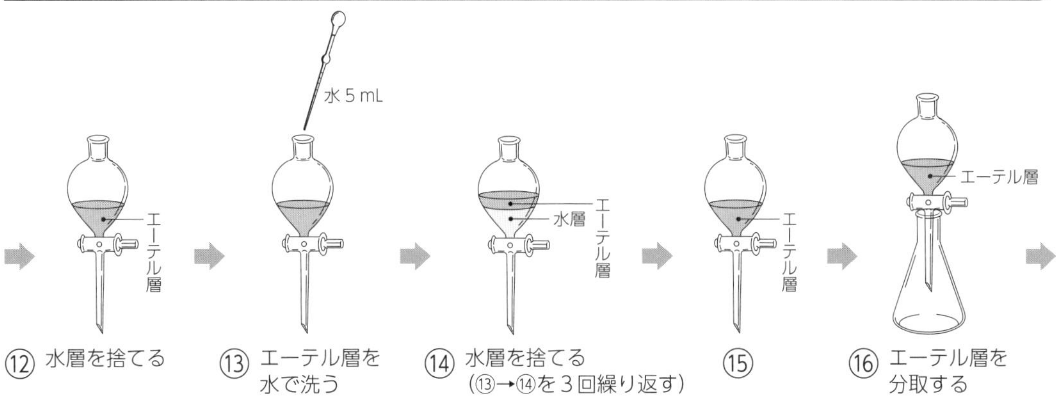

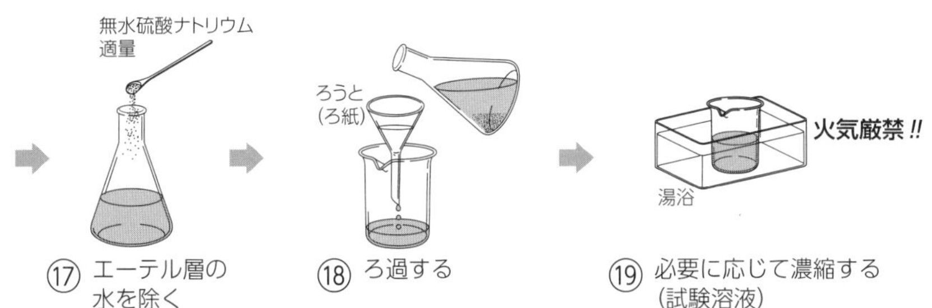

◉結果…試験溶液および各標準溶液を，マイクロシリンジまたはキャピラリを用いてポリアミド薄層板に塗布し，展開溶媒を用いて展開する。展開終了後，紫外線照射下で吸収スポット（黒色にみえる）の R_f 値❷を各標準溶液の場合と比較し，定性する。さらに，発色試薬を噴霧管に入れ，二連球ゴムスプレーを用いて薄層板に吹きつける。呈色の色調❸を観察し，各標準溶液の場合と比較して定性する。

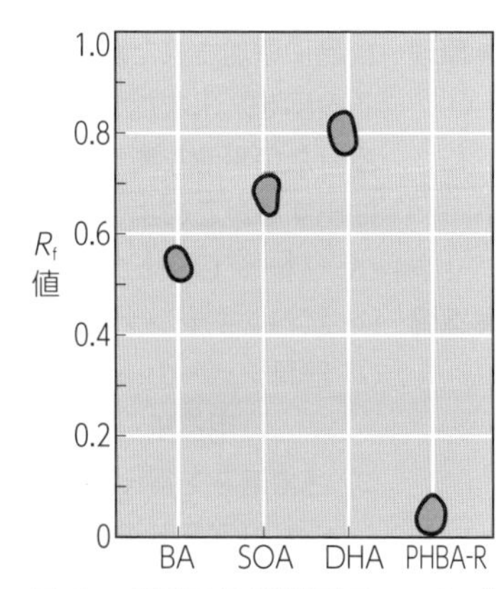

図４　ポリアミド薄層クロマトグラム

❷ R_f 値 $= \dfrac{\text{溶質（保存料）の移動距離}}{\text{展開溶媒の移動距離}}$

❸ BA（安息香酸），SOA（ソルビン酸），DHA（デヒドロ酢酸）は青色の背景に黄色のスポットが現れ，PHBA−R（パラオキシ安息香酸エステル）は呈色しない。

実験 5-14 紫外部吸収スペクトルによる定量

◉**原理**…食品中の保存料を実験 5-13 と同様にして分離し，得られた試験溶液について，分光光度計によって測定を行う。それぞれの保存料の特徴的な紫外部領域の極大吸収波長❶における吸光度を，各標準品の吸光度と比較することで，食品中の保存料を概算により定量することができる。

◉**準備**…(1) 試料：漬け物，清涼飲料水，しょうゆ，つくだ煮など
(2) 器具：分光光度計，石英セル
(3) 試薬(→ p.210)：緩衝液，安息香酸標準溶液，ソルビン酸標準溶液，パラオキシ安息香酸ブチル標準溶液，デヒドロ酢酸標準溶液

◉**方法**…試験溶液と各標準溶液をそれぞれ 10 mL とり，緩衝液 2 mL と水を加えて 20 mL とする。これを，石英セルに入れて吸収スペクトルを測定し，各保存料の極大吸収波長(表 3)における吸光度を測定する。

表 3 各保存料の極大吸収波長

保存料	極大吸収波長 (nm)
BA	273
SOA	253
DHA	314
PHBA	252

◉**結果**…試料中の各保存料濃度は，次の計算式によって算出する。

$$保存料濃度(g/kg) = x \times \frac{A}{A_s} \times \frac{1}{200} \times \frac{1}{S}$$ ❷

x：各標準溶液中の 10 mL 中の標準物質量(μg)
安息香酸 = 100
ソルビン酸 = 50
デヒドロ酢酸 = 50
パラオキシ安息香酸ブチル = 100

A：試験溶液の吸光度
A_s：標準溶液の吸光度
S：試料採取量(g)

❶物質は，紫外部(200～400 nm)領域で光を強く吸収する固有の波長をもつ。その波長を極大吸収波長という。

❷本実験では，食品中に含まれるパラオキシ安息香酸エステルを，ブチルエステルとみなしている。パラオキシ安息香酸としての濃度を求めるさいは，上記の式にさらに 0.7111 をかける必要がある。

着色料の検査

現在，12 種類❸の酸性タール色素❹が許可されている。食品から色素を抽出し，ペーパークロマトグラフィーまたは薄層クロマトグラフィーにより色素の判定を行う。

❸赤色 7 種，黄色 2 種，青色 2 種，緑色 1 種。

❹古くは，コールタールを原料にしていたが，近年は，石油を原料としている。

実験 5-15 クロマトグラフィーによる定性

◉**原理**…食品に添加された着色料は，タンパク質やデンプンなどの食品成分と結合・吸着している。検査する食品を，水または水とアルコールの混液に溶かして加温し，食品成分から着色料を分離する。得られた色素液を酸性にして，ポリアミドまたは毛糸を染色する。その後，アルカリ性にして色素を抽出する。このように色素を脱着することで，精製した色素溶液が得られる。この溶液について，ペーパークロマトグラフィーまたは薄層クロマトグラフィーにより色素を分離して判定を行う。

◉**準備**…(1) 試料：キャンディ，ゼリー，福神漬・紅しょうがなどの漬け物，清涼飲料水など
(2) 器具：ビーカー，ピペット，湯浴装置・ろうと，展開槽，紫外線照射器，クロマトグラフィー用ろ紙，薄層板(セルロースまたはシリカゲル)
(3) 色素溶液を得るための試薬(→ p.211)
(a) ポリアミド染色法：ポリアミド，10 %酢酸，メタノール，2 %アンモニア-エタノール混液，50 %エタノール
(b) 毛糸染色法：脱脂毛糸，10 %酢酸，0.5 %アンモニア水
(4) 色素の定性に使用する試薬(→ p.211)：色素標準液，展開溶媒①，展開溶媒②，展開溶媒③

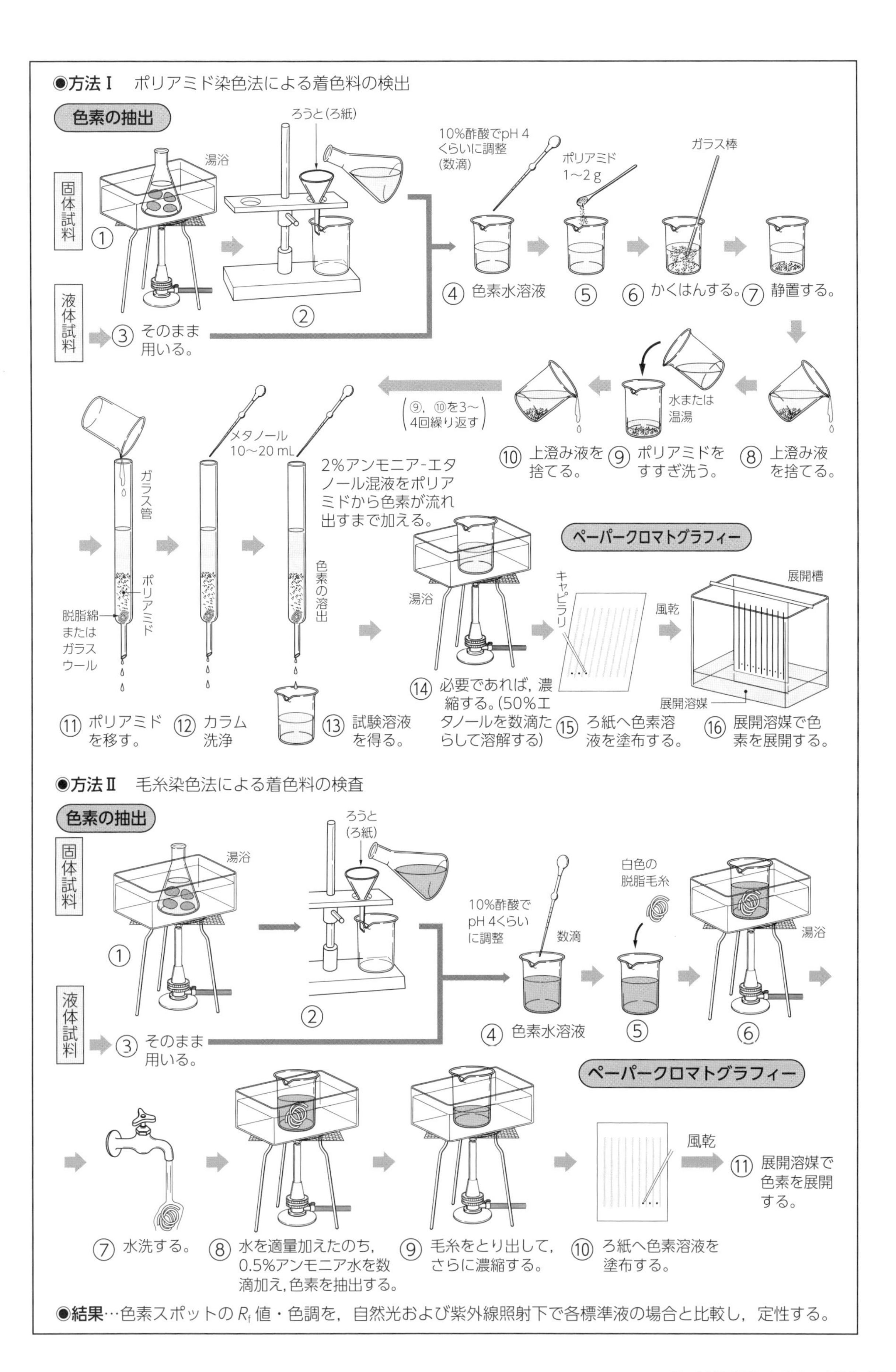
●方法Ⅰ　ポリアミド染色法による着色料の検出
色素の抽出
固体試料
湯浴
①
ろうと(ろ紙)
②
液体試料
③ そのまま用いる。
10%酢酸でpH 4くらいに調整(数滴)
ポリアミド1〜2 g
ガラス棒
④ 色素水溶液
⑤
⑥ かくはんする。
⑦ 静置する。
⑧ 上澄み液を捨てる。
水または温湯
⑨ ポリアミドをすすぎ洗う。
⑩ 上澄み液を捨てる。
(⑨，⑩を3〜4回繰り返す)
ガラス管
ポリアミド
脱脂綿またはガラスウール
⑪ ポリアミドを移す。
メタノール10〜20 mL
⑫ カラム洗浄
2%アンモニア-エタノール混液をポリアミドから色素が流れ出すまで加える。
色素の溶出
⑬ 試験溶液を得る。
湯浴
⑭ 必要であれば，濃縮する。(50%エタノールを数滴たらして溶解する)
ペーパークロマトグラフィー
キャピラリ
⑮ ろ紙へ色素溶液を塗布する。
風乾
展開槽
展開溶媒
⑯ 展開溶媒で色素を展開する。
●方法Ⅱ　毛糸染色法による着色料の検査
色素の抽出
固体試料
湯浴
①
ろうと(ろ紙)
②
液体試料
③ そのまま用いる。
10%酢酸でpH 4くらいに調整
数滴
④ 色素水溶液
白色の脱脂毛糸
⑤
湯浴
⑥
ペーパークロマトグラフィー
⑦ 水洗する。
⑧ 水を適量加えたのち，0.5%アンモニア水を数滴加え，色素を抽出する。
⑨ 毛糸をとり出して，さらに濃縮する。
⑩ ろ紙へ色素溶液を塗布する。
風乾
⑪ 展開溶媒で色素を展開する。
●結果…色素スポットのRf値・色調を，自然光および紫外線照射下で各標準液の場合と比較し，定性する。

漂白剤の検査

還元漂白剤として，おもに亜硫酸塩が使用されている。亜硫酸塩は，酸によって亜硫酸 SO_2 となり，漂白・酸化防止・保存などの作用を示す。食品に添加された亜硫酸塩は，アルデヒドや糖などの食品成分と結合し，結合型亜硫酸❶として存在することが多い。

❶ぶどう酒では 95 %以上，冷凍むきえび・とうもろこし粉では約 90 %，干しパイナップル・濃縮ジュースでは約 80 %，精粉では約 35 %が結合型である。

実験 5-16 ヨウ素酸カリウム－デンプン紙による定性

◉**原理**…食品中の亜硫酸塩は，酸性状態で亜硫酸ガスを発生する。この亜硫酸ガスが試験紙中のヨウ素酸カリウム KIO_3 を還元することにより遊離したヨウ素 I_2 が，デンプンと反応する。このとき，試験紙を青紫色に変色するため，亜硫酸塩の存在を知ることができる。

$$2KIO_3 + 5SO_2 + 4H_2O \longrightarrow I_2 + K_2SO_4 + 4H_2SO_4$$

亜硫酸 SO_2 が多量に存在すると，さらに還元が進んで，青紫色は消失する。

$$I_2 + SO_2 + 2H_2O \longrightarrow 2HI(\text{無色}) + H_2SO_4$$

◉**準備**…(1) 試料：かんぴょう，干しアンズ，甘納豆，精粉（こんにゃく粉），果実酒など

(2) 器具：三角フラスコ，コルク栓，針金，メスピペット，湯浴装置

(3) 試薬（→ p.211）：25 %リン酸溶液，ヨウ素酸カリウム-デンプン紙

◉**方法**…液体食品はそのまま，固体食品は包丁やはさみで細切し，試料とする。

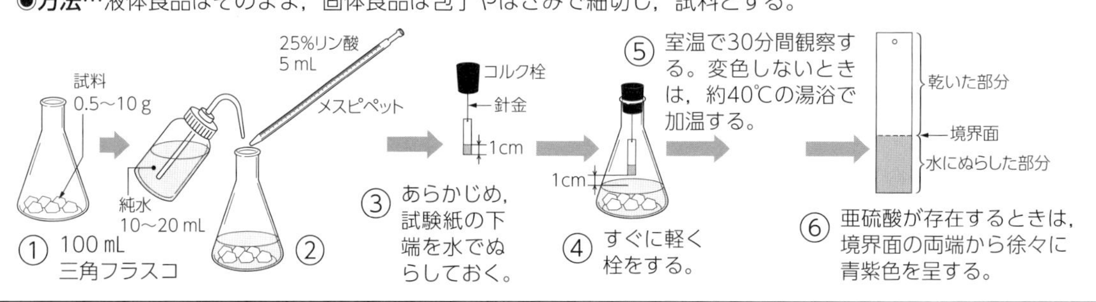

発色剤の検査

食肉や魚卵製品の発色剤として，亜硝酸塩および硝酸塩が使用されている（図 5）。硝酸塩は，食品中の微生物などによって還元され，亜硝酸となって作用する。したがって，使用基準は亜硝酸イオン NO_2^- としての残存量が規定されている。

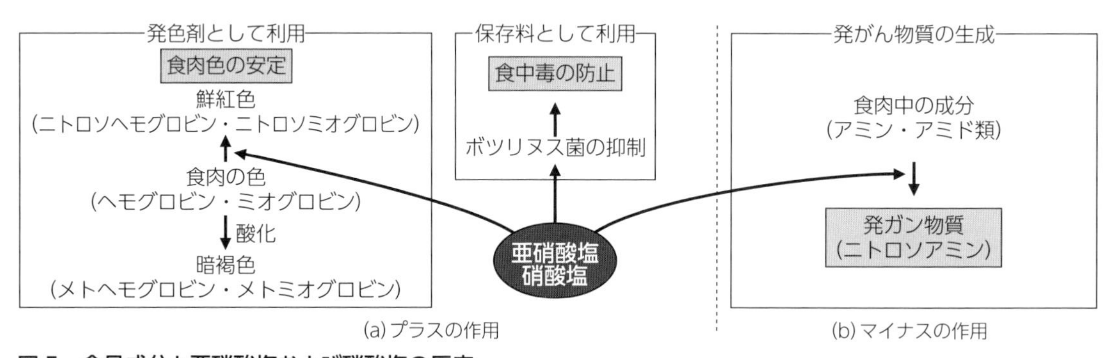

図 5　食品成分と亜硝酸塩および硝酸塩の反応

実験 5-17 ジアゾ化法による定量

◉原理…食品から抽出した亜硝酸イオンが，酸性溶液中でスルファニルアミドとジアゾ化反応を起こし，さらにナフチルエチレンジアミンと結合することによって生じるアゾ色素を比色定量する。

◉準備…(1) 試料：ハム，ソーセージ，ベーコン，たらこ，いくらなど

(2) 器具：はさみ，ホモジナイザー，共栓メスシリンダー，共栓試験管，三角フラスコ，ろうと，ろ紙，メスピペット，分光光度計，石英セルなど

(3) 試薬(→ p.212)：0.5 mol/L 水酸化ナトリウム水溶液，スルファニルアミド溶液，ナフチルエチレンジアミン溶液，12 %硫酸亜鉛水溶液，酢酸アンモニウム緩衝液，亜硝酸イオン標準溶液

◉方法…対照実験液は，純水 20 mL について同様に操作したものを用いる。

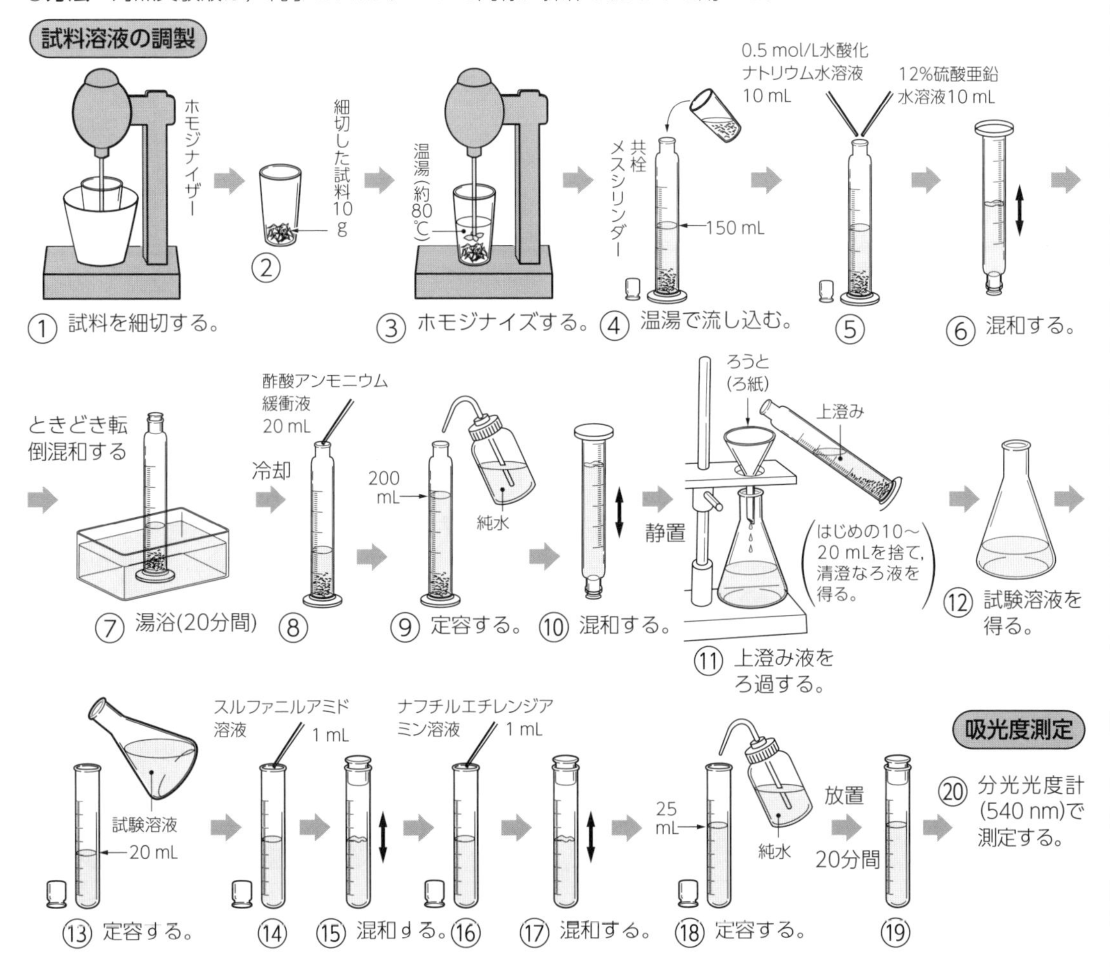

〈検量線の作成〉 亜硝酸イオン標準溶液 2.5，5，10，15，および 20 mL を試験溶液と同様に操作して各吸光度を求め，検量線を作成する。

◉結果…試料中の亜硝酸イオン濃度は，次の計算式によって算出する。

$$亜硝酸イオン濃度(g/kg) = 0.01 \times \frac{A}{S}$$

$$0.01 = \frac{200\ \mathrm{mL}(試験溶液)}{20\ \mathrm{mL}(分取した試験溶液)} \times \frac{1}{1000} \times \frac{1}{1000} \times 1000$$

A：吸光度の差により検量線から求めた亜硝酸イオン濃度(μg)

S：試料の採取量(g)

甘味料の検査

食品に使用される甘味料のうち，サッカリンはチューインガムに，サッカリンナトリウムは漬け物や清涼飲料水など多くの食品で，その使用が許可されている[1]。定性には，ペーパークロマトグラフィーや薄層クロマトグラフィーが，定量には高速液体クロマトグラフィーやガスクロマトグラフィーが用いられる。

❶ただし，使用量が規定されている。

実験 5-18 ペーパークロマトグラフィーによる定性

◉**原理**…試料を透析後，透析外液中のサッカリンを酢酸エチルで抽出し，ペーパークロマトグラフィーを行ったのち紫外線を照射すると，サッカリンのスポットが蛍光を発する。

◉**準備**…(1) 試料：清涼飲料水，漬け物，つくだ煮，菓子類，魚介類の加工品など

(2) 器具：はさみ，広口シリンダー，分液ろうと，透析用セロファンチューブ，クロマトグラフィー用ろ紙，展開槽，キャピラリ，三角フラスコ，紫外線照射器

(3) 試薬(→ p.212)：透析用補助液，展開溶媒，サッカリン標準溶液，アセスルファムカリウム標準溶液，食塩，酢酸エチル，無水硫酸ナトリウム

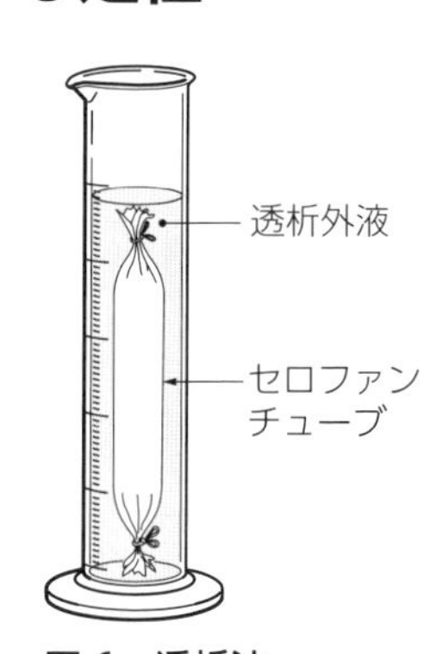

図 6　透析法

◉**方法**

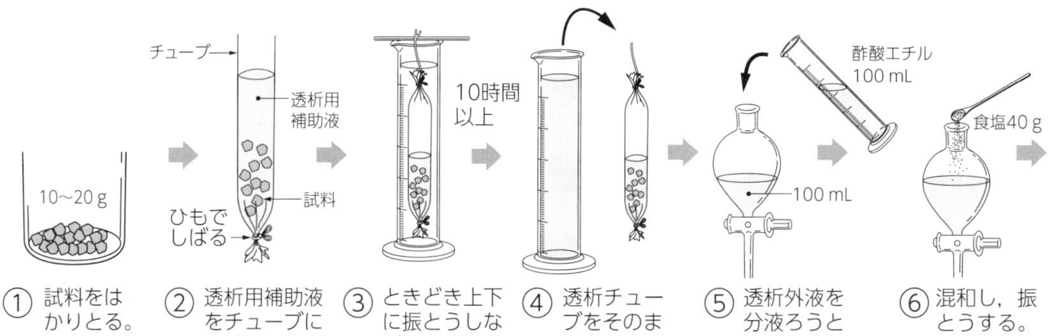

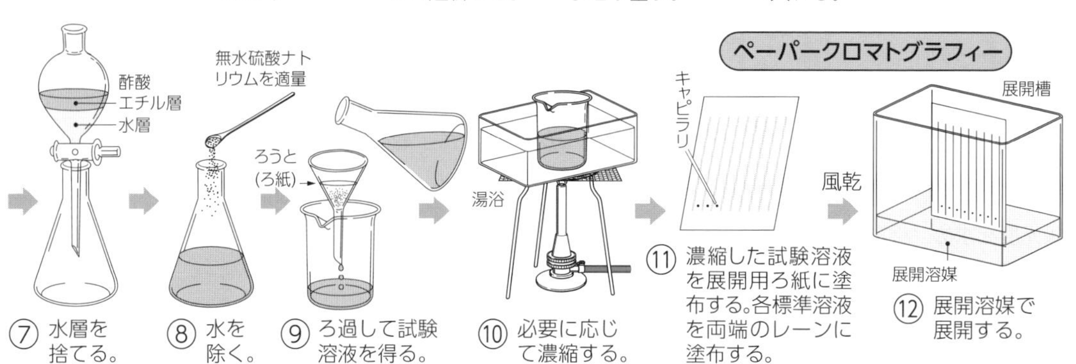

◉**結果**…サッカリンが存在する場合は，254 nm の紫外線下で R_f 値 0.5 付近に青白色の蛍光スポットが観察される。366 nm の紫外線下では蛍光を発しない。

6 ………農薬

目標
- 農薬の使用目的や役割を理解する。
- 農薬の分類および種類を学ぶ。
- 農薬の安全性について学ぶ。

1 農薬とは

農薬❶は，農作物の成長に害を及ぼす病原菌や害虫の防除のために使用される。また，農作物の生産性を低下させる雑草類の防除にも使用され，収穫量の増加に寄与する。このように，品質の高い作物の生産や安定供給のうえから，農薬の果たす役割は大きい。しかし，農薬は生物に対する生理的効果を期待して使用されるため，人の健康への影響も考慮する必要がある。そこで，農作物の消費者や農薬の使用者の安全を守るために，農薬の適正な使用や安全性の確保が求められている。

❶ 2018年9月現在，わが国で登録されている農薬は約4300件で，有効農薬成分数としては約600種類となっている。

農薬の分類

農薬は使用目的から，殺虫剤❷・殺菌剤❸・除草剤・植物成長調整剤・殺そ剤❹・殺ダニ剤などに分類され，粉剤・粒剤・水和剤・乳剤・エアゾルなどの剤型で使用される。農薬成分の化学構造からは，有機リン系農薬・有機塩素系農薬・カーバメイト系農薬などに分類される(表1)。

❷有害昆虫・ダニ・線虫類を防除する。
❸病原細菌・病原糸状菌・ウイルス病を防除する。
❹ネズミ類を駆除する。

表1　おもな農薬の種類・用途および作用機構

種類	用途	農薬名	作用機構など
有機リン系農薬	殺虫	パラチオン[1]・フェニトロチオン・マラチオン・クロルピリホス・フェントエートなど	アセチルコリンエステラーゼを阻害する。残留性は小さい。作用は速効的。
有機塩素系農薬	殺虫・殺菌	DDT[1]・BHC[1]・ディルドリン[1]・エンドスルファン・プロシミドンなど	菌体内酵素タンパク質に結合する。残留性は大きい。慢性毒性がある。
カーバメイト系農薬	殺虫	カルバリル・イソプロカルブ・ピリミカーブ・メソミルなど	アセチルコリンエステラーゼを阻害する。
ジカルボキシイミド系農薬	殺菌	イプロジオン・プロシミドンなど	灰色かび病菌など，植物病原菌に有効。
ピレスロイド系農薬	殺虫・殺菌・除草	シハロトリン・シペルメトリン・シフルトリンなど	神経系の伝導を阻害する。家庭用殺虫剤(蚊とり線香など)に使用。
トリアジン系農薬	除草	シマジン・メトリブジンなど	光合成を阻害する。

1)現在は使用禁止である。

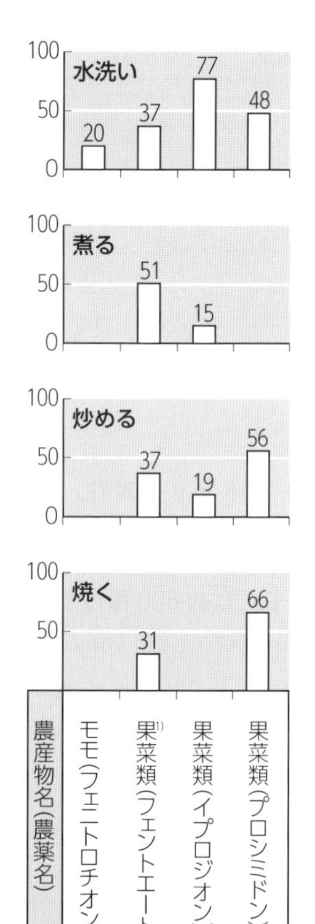

図1　調理による農産物中の農薬の減少率(%)
1) 果菜類：トマト・ナス・ピーマン・キュウリ
数値のないものは調理を行っていない。

❶畜水産動物の疾病の予防や治療のために，直接あるいは飼料に添加して使用される薬剤をいう。

農薬の安全性

農作物や田畑の土壌に散布された農薬は，日光や風雨にさらされたり，植物や土壌中の微生物によって分解・代謝され，徐々に減少する。しかし，農薬の一部は収穫後の作物中に残留し，水洗いや調理・加工をしても残存して(図1)，人に摂取される。また，土壌や河川などの環境中へも拡散する。そこで，農薬の使用法や食品中の残留量などが，「農薬取締法」や「食品衛生法」などの法律によって規制されている。

◆農薬取締法　農薬は登録制が定められ，登録のさいには，品質や毒性・残留性・代謝などの試験成績が必要である。そして，農作物や土壌への残留が基準をこえないように，また，水産動植物に対する毒性被害や水質汚濁を防ぐため，適切な使用回数や使用方法・使用時期などが**農薬登録保留基準**として定められている。

◆食品衛生法　農薬が多く残留した農作物を，人が摂取することによる健康被害を防止するため，各農薬ごとに食品中の残留許容量が定められてきた。しかし，輸入食品の増加により食品中の残留農薬等の規制強化が求められたことから，2006年5月，一定の量をこえて農薬・動物用医薬品❶・飼料添加物❶が残留する食品の販売等を原則禁止する新たな**残留基準制度**(ポジティブリスト制度)が導入された。農薬については，食品ごとに残留基準あるいは**暫定基準**(ざんてい)が設定され(表2)，また，これまで基準のなかった農薬については，人の健康を損なう恐れのない量として，一律基準0.01 ppm以下とする規制が設けられた。これらの残留基準値をこえて農薬が検出された食品は，流通停止や焼却処分などの措置(そち)がとられる。

表2　農産物の農薬の残留基準値と検出値

農薬名	農産物名	残留基準値(ppm❷)	検出値(ppm)
フェニトロチオン	トマト	0.2	0.02
マラチオン	セロリ	2.0	0.46
クロルピリホス	バナナ	3	0.05
エンドスルファン	キャベツ	2(暫定)	0.01，0.02
DDT	紅茶	0.2(暫定)	0.01
2，4-D	レモン	2	0.05～0.16
カルバリル	リンゴ	1.0	0.035～0.26
シペルメトリン	ホウレンソウ	2.0	0.05

❷ parts per million　百万分率のこと。
　1 ppm = 0.0001 %

第6章 食品分析の実践

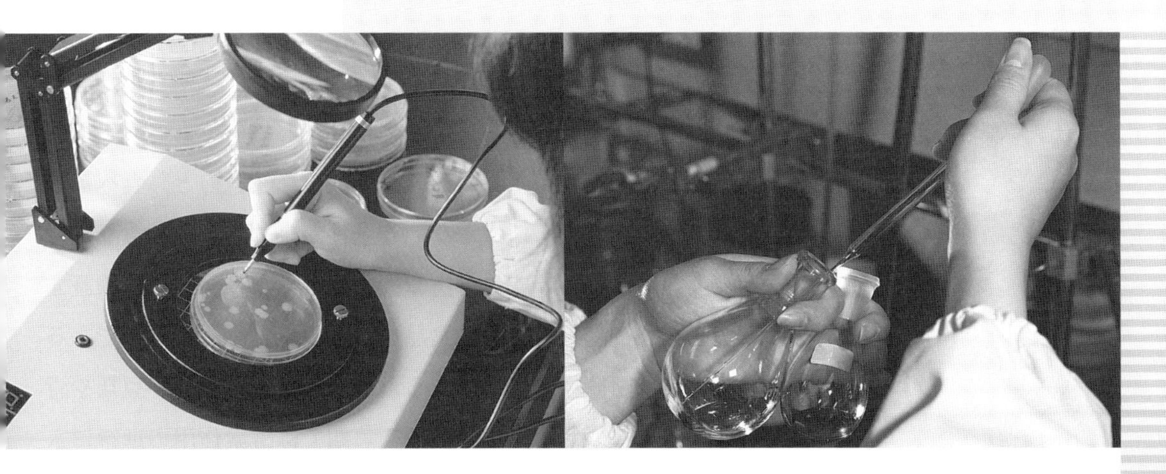

これまでの章において，食品を構成する成分の化学的特徴と機能，食品加工と食品成分の化学的変化の関係を学んできた。そのなかで，食品が多様な成分で構成されること，その含量は生産される地域や気候，品種によって異なること，微生物が食品の安全性をおびやかす原因の一つであることなどを学習した。

食品には栄養性，嗜好性，体調調整性とともに安全性，すなわちその食品を食べることにより危害を発生させないことが求められる。このため，家庭で調理される食材および加工原材料の生産から加工食品の製造，流通，販売，消費にいたる各段階において，栄養性，嗜好性，体調調整性ならびに安全性の評価と検証が必要となる。

現在，世界中からさまざまな食品が輸入され，食品が消費者の手に渡るまで多くの段階や人々の手を経ることから，食品の栄養性，嗜好性，体調調整性，安全性の評価と検証は，ますます重要性を増している。

この章では，これまでに学習してきた食品分析や衛生検査の方法を用い，実際にさまざまな食品の分析や検査をしてみよう。

1 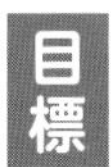 食品分析の意義

目標
- 成分分析の必要性と目的を理解する。
- 衛生検査の必要性と目的を理解する。

1 食品分析とは

食品は，人が健康な生活を送るために食べるものである。このため，食品には生命を維持するための栄養成分(栄養性)と，食べることによって健康を害することがない安全性が求められる。食品の栄養性と安全性は，食品の成分分析や衛生検査により科学的に検証することができ，食品分析により食品を安心して食べることができる。

また，食品は動植物が素材であるため，穀類，いも類，豆類や青果物では呼吸などの代謝作用，肉類や魚類では酵素作用の進行により，品質の劣化や低下が起きている。加熱殺菌された食品でさえ，徐々に種々の化学反応によって品質低下が進行する。殺菌が不十分な食品や殺菌後微生物に汚染された食品は，微生物が増殖し，やがて腐敗する。

このように食品は起源や成分，状態，品質も複雑であり，たんに成分の特性や栄養の評価，成分分析，衛生検査などを各章ごとに学習するだけでは，食品の全体像を理解することはできない。本章では，各章において学習した知識を活用して実際の食品を対象に成分分析と衛生検査を行い，食品に対する理解を深めていこう。

食品分析の実施にあたっては，事前に十分な調査を行い，分析の計画を立て，安全に注意しなければならない(図1)。

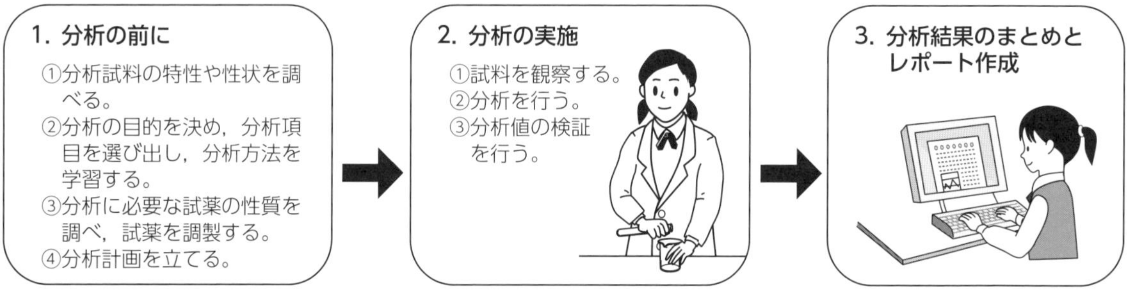

1. 分析の前に
①分析試料の特性や性状を調べる。
②分析の目的を決め，分析項目を選び出し，分析方法を学習する。
③分析に必要な試薬の性質を調べ，試薬を調製する。
④分析計画を立てる。

→

2. 分析の実施
①試料を観察する。
②分析を行う。
③分析値の検証を行う。

→

3. 分析結果のまとめとレポート作成

図1　食品分析の流れ

2 成分分析

実験 6-1 茶葉・茶抽出液に含まれるビタミンC・アミノ態窒素

◉目的…① 茶の栽培方法の違いにより，茶葉に含まれるビタミンC・アミノ態窒素量が変化するか調べる。
② 茶をくり返し入れることにより，抽出液中のビタミンC・アミノ態窒素量がどの程度減少するか調べる。

◉概要…「玉露(ぎょくろ)」，「煎茶(せんちゃ)」，「番茶」の栽培および製茶を行い，それぞれの茶葉に含まれるビタミンC・アミノ態窒素量および，「一煎」，「二煎」，「三煎」とくり返し茶を入れたさいの，ビタミンC・アミノ態窒素量の変化を調べる。

【参照実験】 ビタミンC…実験 4-20 インドフェノール滴定法(→ p.123)，アミノ態窒素…実験 4-4 ホルモル滴定法(→ p.98)

実験 6-2 灌水(かんすい)量と果実の重量・成分との関係

◉目的…灌水量とトマトの果実重量・果実成分との関係を調べる。

◉概要…トマトを栽培し，ある程度熟したところで，灌水量を控えたものと控えないものの果実重量，酸度・還元糖・アミノ態窒素・ビタミンCを定量し，灌水量と生育・成分の関係を調べる。

【参照実験】 酸度…実験付-2 中和滴定を利用したヨーグルトの酸度測定(→ p.189)，還元糖…実験 4-11 ベルトラン法(→ p.107)，アミノ態窒素…実験 4-4 ホルモル滴定法(→ p.98)，ビタミンC…実験 4-20 インドフェノール滴定法(→ p.123)

実験 6-3 果実の保蔵中における成分変化

◉目的…果実の種類による保蔵中の成分変化の違いを調べる。

◉概要…追熟する果実(キウイフルーツ・洋なしなど)と追熟しない果実(イチゴ・柑橘(かんきつ)類など)を保蔵し，一定期間ごとに果実硬度・香り，成分(酸度・糖度・還元糖・ビタミンC)の変化を調べる。

【参照実験】 果実硬度・香り…官能検査(→ p.129)，酸度…実験付-2 中和滴定を利用したヨーグルトの酸度測定(→ p.189)，糖度…糖度計で測定，還元糖…実験 4-11 ベルトラン法(→ p.107)，ビタミンC…実験 4-20 インドフェノール滴定法(→ p.123)

実験 6-4 みその醸造(じょうぞう)と成分分析

◉目的…みその原料・熟成条件が，製品に与える影響を調べる。

◉概要…異なる麹歩合(こうじぶあい)，塩切(しおきり)歩合のみそを製造し，製品のアミノ態窒素・還元糖・有機酸量を測定する。

【参照実験】 アミノ態窒素…実験 4-4 ホルモル滴定法(→ p.98)，還元糖…実験 4-11 ベルトラン法(→ p.107)，酸度…実験付-2 中和滴定を利用したヨーグルトの酸度測定(→ p.189)

3 衛生検査

実験 6-5 食品開封後の生菌数の測定

◉**目的**…開栓後の清涼飲料水中に含まれる生菌数が，時間の経過によりどの程度増加していくかを調べる。

◉**概要**…清涼飲料水を開栓し，3 日間ごとに，冷蔵庫に入れたものと，常温のものについて，生菌数を調査する。

【参照実験】 生菌数…実験 5-2 標準混釈平板培養法および塗抹平板培養法（→ p.144）

実験 6-6 食品に含まれる添加物量と調理法との関係

◉**目的**…ソーセージに含まれる発色剤が，調理方法の違いにより，どの程度減少するか調べる。

◉**概要**…実習で製造したソーセージ，または市販のソーセージについて，「焼く」，「煮る」，「切れ目を入れて煮る」の調理法により，発色剤の減少に差があるかを調べる。

【参照実験】 発色剤…実験 5-17 ジアゾ化法による定量（→ p.163）

実験 6-7 食品中に含まれる油脂の劣化検査

◉**目的**…開封後の食品中に含まれる油脂の劣化が，時間の経過によりどの程度進行していくかを調べる。

◉**概要**…油脂を含む食品を一度開封し，封をしたものについて，温度や真空度，脱酸素剤の使用などの条件をかえて保存し，「酸価」，「過酸化物価」を一定期間ごとに測定する。

【参照実験】 脂質の抽出…実験 4-6 その他の溶媒による脂質の抽出法（→ p.102），酸価…実験 4-7 酸価の測定（→ p.103），過酸化物価…実験 4-10 過酸化物価の測定（→ p.106）

実験 6-8 市販食品中の甘味料検査

◉**目的**…市販食品に甘味料のサッカリンが使用されているかを検査して，食品添加物の表示が正しく行われているかを調べる。これにより，消費者として食品を購入するさいの判断基準となる表示に関する知識を得る。

◉**概要**…サッカリンが比較的よく使用されている漬け物や清涼飲料水を選び，ペーパークロマトグラフィーによる検査を行い，サッカリンの有無を判定する。その結果と，食品に表示してある食品添加物名を観察して，表示が正しく記載されているかを調べる。

【参照実験】 サッカリン…実験 5-18 ペーパークロマトグラフィーによる定性（→ p.164）

付章
食品化学実験の基礎

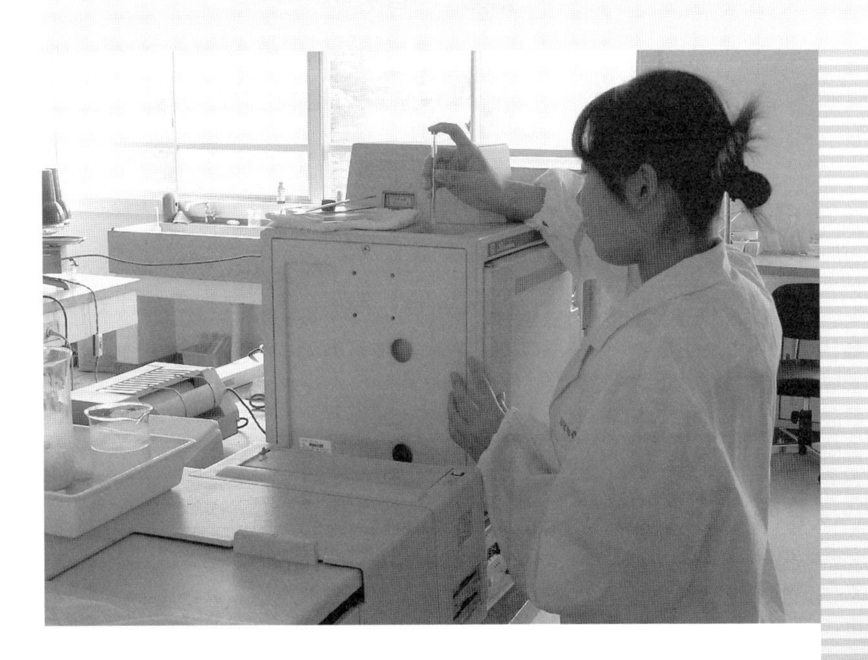

食品化学は，科学的なデータをもとに食品の利用や健康，環境について学習する科目である。ビタミンC不足によって起こる症状として壊血病がある。大航海時代は，それが起こる理由がわからず，水夫には“死の病気”と恐れられていた。ところが，ジャガイモを食べていた水夫たちが壊血病にかからないことがわかってから，研究が進められ，ビタミンCが発見された。このように，目の前の現象に疑問をもち，実験を行うことが新しい発見につながる。

データは，再現性があることが重要である。しかし，人が実験操作をする以上，必ず誤差がある。実験技術を向上させることで，誤差は少なくなるが，なくすことはできない。実験は，これらのことを知ったうえで行う必要がある。

この章では，食品化学実験を行う意義を知るとともに，その必要性を理解しよう。また，実験器具のとり扱いや計量法といった，食品化学実験を行うにあたっての基礎的な知識と技術を身につけ，さらに，食品の基本的な分析方法について学んでいこう。

1 ……… 実験のはじめに

目標
- 食品化学実験を始めるうえでの，基礎的な知識と技術を学習する。
- 実験器具の基本的なとり扱いかたを学習する。
- 試薬の基本的なとり扱いかたを学習する。

1 心がまえ

実験実施上の身じたく

食品化学実験では，触れるだけでけがややけどをする危険な薬品[1]をとり扱ったり，火気を使用したりする。そのため，実験を行うときは，服装や頭髪などをきちんとし，事故防止を心がけなければならない(図 1)。

[1]〔触れると危険な薬品〕濃硫酸・濃硝酸・濃塩酸・氷酢酸・フェノール(石炭酸)・過酸化水素水・水酸化ナトリウム
〔引火しやすい薬品〕ジエチルエーテル・石油エーテル・メタノール・エタノール・ベンゼン

実験

◆実験の目的　実験の第一歩は「なぜ，この実験を行うのか」という目的をはっきりさせることである(図 2)。

◆実験操作の確認　手順よく実験を進めていくには，実験の順序や操作を正しく理解していなければならない。フローチャートをつくると，操作がわかりやすく整理できる(図 3)。また，実験結果を予測しておくことも大切である。

長い髪は
束ねる。
白衣のボタンを
きちんとはめる。

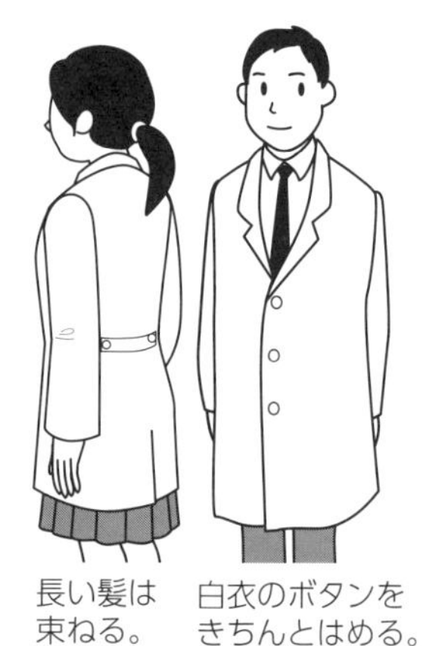

図 1　実験のさいの身じたく

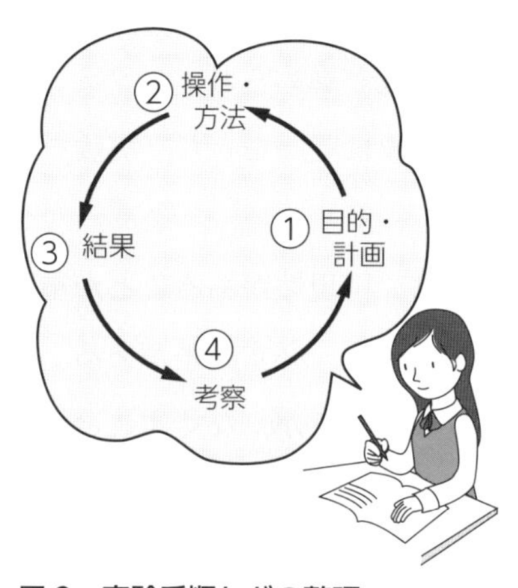

図 2　実験手順などの整理

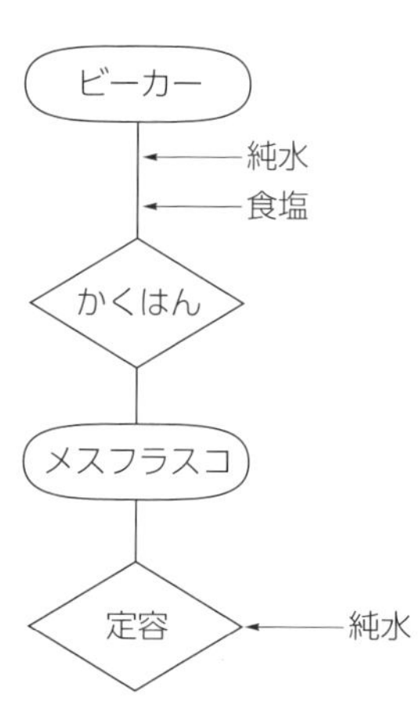

図 3　食塩水作成のフローチャート

◆**実験実施上の注意**

①実験台の上は，つねに整理・整とんし，余分なものを置かないようにする。

②試料や試薬・器具などは，実験の手順に従ってそろえておく。

③実験装置の組み立ては，確実に行う。

④実験操作は，注意深く正確に行う。

⑤薬品をはかりとる場合は，計算量を守り，不必要に多く採取しない。

◆**観察と記録**　実験は，結果だけを記録するのではなく，実験の過程も注意深く観察し，記録しておく。

◆**後かたづけ**　実験の結果，生じた廃液は流しに流したりせず，指示に従って適切に処理する。

安全

実験室では，大声を出したり，走ったりしない。衣服への引火ややけど，薬品の飛散，ガラスによるけがなど，**事故を起こさないように**注意が必要である。事故に対する応急処置も知っておく必要がある(図4)。
(→p.220付録⑩)

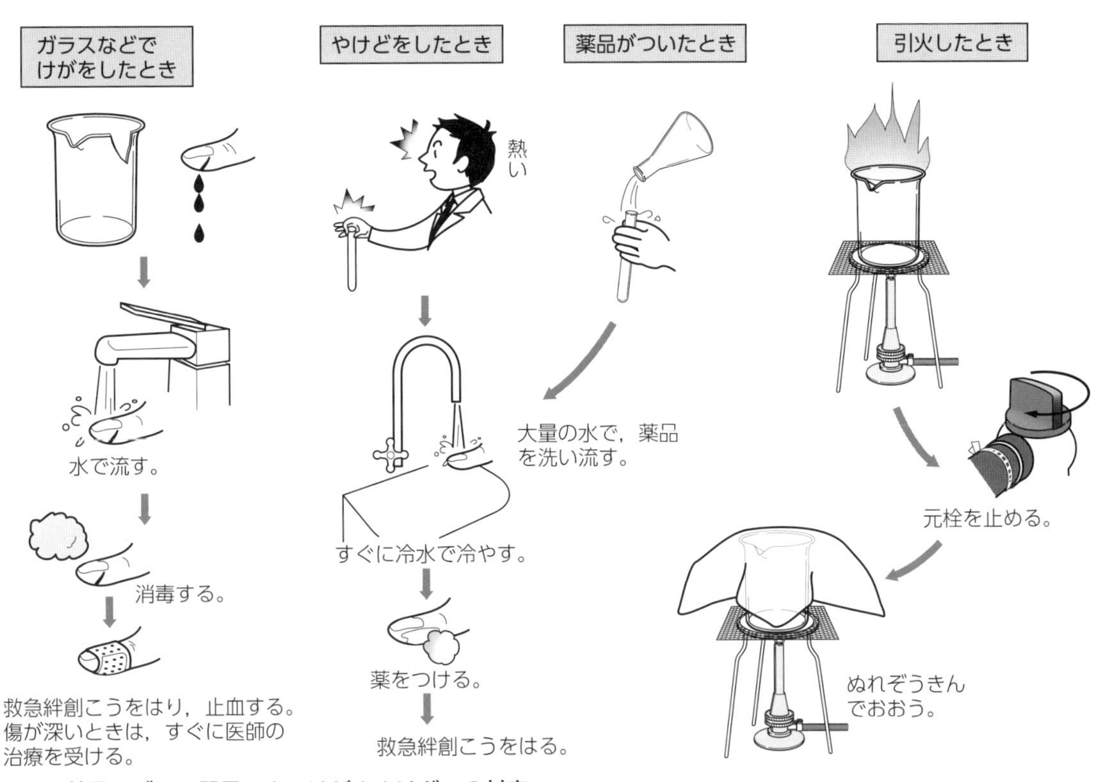

図4　薬品やガラス器具によるけがややけどへの対応

実験の記録とまとめ

◆実験ノート　実験を記録するために記録用のノートを用意する[1]。パソコンなどからプリントアウトしたデータ用紙は，そのままノートにはりつけるようにする。ノートには，測定値や変化の結果だけを記録しておくのではなく，実験の目的，試料や試薬，使用器具，操作，実験途中の変化，得られた結果など，実験のすべてを記録する。誤って記録した場合は，その部分を二重線で消し，数値を訂正したことがわかるように書き直す[2]。得られた実験データの計算[3]や整理は，実験終了後，すみやかに行う。データ処理の過程も残しておくようにする。

◆実験レポート　実験のレポートは，「どのような目的で実験を行い，どのような結果が出たか，そして何がわかったか」という，自分自身の実験の報告書である。レポートは，実験目的・原理・方法・結果・考察および感想などについてまとめる。実験結果を正確にまとめるとともに，他人がみてもわかりやすいように，工夫(くふう)することが大切である(図5)。

❶メモ用紙やろ紙などは用いない。

❷修正例：~~16.8~~ 16.7

❸実験データには，滴定実験でのビュレットのメニスカスの読みとり精度などにより，必ず誤差が生じる。また，データの処理計算では割り切れないこともある。それらの処理のしかたについては，付録④(→ p.203)にくわしく解説したので，習熟しておくことが望ましい。

食品化学実験レポート

食品化学科　○年○組○番　名前　○○○○

提出日：○年○月○日

実験テーマ　中和滴定によるヨーグルトの酸度測定

1. 実施日時：○年○月○日　○～○時限

2. 天候・気温：天候　晴れ　　気温　20 ℃

3. 目的

① 中和滴定の原理を学ぶ。
② ビュレットの基本操作を身につける。
③ 酸度の計算について学ぶ。

4. 原理

分析方法：中和滴定法

ヨーグルトの有機物から電離する水素イオンが塩基と反応して水を生成する反応を利用し，有機酸量を定量する。なお，ヨーグルト中には複数の有機酸が存在するが，最も多く含まれる乳酸として酸度を求める。

5. 試料・試薬

① 試料：市販プレーンヨーグルト　90 g
② 試薬：0.1 mol/L 水酸化ナトリウム標準液(F＝1.001)
　　　　フェノールフタレイン指示薬

6. 使用器具

モール型ビュレット，ビュレット台，コニカルビーカー，薬さじ，電子上皿天秤

7. 方法

① 実験装置を組み立てた。
② 電子上皿天秤を使って，ヨーグルト10 gを正確にコニカルビーカーにはかりとった。
③ はかりとったヨーグルトに純水を入れ，そこへフェノールフタレイン指示薬を2～3滴加えた。
④ 0.1 mol/L 水酸化ナトリウム標準液をビュレットに入れ，連続して2回測定を行った。

8. 結果

① 滴定値：1回め 15.4 mL，2回め　15.3 mL
② 決定値：15.4 mL
③ ヨーグルトの乳酸酸度：

$$15.4\ \text{mL}\times 1.001\times 0.009\times\frac{100}{10}\ \text{g}=1.387386$$
$$\fallingdotseq 1.4\%$$

9. 考察

今回，測定した市販ヨーグルトの乳酸酸度は，約1.4%である。

10. 感想

中和滴定は，水素イオンと水酸化物イオンが反応して水が生成することを利用して，酸またはアルカリの定量を行うものであるが，食品の成分分析にも応用できることがわかった。今回は，ヨーグルトの中の有機酸をすべて乳酸として酸度を求めたが，次はどのような有機酸が実際に含まれているのかを調べてみたい。

図5　実験レポートの例

2 実験器具のとり扱い

食品化学実験で使用する器具類には，ガラス器具や加熱器具・秤量（ひょうりょう）器具・分析装置など，各種の器具や装置が用いられる。ここでは，それらのうち，最も基本的な器具類について学習する。

ガラス器具

ガラス器具には，試験管をはじめとしてビーカーやフラスコなど，多くの種類がある。ガラス器具は，試薬の溶解，成分の分離，容量の測定など，多くの実験操作に使用する。

◆おもなガラス器具

試験管　少量の液体を混合したり，化学反応を起こさせるのに使用する。

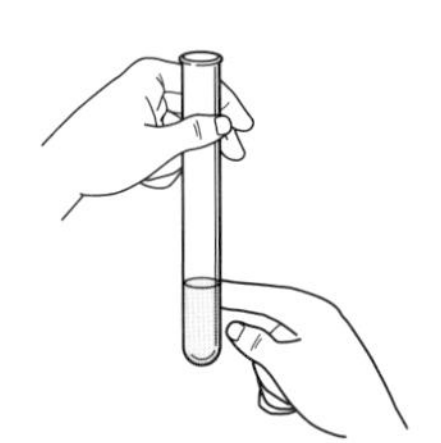

(a) 試験管を指ではじいてかくはんする。

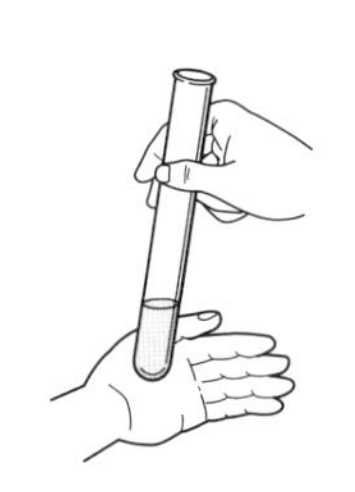

(b) 試験管を手のひらにぶつけてかくはんする。

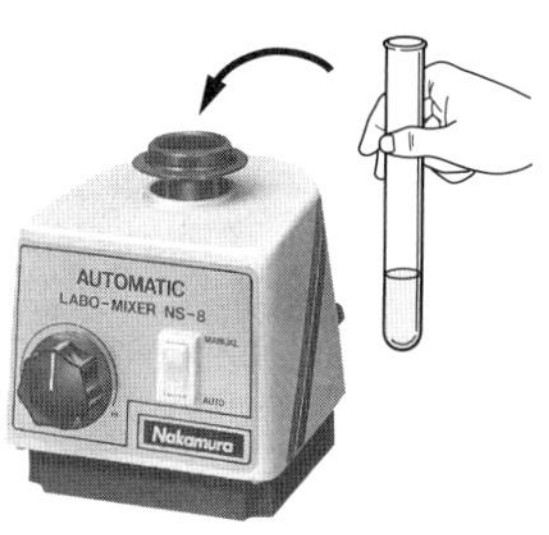

(c) 試験管ミキサーでかくはんする。

図6　試験管でのかくはん

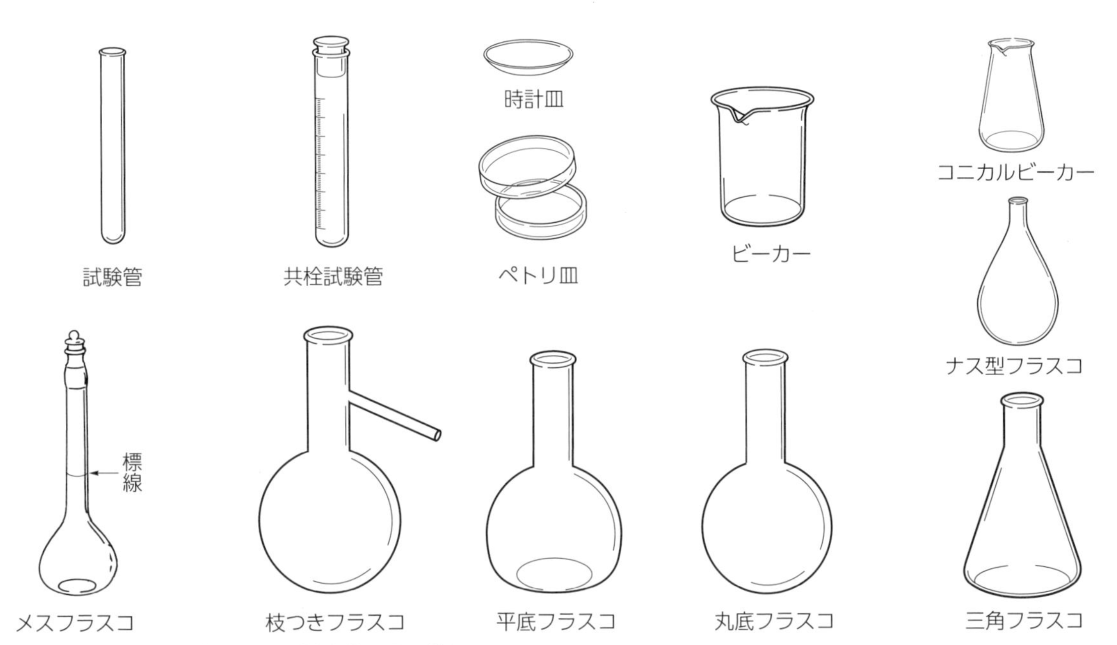

図7　食品化学実験で用いる基本的な器具類 I

ビーカー　試薬を溶解したり，2 種類以上の液体を混合したりするのに用いる。

フラスコ　多くの種類があり，用途によってそれぞれに適した形のフラスコが使われる。フラスコは，加熱して化学反応を起こさせるときに使用する。また，口が細いので，ゴム栓やコルク栓で密封できるため，短時間の試料の保存や，冷却管を接続しての濃縮にも使用される。

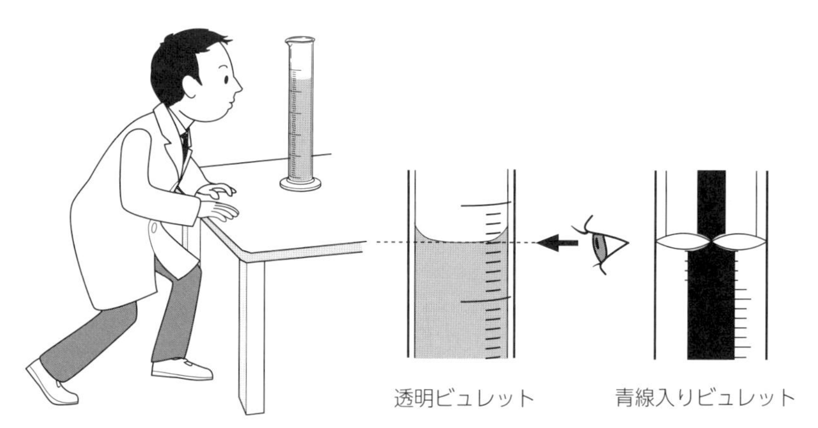

図 8　メスシリンダーなどの目盛りの読みとりかた
水平な台の上で，液面がつくる半月状のくぼみ(メニスカス)の底の部分を読みとる。

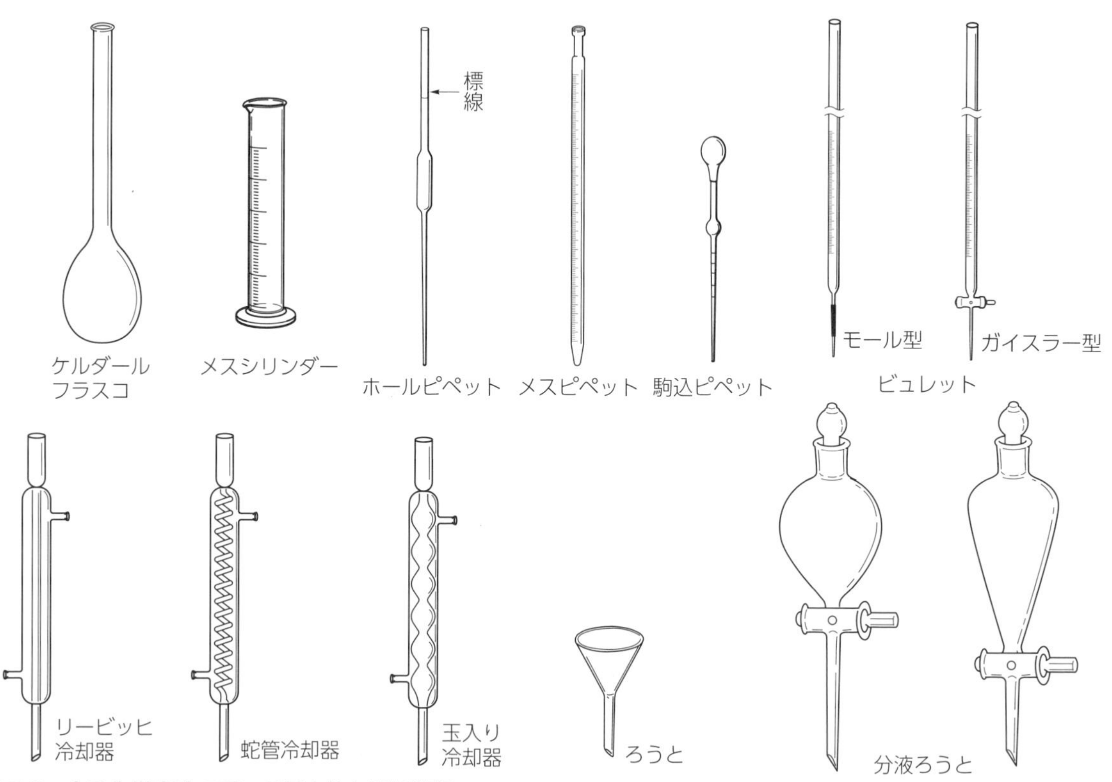

図 9　食品化学実験で用いる基本的な器具類Ⅱ

メスシリンダー・メスフラスコ　液体の試薬・試料などの量をはかるのに用いられる[1]。図 8 のように，平らな台の上に置き，目盛りや標線の高さに目の高さをもっていき，測定する。

駒込ピペット　液体の試薬や試料の採取に用いるが，正確な量ははかりとれない(図 10)。

メスピペット・ホールピペット　少量の液体の試薬や試料を正確にはかりとるのに用いられる(図 11)。

❶なお，標線に表示されている量が正確にフラスコ内にはいる。しかし，それを容器からとり出したときの量は，はいっていた量とは異なるので，液体をはかりとるときには使用しない。

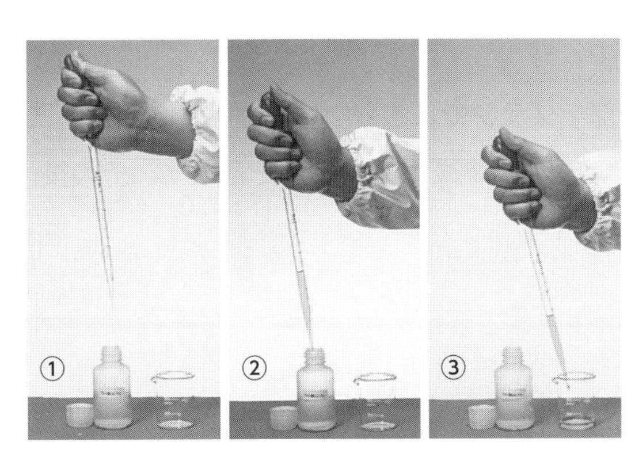

図 10　駒込ピペットの扱いかた

①ゴムキャップを，親指の腹で人さし指に押しつけ，空気を追い出す。
②その状態で溶液中に先端を入れる。親指を緩めて，必要体積まで吸い上げ，先端をもち上げる。
③親指を押しつけ，溶液を押し出す。

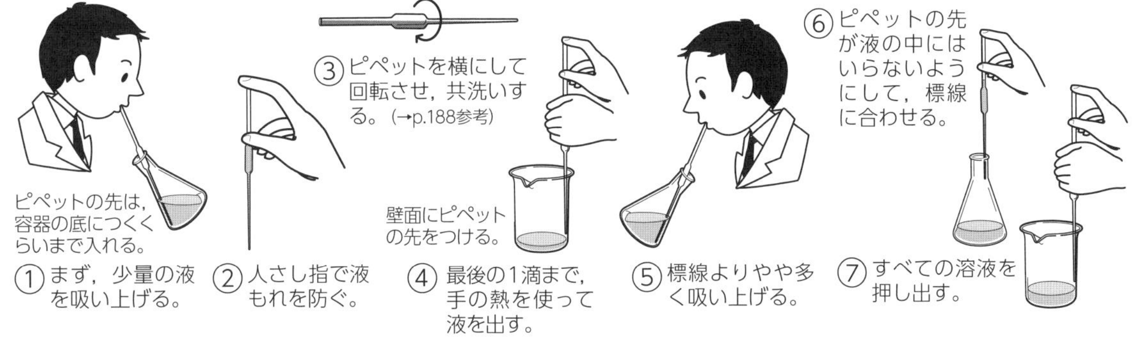

図 11　ホールピペットのとり扱いかた　(①～④は共洗いの操作)

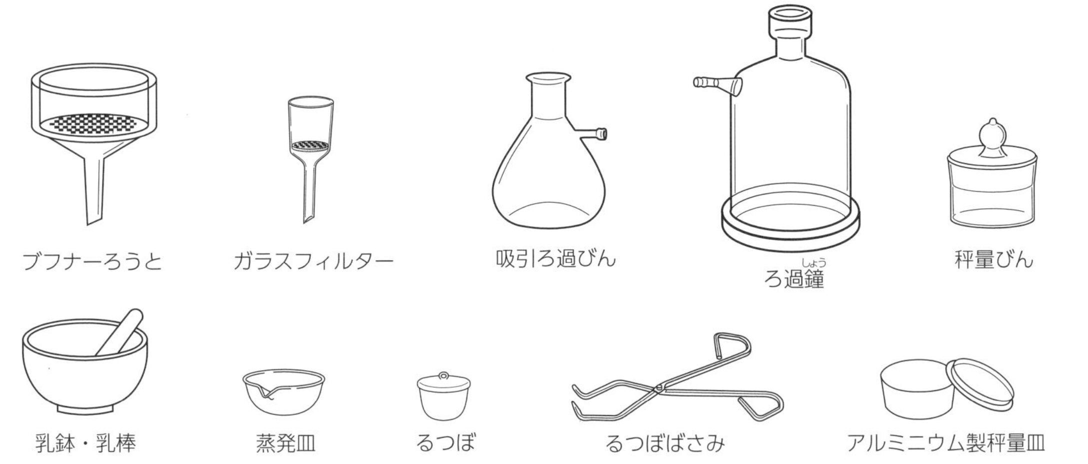

図 12　食品化学実験で用いる基本的な器具類Ⅲ

◆器具の洗浄　食品分析の実験では，不純物の混入による誤差が，実験結果に大きな影響を与えるので，器具の汚れを十分に落として使用しなければならない。ガラス器具の洗浄法は，まず，洗剤でよく洗い，水道水で洗剤を十分に洗い流す。最後に，純水で洗浄し，自然乾燥か加熱乾燥を行う。

　測定用器具や共栓・コックなど，すり合わせのある器具は，ガラスが膨張して誤差が生じたり，すり合わせがくるうことがあるため，加熱乾燥をしない。乾燥した器具は，器具棚に種類ごとに整理して保管する。

　体積測定器具は，内部をブラシでこすらない。ピペット類は，洗剤[1]を満たした円筒形の容器に入れておき，汚れを落とす。その後，

[1] 一般に，アルカリ洗剤が使用されている。

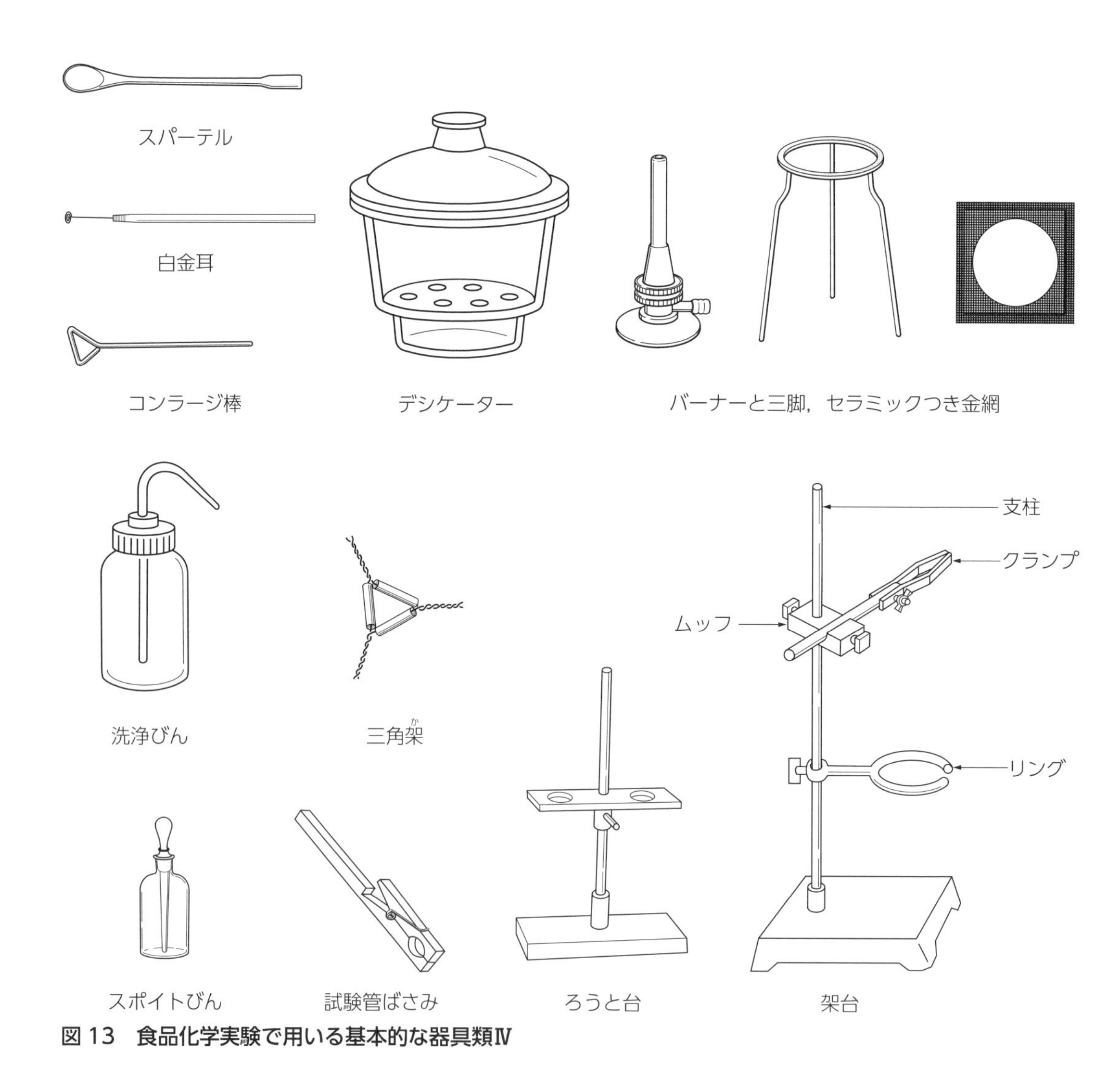

図 13　食品化学実験で用いる基本的な器具類Ⅳ

流水で洗剤を洗い流す。その他の器具は，洗剤か洗浄専用の球状スポンジを洗剤といっしょに入れ，振り混ぜるようにして洗浄し，水道水でよく洗い，最後に純水で洗浄したあと，自然乾燥する。

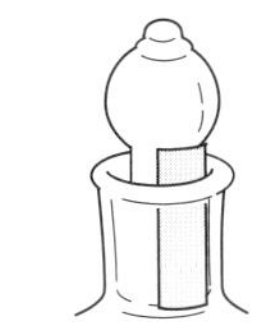

図 14　すり合わせ器具の保管のしかた
紙をはさんでしまう。

加熱器具

加熱器具としては，ガスバーナーが代表的なもので，そのほか，マントルヒーター(図 15)や電気マッフル(図 16)などがある。

安全用器具とそのとり扱い

安全に実験を行うための器具として，保護めがね・安全ピペッター・るつぼばさみ・試験管ばさみなどがある。

保護めがね　ガラス細工や危険な薬品をとり扱うときに，目を保護するために使用する(図 17)。

安全ピペッター　強酸や揮発性の高い液体をピペットではかりとるときに使用する(図 18)。

るつぼばさみ　るつぼや蒸発皿をとり扱うときに使用する(図 19)。やけどの防止のほか，手の油の付着などによる秤量誤差の発生を防止できる。

試験管ばさみ　試験管を加熱するときに使用する。

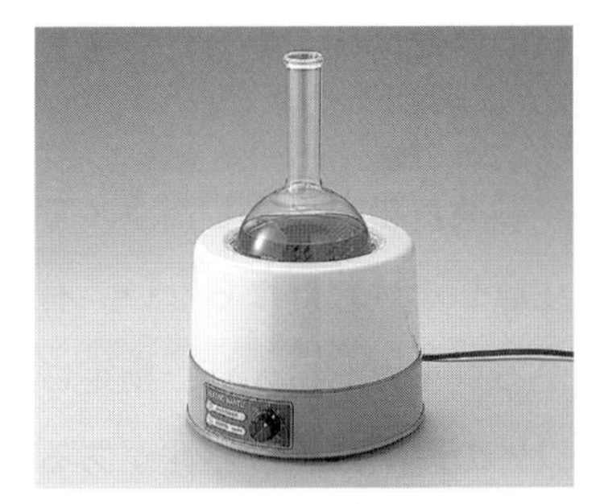

図 15　マントルヒーター

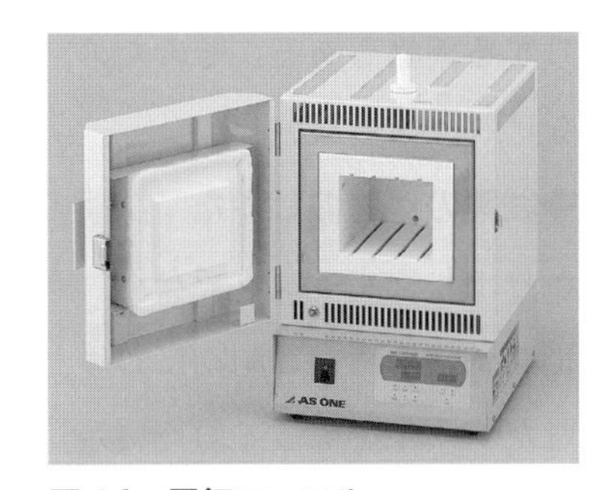

図 16　電気マッフル

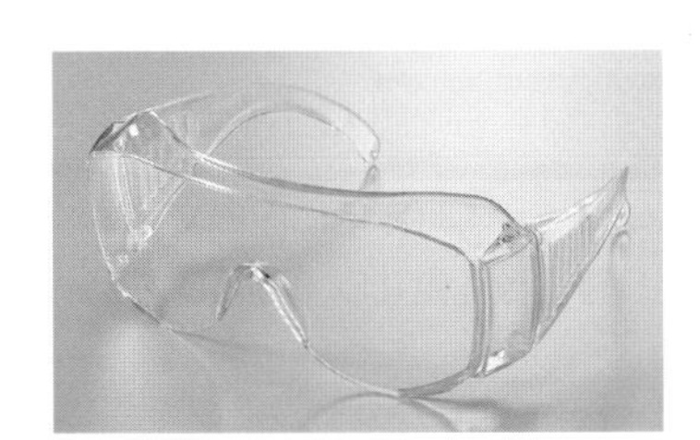

図 17　保護めがね

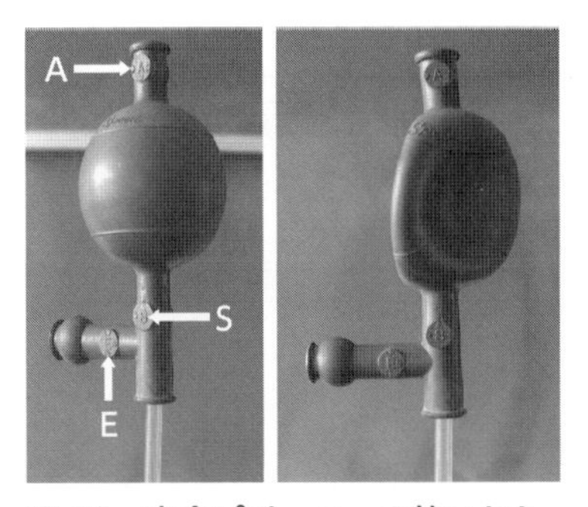

図 18　安全ピペッターの使いかた
① A の部分をつまみながら球部を強くにぎり，球の空気を抜く。
② S をつまみ，溶液を吸い上げる。
③ E をつまんで，吸い上げた溶液を排出する。

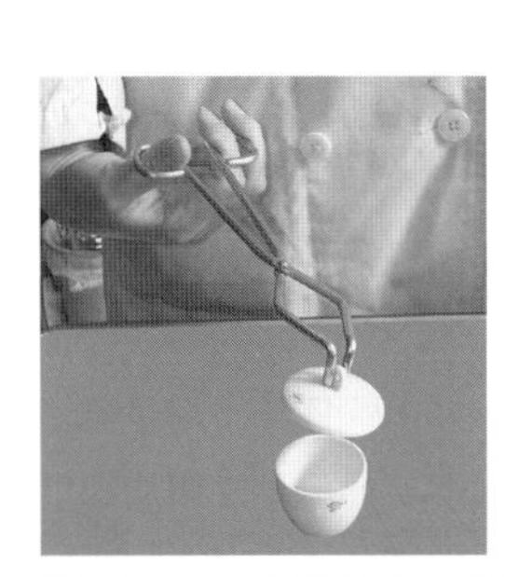

図 19　るつぼばさみの使いかた

3 試薬のとり扱い

水

試薬を調製したり，試料を溶かしたり，その他，食品化学実験では，いろいろな場面でたくさんの水が用いられる。食品化学実験で用いられる水には，**イオン交換水・蒸留水・純水**などがある。

イオン交換水　イオン交換樹脂を通して，水中の電解質[1]のほとんどを除去した水である。**脱塩水**ともいう。砂糖のような，水溶液になってもイオンにわかれない非電解質は，イオン交換樹脂を通しても除去できない。

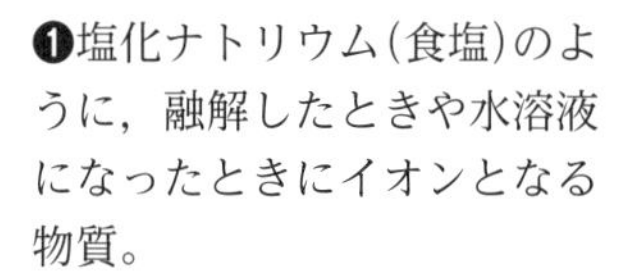

❶塩化ナトリウム(食塩)のように，融解したときや水溶液になったときにイオンとなる物質。

蒸留水　水を沸騰させて水蒸気にし，冷却して再び水にしたもの。電解質・非電解質ともに平均的に除去できる。

純水　イオン交換樹脂を通したのちに，蒸留などで非電解質を除いた水である[2]。純水は，現在では，図 20 のような装置で簡単に得ることができる。

❷本書の実験では，試薬や試料の調製などには，すべて純水を用いる。

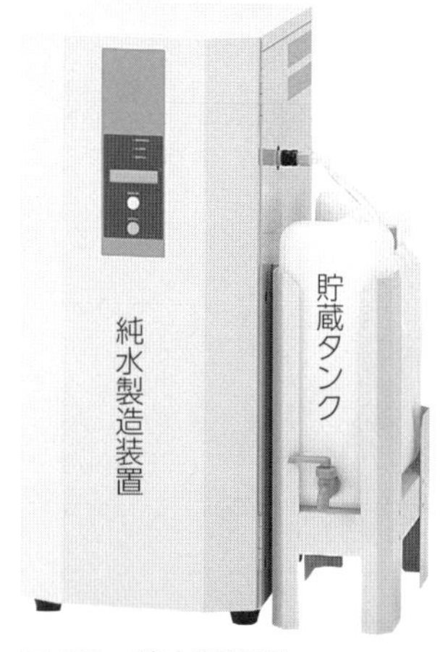

図 20　純水製造器

試薬

食品化学実験で使用する試薬には，多くの種類がある。なかには，有毒であったり，引火性が強かったり，混ざりあうことで発火したりする薬品もある。そのため，とり扱いや保管には，十分に注意しなければならない。(→p.219付録⑨)

◆試薬の保管のしかた　試薬の保存は，試薬台帳を作成したうえで，とり出しやすさだけでなく，安全にも注意しなければならない。有毒な試薬は毒物と劇物にわけ，鍵のかかるロッカーに入れ，指定されたシールをはっておく(参考)。それ以外の試薬は，可燃性があるもの，酸・アルカリ・塩類など，使用目的ごとに分類して保存する[3]。

❸倒れないよう，バットなどに入れておく。

参考

劇物と毒物のシール

医薬用外劇物

(白地に赤の文字)

劇物：体重 1 kg あたり経口致死量 (LD_{50}) が 50 mg をこえ，300 mg 以下のもの。

メタノール・水酸化ナトリウム・シュウ酸・過酸化水素水・塩酸・硝酸・硫酸・重クロム酸など。

医薬用外毒物

(赤地に白の文字)

毒物：体重 1 kg あたり経口致死量 (LD_{50}) が 50 mg 以下のもの。

水銀・パラチオン・パラコートなど。

◆**試薬のとり扱いかた**

①固体試薬をとり出すときは，スパーテル(さじ)を使う。スパーテルは使い回しせず，1 種類の試薬につき 1 本のスパーテルを用意する。

②液体試薬をとり出すときは，図 21 のようにピペットを用いずに，直接，びんから他の容器へ移す。

③一度，びんから出した試薬は，もとに戻さない。

④調製した試薬は，試薬びんに必ずラベルをはり，試薬名・濃度・調製日・調製者名を記録しておく(図 22)。

⑤光によって変質する試薬は，褐色びんに入れ，冷暗所に保存する。

⑥アルカリ性の液体試薬は，ポリエチレン製の試薬びんに貯蔵する。

◆**使用後の試薬などの処理**　余った試薬や実験で出た廃液は，人体や環境に有害なものがあるため，直接，流しに流してはいけない。指示に従い適切に処理する。

ラベルは手のひらの方に向けてもつ。
試薬びんの口をビーカーのふちにつける。
危険な薬品は，ガラス棒を用いる。

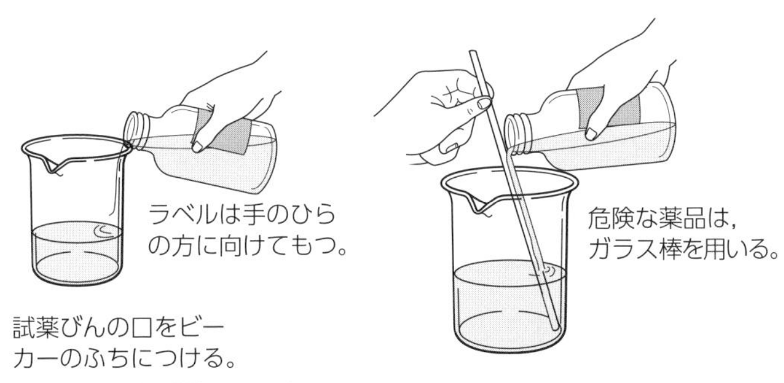

図 21　液体試薬のとり扱いかた

3 mol/L　H_2SO_4 溶液

○○年○月○日調製

名前　○○○○

図 22　調製した試薬のラベルの例

2 ………基本操作

目標
- ●秤量の基礎を学習する。
- ●試薬溶液の調製のしかたを学習する。

1 秤量

天秤

物質の質量を測定することは，食品化学実験の大切な操作の一つである。現在，食品化学実験で使用されている天秤には，上皿天秤・直示天秤・電子上皿天秤・電子天秤などがある。天秤で秤量するときは，水平な安定した台の上に置き，水準器を使用して天秤の水平を保つ。

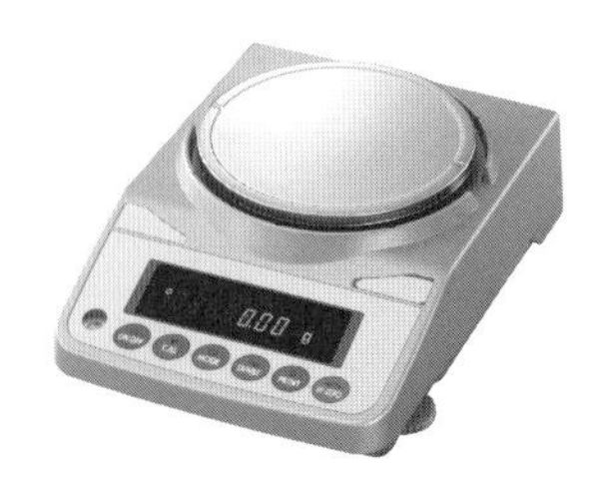

図 1　電子上皿天秤

◆上皿天秤　上皿天秤は 0.1 g(100 mg)まで計量できる(図 3)。

◆電子天秤　操作は簡単であるが，0.1 mg(100 μg)まで秤量できる機器で，次のように秤量する。

①測定する 30 分くらい前に天秤の電源を入れておく。

②0 調整をし，静かに試料を天秤の皿の中央にのせる。

③表示された数値が測定値となる。

④試料をとり出し，天秤の電源を切る。

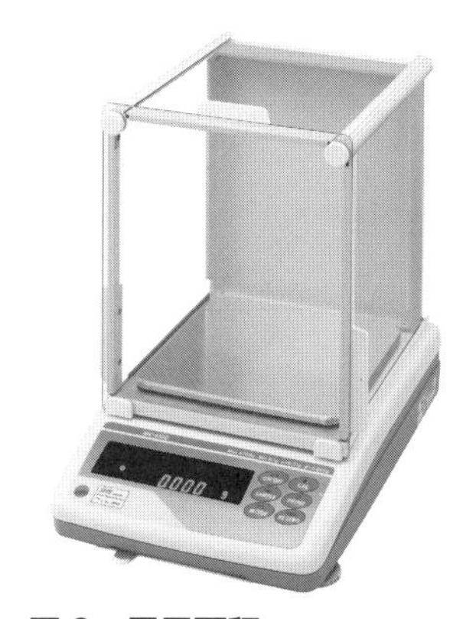

図 2　電子天秤

◆直示天秤　ダイヤルを回すことで分銅を調節し，秤量する天秤である。直示天秤は精密な機器なので，分銅の加除ダイヤルや作動ハンドルは静かに動かす。

一定量の試料をはかる場合

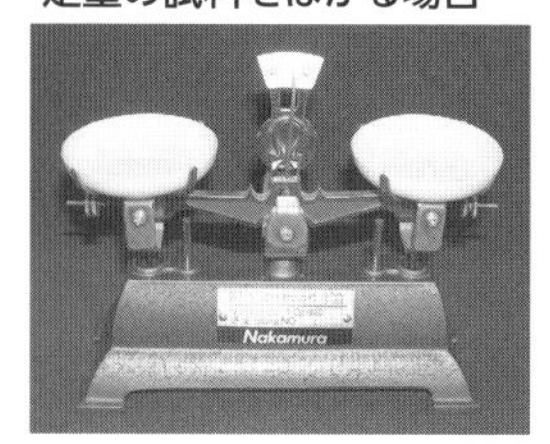

①天秤を水平な台の上に置き，左右の腕に皿をのせる。バランス調整ネジを回転させて指針が左右対称に振れるように調節する。

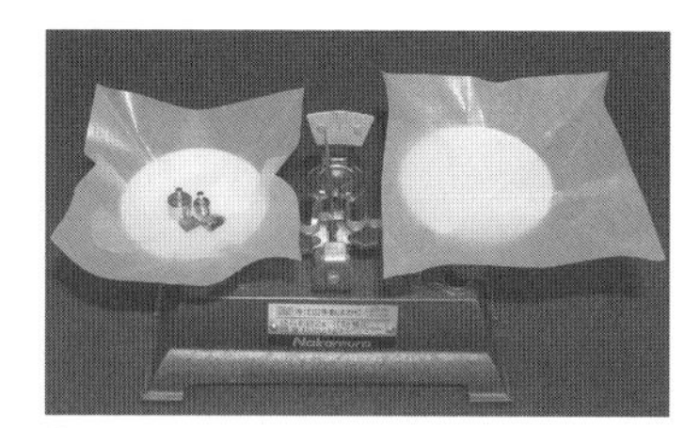

②はかりとろうとする重さの分銅を，ピンセットできき手と反対側の皿にのせる。

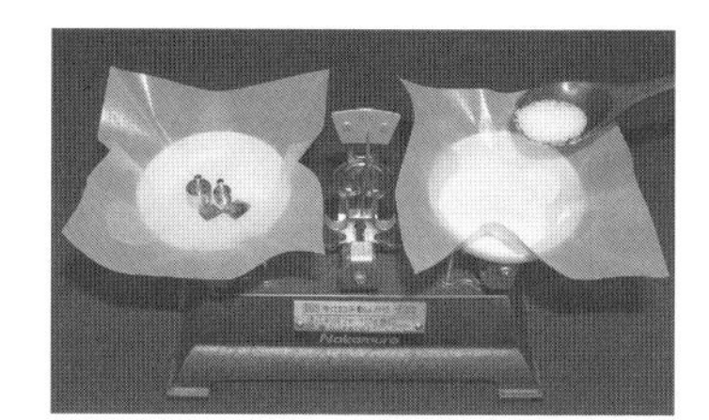

③指針が左右同じに振れるようになるまで，試料をのせていく。

重さのわからない試料を秤量する場合

きき手と反対側の皿に試料をのせておき，重い分銅から順にのせ始める。

図 3　上皿天秤の使い方

2 試薬溶液の調製

溶液の濃度

溶質が，溶液中にどれだけ溶けているかを表す値を**濃度**という。濃度には，質量パーセント濃度・重容パーセント濃度・モル濃度・質量モル濃度(重量モル濃度)[1]などがある。一般に，試薬は，純水に溶かして一定の濃度として用いる(図 4)。

◆質量(重量)パーセント濃度(%(w/w))　溶液の質量に対する溶質の質量を百分率で表した濃度を，質量(重量)パーセント濃度という。

$$\text{質量パーセント濃度(\%)} = \frac{\text{溶質の質量}}{\text{溶液の質量(溶質の質量 + 溶媒の質量)}} \times 100$$

たとえば，水酸化ナトリウム 50 g を水 1000 g に溶かした場合の質量パーセント濃度は，約 4.8 %(w/w)となる。

◆重容パーセント濃度(%(w/v))　溶液 100 mL 中に溶けている溶質の質量を重容(重量/容量)パーセント濃度という。たとえば，水酸化ナトリウム 50 g を溶かして 1 L とした溶液の重容パーセント濃度は，5 %(w/v)である。

◆モル濃度(mol/L)[2]　溶液 1 L 中に溶けている溶質のモル数をモル濃度という。水酸化ナトリウム 50 g を溶かして 1 L の溶液とした場合，水酸化ナトリウム NaOH の式量は 40(Na：23，O：16，H：1)なので，水酸化ナトリウム 50 g は，

$$50 \div 40 = 1.25\text{(mol)}$$

である。これが，1 L の溶液に含まれているから，モル濃度は 1.25 mol/L となる。

❶単位は，mol/kg
❷ mol/L を M と表記することもある。

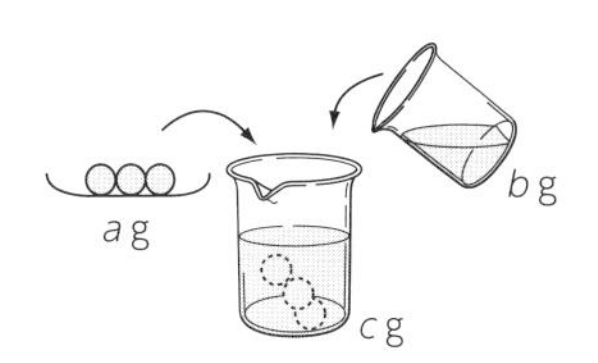

質量パーセント濃度(%)
$= \dfrac{a\,\text{g}}{c\,\text{g}} \times 100$

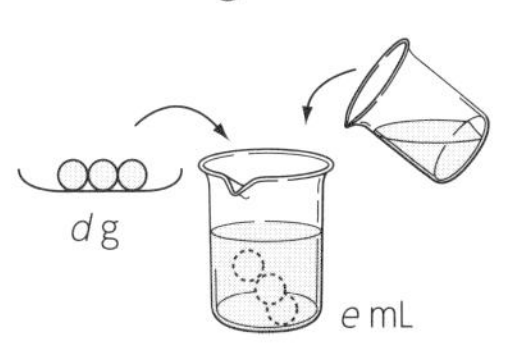

重容パーセント濃度(g/100mL)
$= \dfrac{d\,\text{g}}{e\,\text{mL}} \times 100$

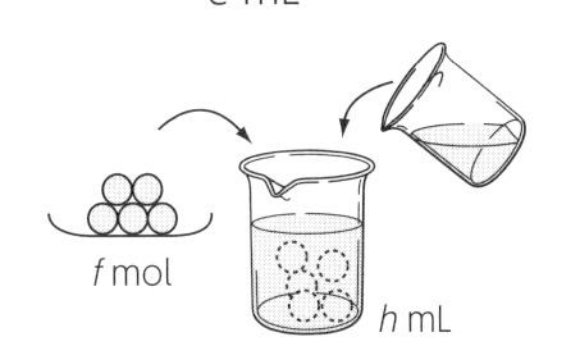

モル濃度(mol/L)
$= \dfrac{f\,\text{mol}}{h\,\text{mL}} \times 1000$

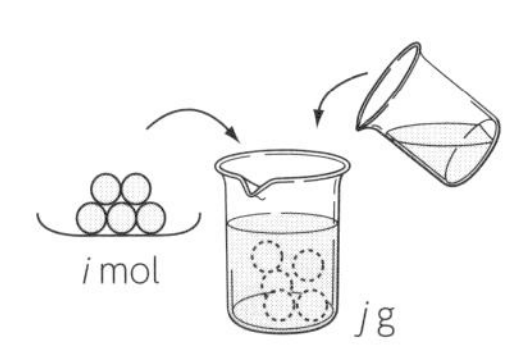

質量モル濃度(mol/kg)
$= \dfrac{i\,\text{mol}}{j\,\text{g}} \times 1000$

図 4　いろいろな濃度の溶液の調製

実験付-1　物質が水に溶けたときの体積や質量の変化を調べる

◉準備…(1) 試料：水(20 ℃前後) 500 mL，食塩 100 g
(2) 器具：ビーカー(1 L 容)，メスシリンダー，かくはん棒，はかり

◉方法

① ビーカーとかくはん棒の重さをはかる(*A*)。
② 水 500 mL をビーカーに入れ，重さをはかる(*B*)。
③ ②に食塩を加え，食塩を溶かさずに重さをはかる(*C*)。
④ 食塩を溶かしたあとの重さをはかる(*D*)。
⑤ 食塩水の体積をはかる(*E*)。

水	500 mL	*B*−*A* g
水 + 食塩	—	*C*−*A* g
食塩水	*E* mL	*D*−*A* g

標準溶液と常備試薬

食品の化学分析実験では，あらかじめ正確な濃度の試薬の**標準溶液**を調製しておき，これを試料溶液に滴下させて標準溶液の滴下量から試料中の成分を分析する容量分析が行われる(→付録 p.214)。

また，実験でよく使用する試薬を**常備試薬**といい，つねに調製しておく必要がある。常備試薬には，6 mol/L 水酸化ナトリウム，6 mol/L 塩酸，3 mol/L 硫酸，6 mol/L 硝酸，石灰水などがある。

◆6 mol/L 水酸化ナトリウム　1000 mL 容ビーカーに純水を約700 mL はかりとり，水酸化ナトリウム 240 g を少しずつ加えてかくはんし，溶解する。完全に溶けたら，全量を 1000 mL にする[1]。

◆6 mol/L 塩酸，3 mol/L 硫酸，6 mol/L 硝酸

①ドラフト内で，必要な量の試薬をビーカーにとり出し，次にメスシリンダーで，試薬を必要量だけはかりとる。

②あらかじめ，一定量をはかりとっておいた純水へ静かに試薬を加え，静かにかくはんする。

◆石灰水　三角フラスコに水酸化カルシウム(消石灰)[2]を 10 g はかりとり，純水を 1000 mL 入れてよくかくはんし，白く懸濁させ飽和させる。一晩静置し，上澄み液を試薬びんへ移す。

❶この操作を定容するという。各溶液を 1 L 調製するときの試薬と純水の分量。
・6 mol/L 塩酸
濃塩酸(12 mol/L)：純水
= 1：1(500 mL：500 mL)
・3 mol/L 硫酸
濃硫酸(18 mol/L)：純水
= 1：5(167 mL：835 mL)
・6 mol/L 硝酸
濃硝酸(16 mol/L)：純水
= 1：1.67(375 mL：625 mL)

❷水酸化カルシウム(消石灰)は水に溶けにくく，飽和水溶液にしたものを石灰水という。濃度はおよそ 0.1 %

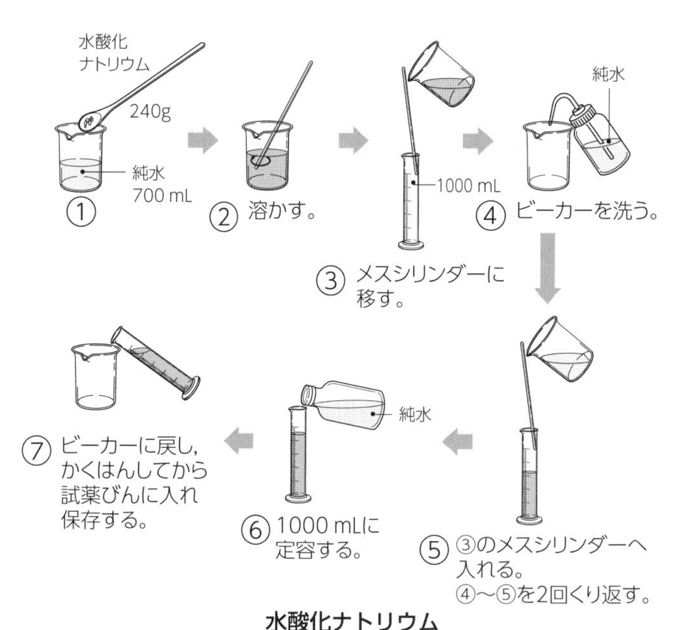

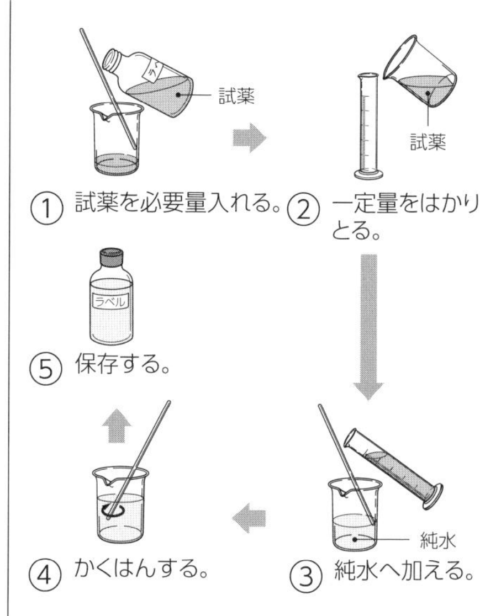

図 5　おもな試薬のつくりかた

3 抽出

固体や液体の中に混ざっている特定の物質を，溶媒を使って溶かし出す操作を**抽出**といい，分液ろうとやソックスレー抽出器などが用いられる。

分液ろうと　抽出したい物質だけが溶けるような溶媒を加えて，目的とする物質を，加えた溶媒の中へ移して分離するろうとである。添加する溶媒と，もとの溶媒が混ざり合わないことが必要である。

ソックスレー抽出器　食品中の脂質を定量分析するさい，最も一般的に用いられる。円筒ろ紙へ粉末試料を入れ，ジエチルエーテルで脂質を抽出する。ジエチルエーテルは，常温でも気化し，引火性が強いので，ドラフト内か専用の部屋で実験操作を行う。

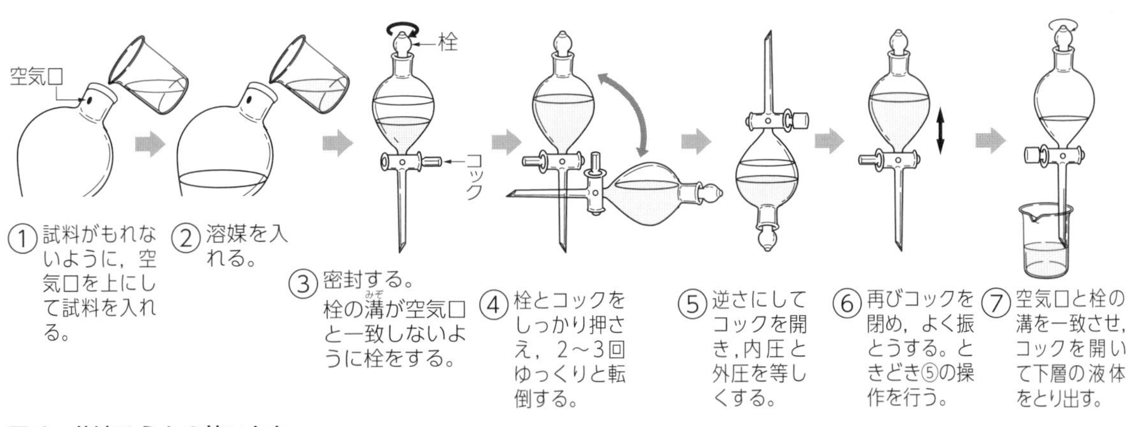

図6　分液ろうとの使いかた

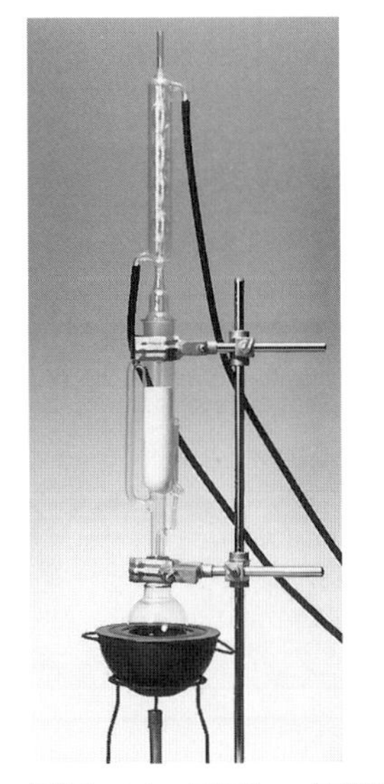

図7　ソックスレー抽出器

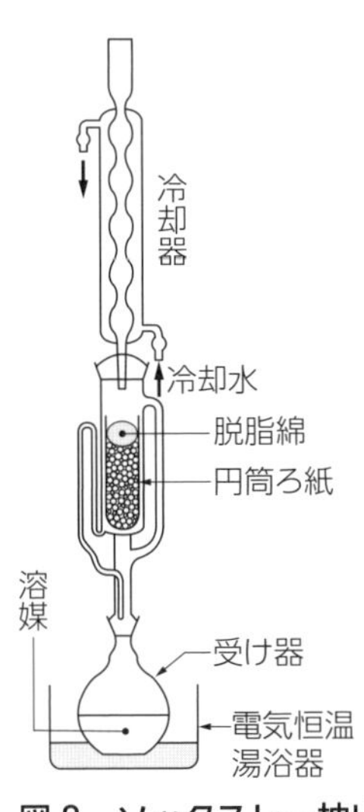

①加熱により溶媒を蒸発させる。
②溶媒の蒸気は冷却器で冷やされ，円筒ろ紙の中に滴下される。
③円筒ろ紙中の試料から，目的の成分が抽出される。
④抽出された成分は，溶媒とともに受け器に戻る。
①〜④がくり返され，抽出された成分は徐々に受け器の中に濃縮されていく。

図8　ソックスレー抽出器の原理

4 ろ過

ろ過は，液体と固体の混合物を分離する操作である。食品化学実験では，重力を利用した普通ろ過と，大気圧を利用した減圧ろ過とが用いられる。

普通ろ過

ろうとに，ろ紙を四つ折りにして溶媒でぬらし，密着させてろ過する(図 9(a))。ろ過速度がはやくてもよいときには，ろ紙にたくさんのひだをつくり，表面積を広くする(図 9(b))。

減圧ろ過(吸引ろ過)

ろ過量が多く，すみやかにろ過したいときに用いる。まず，ブフナーろうとに円形ろ紙を敷き，溶媒でぬらして密着させる。次に，吸引ろ過びんにとりつけたアスピレーターで吸引ろ過びんの中を減圧にしてろ過する。食物繊維の分析など，ろ紙が使用できない場合にはガラスフィルターを用いる。

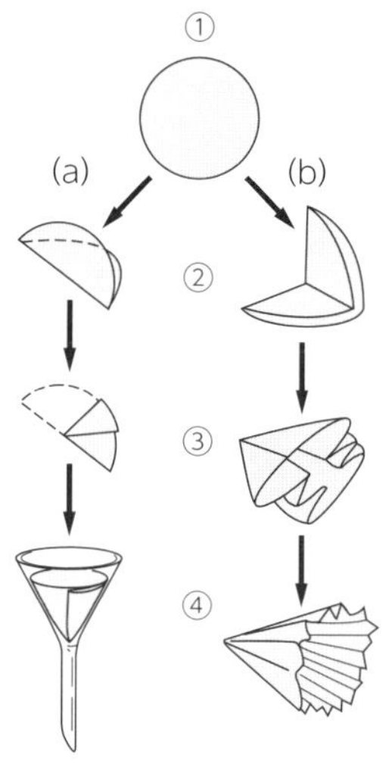

図 9　ろ紙の折りかた

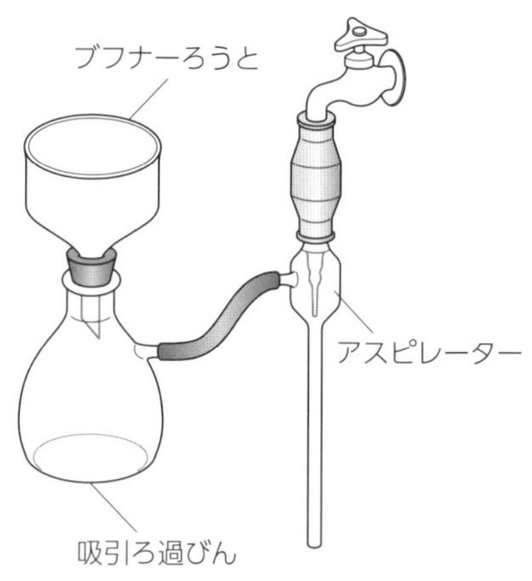

図 10　吸引ろ過びんの使い方

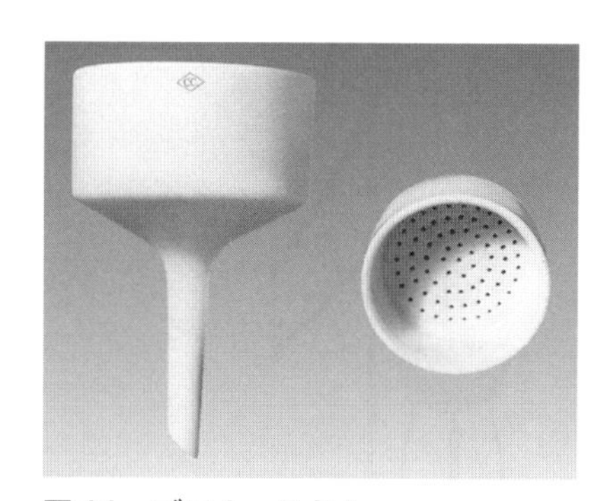
図 11　ブフナーろうと

5 蒸留・濃縮

余分な溶媒などを蒸発させて，溶液の濃度を高める操作である。**蒸留**は，溶液を加熱し，目的とする物質を気化させたあと，冷却してとり出す❶。**濃縮**は，溶液を加熱し，目的とする物質以外を気化させて分離し，目的の物質をとり出す。いずれも，常圧で行うものと減圧❷で行うものとがある❸(図12)。

❶ウィスキーや焼酎などの製造では，蒸留することでアルコール濃度を高めたり，独特の香りを得ることに利用している。
❷温度が高いと変化してしまう物質の濃縮に用いる。
❸水蒸気を固体や液体に当て，目的とする成分を気化させたのち，冷却してとり出す水蒸気蒸留もある(図13)。

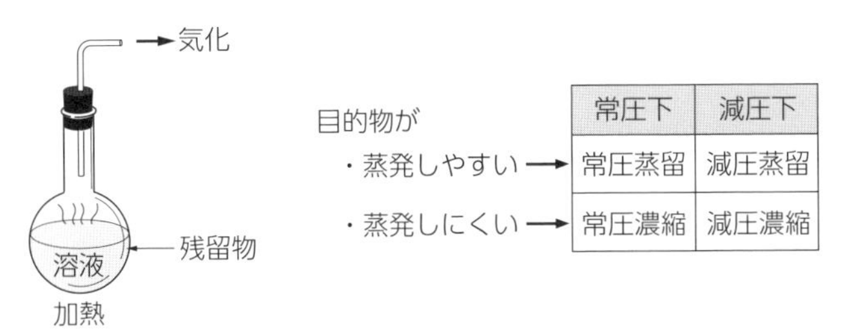

図12　常圧下と減圧下での蒸留・濃縮

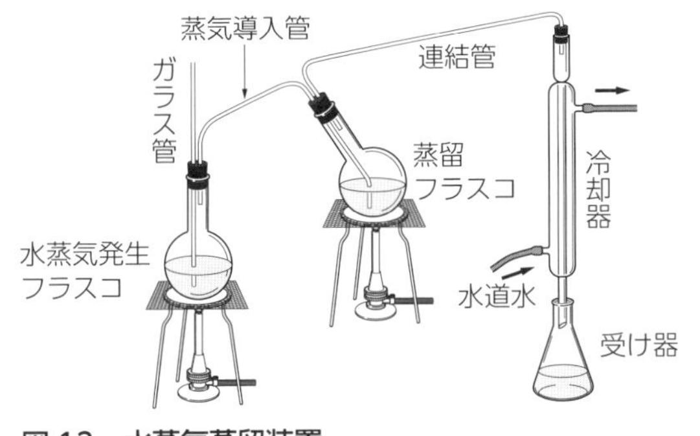

図13　水蒸気蒸留装置

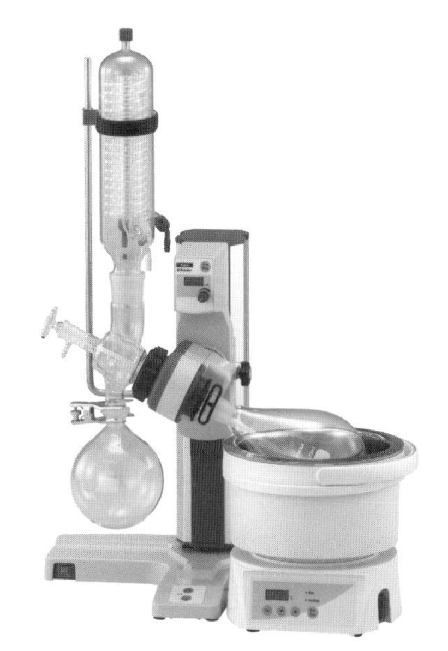

図14　減圧蒸留・濃縮装置(ロータリーエバポレータ)

コラム　水蒸気蒸留を利用した抽出

水蒸気蒸留はタンパク質の分析に利用されるほか，ラベンダーやローズマリーなどの精油(エッセンシャルオイル)の抽出にも用いられる。また，近年では，水のように透明な嗜好飲料の製造にも使用されている。

3 ……… 基本的な分析法

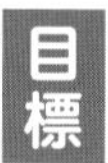

- 分析方法の原理について学習する。
- 分析に必要な技術を身につける。

1 食品の分析

食品の分析は，食品成分の化学的・物理的な性質を利用して，成分の有無(うむ)や量を求めるものである。

重量分析

物質の質量を正確にはかることで分析する方法で，その成分量を求める分析方法を**重量分析法**または**重量法**とよぶ。

重量法で定量する代表的なものには，灰分・食物繊維・油脂がある。重量分析では，あらかじめ容器(風袋(ふうたい)[1])の恒量[2]を求めておき，次に容器ごとの成分の恒量を求め，その差から成分量を求める。

容量分析

分析しようとする成分と反応する標準溶液の体積から，成分の量を知る方法である。その分析法を，**容量分析法**または**滴定分析法**とよぶ。

❶秤量に使う薬包紙や容器の質量のこと。秤量後に，全体の質量からさし引く必要がある(風袋除去)。

❷物質の質量を秤量したときの真の値を恒量という。しかし，測定誤差の関係から，何回か測定して，秤量した質量と前回に秤量した質量の差が0.1 %以下となったときの質量を恒量とする。ただし，直示天秤や電子天秤を用いたときは，差が0.5 mg以下の場合は，恒量とみなす。

2 滴定分析法

あらかじめ，正確な濃度の標準溶液を調製しておき，これを定量しようとする物質が溶けている試料溶液へ滴下させる。そしてその反応が終了するまでに要した標準溶液の容量から，計算によって試料中の目的とする物質の量を決定する。滴定分析法には，中和滴定・沈殿滴定・酸化還元滴定・導電率滴定などがある。

参考

共洗いと空試験

食品化学実験での大切な操作に，共洗い(ともあらい)と空(から)試験とがある。

共洗い　実験器具は，きれいに洗浄して乾燥させたものを使用するのが基本である。しかし，純水で洗浄して乾燥前の器具を使うときや，濃度の違う溶液を一つの器具で扱う場合もある。このようなときに，少量のはかりとった溶液で器具を洗浄することによって濃度の変化を防止する。

空試験(ブランクテスト)　定量実験を行うさいに，使用する試薬や混在する物質によって，測定値に影響が出てしまうことがある。この誤差を除くため，試料を入れずに同じ実験操作を行う。

中和滴定

酸の水素イオンと塩基(アルカリ)の水酸化物イオンから水が生成する反応を利用して，目的とする物質の量を知る方法である。

$$H^+ + OH^- \longrightarrow H_2O$$

この分析は，あらかじめ酸性またはアルカリ性の標準溶液を作成して行う。中和滴定は，食品中の酸の分析でよく用いられる。

沈殿滴定

標準溶液が定量しようとする物質と反応して沈殿する性質を利用して，目的とする物質の量を知る方法である。たとえば，硝酸銀標準溶液とクロム酸カリウム溶液で塩化ナトリウム(食塩)の定量を行うことができる。この場合，銀イオンは可検液中に塩化物イオンが存在すると，塩化物イオンと反応して塩化銀となり，白色の沈殿をつくる。また，可検液中の塩化物イオンがすべて塩化銀として沈殿してしまうと，銀イオンはクロム酸イオンと反応して赤褐色の沈殿をつくる。

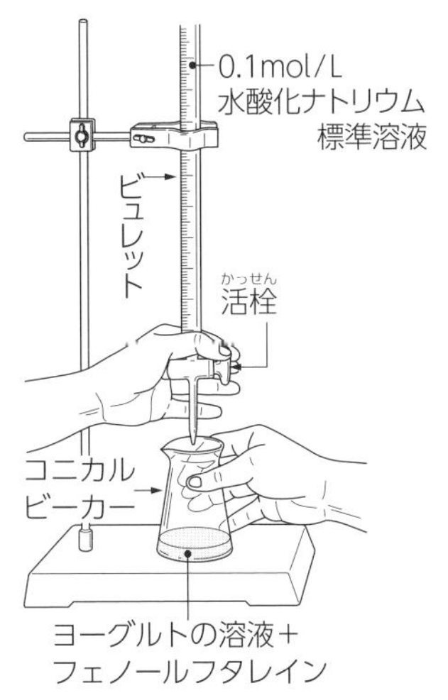

図１　中和滴定の操作

❶食品中の有機酸量を質量百分率で表した数値。

実験付-2　中和滴定を利用したヨーグルトの酸度[1]測定

◉原理…ヨーグルトの中には，乳酸菌の活動によって生成した乳酸をはじめ，多くの有機酸が存在する。その有機酸の量を中和滴定によって求め，乳酸量として計算する。

◉準備…(1) 試料：ヨーグルト 50 g
(2) 器具：型ビュレット(25 mL 容)，コニカルビーカー，スパーテル，かくはん棒
(3) 試薬：0.1 mol/L 水酸化ナトリウム標準溶液，フェノールフタレイン指示薬，純水

◉方法(図 1)

① コニカルビーカーにヨーグルト 10 g をはかりとり，さらに適量の純水を入れて，ヨーグルトの粘度を低くする。
② フェノールフタレイン指示薬を 2～3 滴入れる。
③ 0.1 mol/L 水酸化ナトリウム標準溶液をビュレットに入れ，滴定する。
④ 連続した 3 回の滴定値が ± 0.1 mL 以内となったところで，実験を終了する。

◉結果

① 滴定値(mL)を決定する(表 1)。
② 次の式から，ヨーグルトの酸度を求める。

$$\text{ヨーグルトの酸度(\%)} = a \times F \times 0.009 \times \frac{100}{S}$$

a：0.1 mol/L 水酸化ナトリウム標準溶液の滴定値
F：0.1 mol/L 水酸化ナトリウム標準溶液の力価
S：試料の採取量(g)
0.009：乳酸への換算係数

表１　滴定結果の例

	1 回目	2 回目	3 回目	決定値
例 1	11.4	11.3	11.5	11.4
例 2	11.3	11.3	11.4	11.3
例 3	11.3	11.4	11.6	4 回目へ

【参考】そのほかの換算係数：酢酸：0.006，クエン酸：0.0064，リンゴ酸：0.0067　(0.1 mol/L 水酸化ナトリウム標準溶液を使用)

指示薬

中和滴定・沈殿滴定・ヨウ素滴定などの分析法で，分析しようとする物質と標準溶液内の物質の反応が終了した時点を，色の変化によって表す試薬である。指示薬は，反応に適したものを選ばなければならない。

◆中和滴定の指示薬　溶液のpH[1]の変化によって，物質の色がかわる性質を利用したものである。中和滴定では，酸・アルカリの種類によって当量点[2]付近でのpHの変化が均一でないため，反応に適した指示薬を選ばなければならない(図2)。

◆pHの測定　pHを測定する方法は，pH試験紙による方法[3]とpHメーターによる方法とがある。pH試験紙は，紙に指示薬を染み込ませたもので，これを用いると，試料のpHを簡便に知ることができる。pHメーターは，ガラス電極に発生する起電力[4]を利用してpHを測定する装置である。pHを測定するための電極は，ガラスでできており，こわれやすいのでとり扱いには十分に注意する。pHメーターの示す数値は，測定するときの溶液の温度によって変化するため，測定するさいには，必ず温度を測定し，補正する。

◆その他の指示薬

クロム酸カリウム溶液　沈殿滴定で，塩化ナトリウムの定量をするさいに用いられる。

❶溶液などの酸性・アルカリ性を示す尺度。7が中性で，7より大きい数値がアルカリ性，小さい数値が酸性である。
❷水素イオンと水酸化物イオンが同じ量になり，完全に中和する点。
❸pH 1～12くらいまで測定できる万能試験紙でおおまかなpHを求めておき，次に，細かく測定できる試験紙を用いてpHを判定する。
❹電源が回路に電流を流し続けようとする作用。数値としては電圧になる。

表2　酸・アルカリの反応と有効な指示薬

酸とアルカリの組み合わせ 1)	指示薬の種類
強酸＋強塩基	フェノールフタレイン，メチルレッドなど
強酸＋弱塩基	メチルオレンジ
弱酸＋強塩基	フェノールフタレイン
弱酸＋弱塩基	滴定で測定するのは不適切。電位差滴定法 2) で行う。

1) 強酸：塩酸，硫酸，硝酸など　　弱酸：シュウ酸，酢酸，乳酸など
強塩基：水酸化ナトリウムなど　　弱塩基：アンモニア水，炭酸水素ナトリウム水溶液など
2) pHメーターで反応液中のpHの変化を測定しながら，当量点(終点)を確認する滴定分析法。

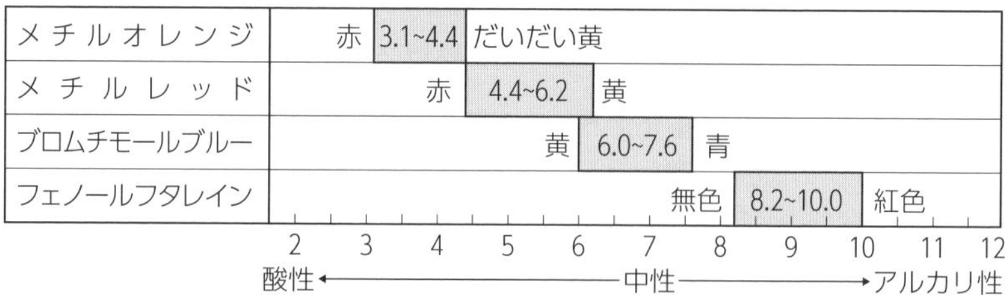

指示薬	変色域
メチルオレンジ	赤 3.1~4.4 だいだい黄
メチルレッド	赤 4.4~6.2 黄
ブロムチモールブルー	黄 6.0~7.6 青
フェノールフタレイン	無色 8.2~10.0 紅色

2　3　4　5　6　7　8　9　10　11　12
酸性←　中性　→アルカリ性

図2　pH指示薬の種類と変色域

デンプン溶液　ヨウ素滴定法において，遊離したヨウ素をチオ硫酸ナトリウム標準溶液で滴定して定量するさいに使用される。

酸化還元滴定

定量しようとする物質の溶液に，酸化剤・還元剤の標準溶液を滴下することで起こる酸化還元反応を利用して，目的とする物質の量を知る方法である。酸化還元滴定法には，鉄イオンやカルシウム・還元糖の定量に用いられる過マンガン酸カリウム滴定法や，油脂の過酸化物価・ヨウ素価，ビタミンCの定量に用いられるヨウ素滴定法がある。

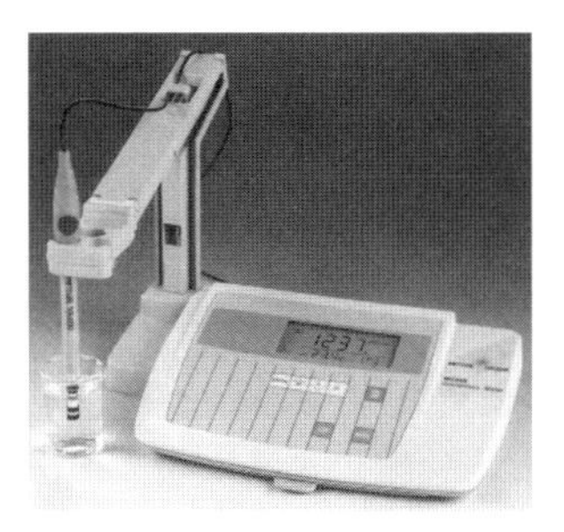

図3　導電率計を用いた導電率滴定

導電率滴定

中和，酸化還元，沈殿生成などの反応溶液では，滴定反応が進むと溶液(電解液[1])中の導電率[2]が変化する。この，導電率の変化を測定して，反応の終点を求める方法を**導電率滴定法**という(図3)。

[1]イオンが存在する溶液。
[2]電気の伝わる割合。

3 光分析

光には，物質に当たると吸収される光と反射される光[3]とがある。また，光が当たると蛍光[4]を発したり，炎の中に入れると発光[5]する物質がある。これらの，それぞれの物質特有の性質を利用して物質を定量する方法を**光分析**という。光分析には，次に示す吸光光度分析法のほかに，表3に示すような方法がある。

吸光光度分析法

試料溶液に光を当てると，うすい溶液中では，透過する光の量と溶液の濃度は比例することが知られている。吸光光度分析は，定量しようとする溶液に光を当てて吸光度[6]を測定し，物質の量を定量する方法である。

[3]リンゴが赤くみえるのは，青と緑の光がリンゴの表面で吸収され，赤の光が反射されるからである。
同じく，植物の葉が緑にみえるのは，緑の光が吸収されずに反射されているからである。
[4]物質内に光エネルギーを吸収したのち，そのエネルギーを光として放出する現象。
[5]原子が吸収したエネルギーを光として放出する現象。
[6]物質に光が吸収される量を表す数値。

表3　そのほかの光分析

分析法	分析の原理と特徴	測定できる物質
蛍光スペクトル法	特定の物質は紫外線を当てると，そのエネルギーを吸収して蛍光を発する。この蛍光スペクトルを測定することで，物質の濃度を知る。	ビタミンB_2など
発光スペクトル法	ナトリウム塩などの塩類を炎の中に入れると，原子が特有の波長(色)の光を発生する(炎色反応)。これを利用して物質の濃度を測定する。	金属元素
原子吸光スペクトル法	原子を炎の中に入れると，その元素特有の波長だけを吸収する。それを利用して物質の濃度を測定する。少量の金属元素を定量する場合は，発光スペクトル法より適している。	食品中のナトリウム・カリウム・カルシウム・鉄など
近赤外線による分析法	800～2500 nm 付近の波長の光は，糖類の溶液の中を通り抜けるとき，光の量が変化する。これを利用して測定する。	メロン・スイカなどの糖度

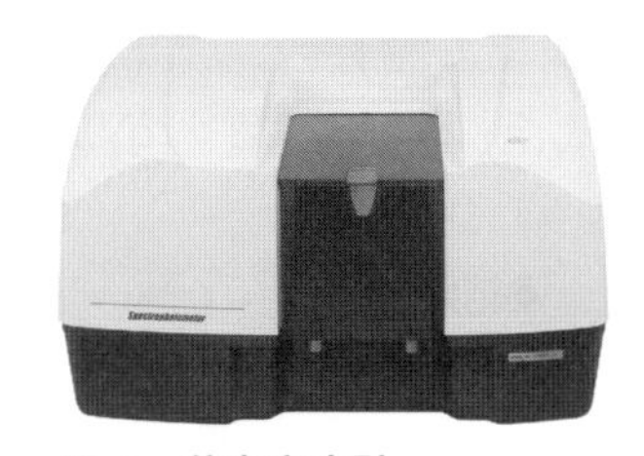

図4　分光光度計

❶検量線を作成するさい，測定値には誤差が含まれているため，折れ線グラフにするのではなく，直線とする。

◆**検量線**　光分析では，あらかじめ，定量する物質の濃度の異なる標準溶液を作成して吸光度や蛍光を測定し，それをグラフ化しておく(検量線❶)。そして，試料の測定値を検量線にあてはめ，目的の物質を定量する方法が行われる。

実験付-3　オルトフェナントロリン法による鉄の定量

◉**原理**…オルトフェナントロリンが，鉄イオンと酸性下で橙赤色に発色する化合物をつくる性質を利用して定量する。

◉**準備**…(1) 試料：試料溶液(10 mL あたり鉄分を 0.02〜0.2 mg 含む量)
(2) 器具：メスフラスコ(25 mL)，ホールピペット(1，2，5，10，15 mL)，メスピペット(5 mL)，分光光度計，セル
(3) 試薬(→ p.212)：0.01 mg/mL 鉄標準溶液，1 %ヒドロキノン溶液，クエン酸ナトリウム水溶液，BPB 指示薬，2.5 g/L オルトフェナントロリン水溶液

◉**方法**

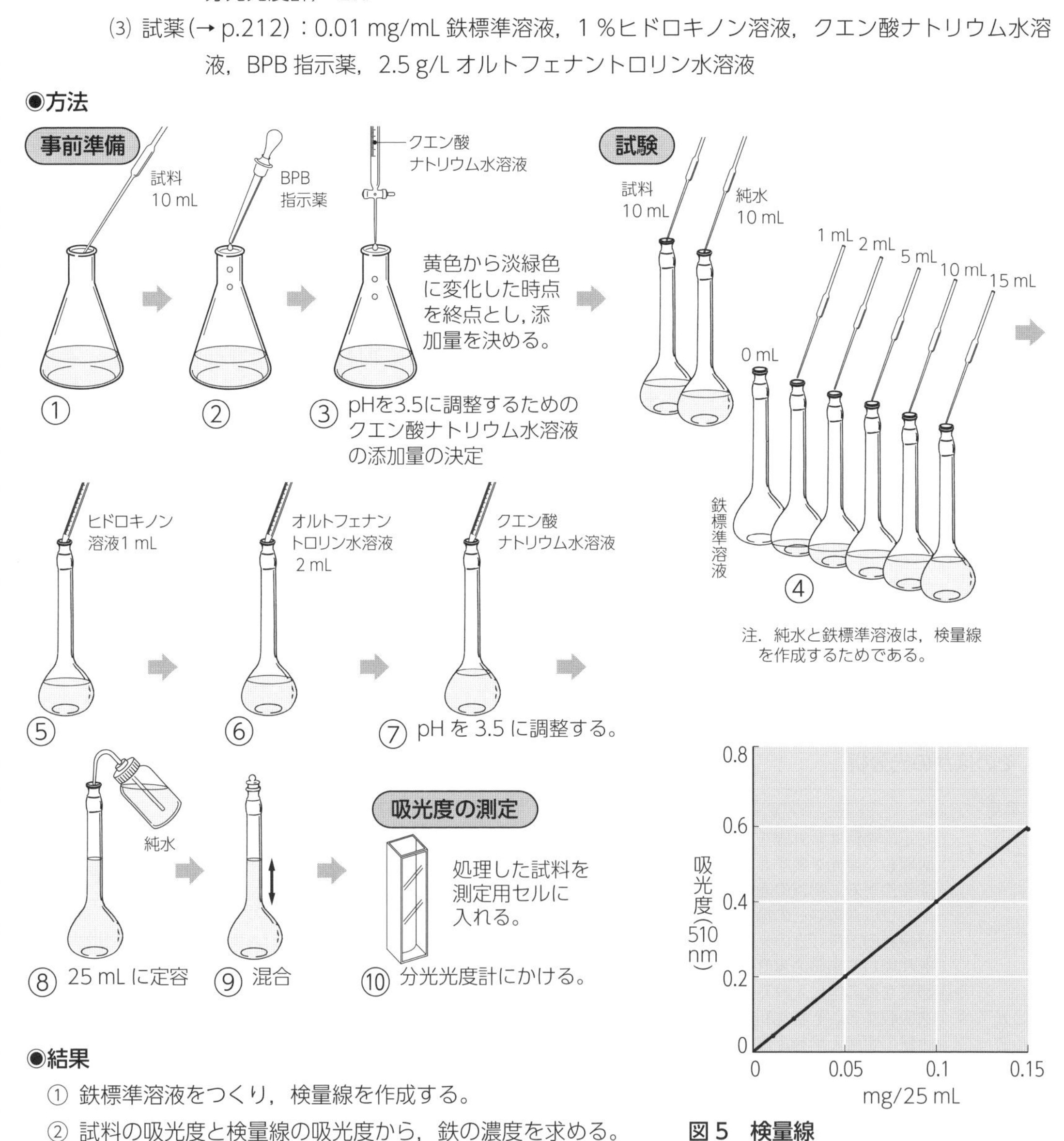

◉**結果**
① 鉄標準溶液をつくり，検量線を作成する。
② 試料の吸光度と検量線の吸光度から，鉄の濃度を求める。

図 5　検量線

核磁気共鳴[1]分光法

分子を磁場の中に置くと，水素や炭素原子の運動の状態が変化する。この状態から，分子の運動のようすや，原子核のあいだの距離と角度を知ることができる。このことから，分子の構造を分析するのに用いる。現在では，内分泌かく乱物質(環境ホルモン)などの有機物の分析をはじめ，多くの物質の分析に利用されている。コンピュータと組み合わせて，人体の断層画像を表示させて病気の診断にも使われている(コラム)。

❶磁場にさらされた原子核が特定の周波数の電波に共鳴して電波を発信する現象。Nuclear Magnetic Resonance を略して NMR ともよばれる。

4 物理的性質の測定

融点

1 気圧のもとで，物質が融解[2]するときの温度を**融点**という。油脂の融点には，油脂が完全に透明になる温度の**透明融点**と，軟化して流動し始める温度の**上昇融点**(**軟化点**)とがある。そこで，試料が融けて透明になったときの温度，または，毛細管現象で上昇したときの温度を測定する(図 6)。

❷固体がある温度になると，溶けて液体になる現象。溶融ともいう。

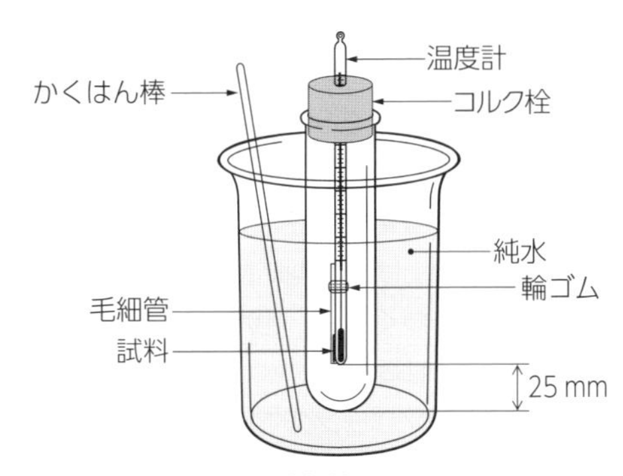

図 6　透明融点の測定装置

コラム　磁気共鳴画像(MRI)の歴史

1964 年，ブロッホとパーセルにより NMR 現象が発見された。最初は，化学分析用の道具として用いられていたが，1971 年には，ダマディアンが腫瘍の良性・悪性の鑑別ができる可能性があることを示唆した。1973 年には，ロウターバーにより傾斜磁場を用いて二次元画像を得る MRI (Magnetic Resonance Imaging) の基礎が確立し，1970 年代後半に人体の映像化に成功したのである。

MRI の本格的な応用は，1977 年頃にイギリスで行われ，現在では，人体の断層映像や血管の造影など，医療分野で広く利用されている。

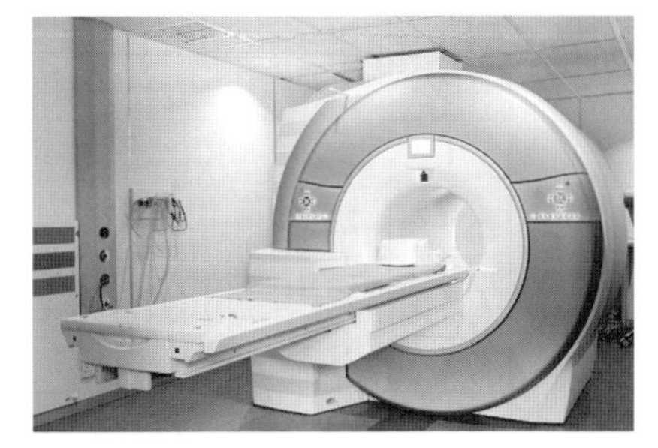

図 7　MRI 装置

食品をとり扱う場合には，融点に注意する必要がある。食品中の油脂は，存在部位や形が複雑なものが多く，バターのように，一度，融解してしまうと，もとに戻すことができない場合がある。また，チョコレートのように，一度，融解させることで，口溶けをよくしているものもある(コラム)。

破断強度

食品の品質評価には，テクスチャー❶によるものや，機器測定などによるレオロジー❷的性質の解明が必要である。たとえば，破断強度❸を測定することで，品質評価の一つの尺度にできる。しかし，食品の品質は複雑であり，おいしさを判断するためには，官能評価を併せて行う必要がある。

❶口あたり・歯ごたえ・舌ざわりなど。
❷物質の流動・変形を調べる学問。
❸外から力をかけたときの，物質のこわれかたを表す数値。

比旋光度

糖類やアミノ酸・乳酸・酒石酸は，旋光性❹をもつので，これらの旋光度を測定する❺ことで，その物質の純度や濃度を測定できる。

❹光が物質内を通り抜けるとき，偏光面を回転させる性質。
❺ 20 ℃における比旋光度を求める。

コラム

チョコレートのテンパリング

つややかでなめらかな口溶けのチョコレートに仕上げるために，**テンパリング**とよばれる作業が行われる。テンパリングとは，チョコレートに含まれるカカオバターを安定した結晶にするために行う温度調節の作業のことで，これを行わないと表面が白くなってしまう**ブルーム現象**が起こることもある。

カカオバターは 6 種類の結晶構造をもつことが知られており(表 4)，それぞれ異なる融点をもつ。テンパリングでは，チョコレートの温度を細かく調節して安定したⅤ型結晶を生成させる。

スイートチョコレートの場合，①チョコレートを湯煎などで 50 ℃ほどに加熱し，すべての結晶をとかす。 ②温度を 27 ～ 29 ℃にまで下げ，不安定なⅣ型結晶を生成させる。 ③温度を 31 ～ 32 ℃まで上げ，Ⅳ型結晶を融解し，安定したⅤ型結晶の核をつくる。 ④冷却し，核を中心にⅤ型結晶を成長させ固める。

テンパリングでは，温度を正確に測定し，均一に撹拌することが重要である。

表 4　カカオバターの結晶多型と性質

結晶型	融点(℃)	備考
Ⅰ	17.3	不安定結晶
Ⅱ	23.3	
Ⅲ	25.5	
Ⅳ	27.5	
Ⅴ	33.8	安定結晶
Ⅵ	36.3	安定結晶(ブルーム発現)

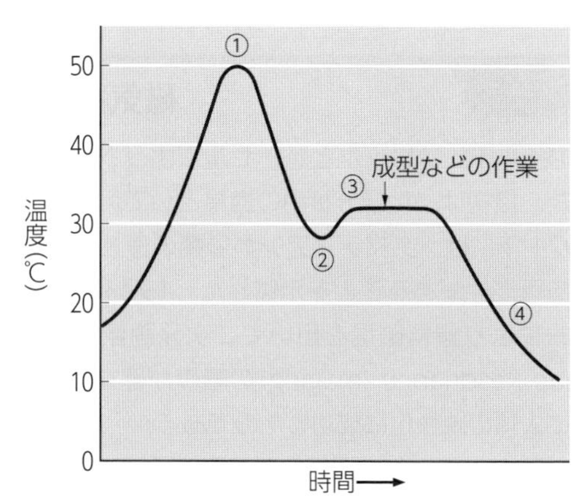

図 8　テンパリングのさいのチョコレートの温度変化

屈折率

光の屈折率[1]を測定することで，溶液の濃度を求めることができる。ジャムを製造するときや，果実などの糖度を測定するさいに利用する。また，油脂は，その種類によって特定の屈折率があるので，大豆油や豚脂(ラード)など，油脂の種類を知ることができる。

❶光が通り抜けるとき，境界面で進行する光の方向が変化する割合。

比重

比重[2]の測定は，おもに液体の食品で用いられ，スクロースや食塩・アルコール溶液などの濃度の決定，および，牛乳・油脂・酒類などの品質管理に利用されている。比重計には多くの種類があり，測定する目的に適した比重計を使用する(表5)。

❷物質(液体・固体)と同じ体積の4℃の水に対する質量の比。なお，4℃の水1 cm^3 の質量は1gである。

◆比重計　水に固体や液体が溶けると，その濃度によって比重が変化する。それを測定する器具である(図9)。比重を測定することで，液体の濃度を測定することにも用いられる。

ボーメ比重計：比重計を15℃の純水に入れたときを0ボーメ度，15℃の10％食塩水に入れたときを10ボーメ度として，この間を10等分して目盛りを刻(きざ)んである。

◆比重びん(ピクノメーター)　比重計は，液体の比重を測定する器具であるが，これは，固体も測定できる(図10)。水を利用して物質の体積を測定することで，比重と同時に密度[3]を求めることもできる。

❸密度 $= \dfrac{\text{質量(g)}}{\text{体積(cm}^3\text{)}}$

表5　比重計の種類と測定範囲

種類	対象	測定範囲
標準比重計	液体全般	比重　0.7～1.84
ボーメ比重計	食塩水	ボーメ度　0～35度
ショ糖度計	糖液	糖度　0～65度
牛乳比重計	牛乳	比重　1.015～1.040
アルコール(酒精)計	アルコール 清酒	アルコール度　0～100度

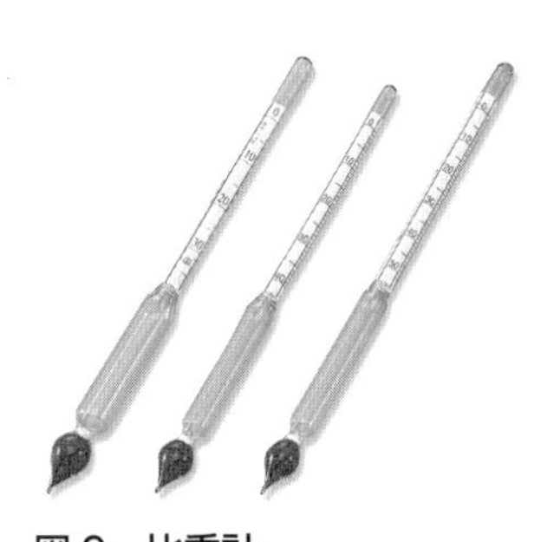

図9　比重計

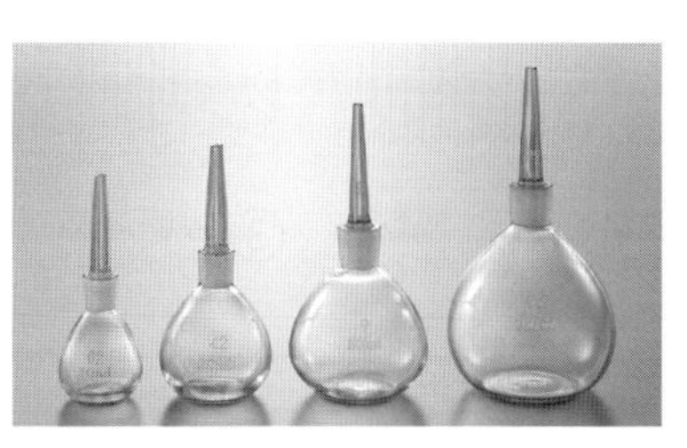

図10　比重びん

5 クロマトグラフィー

クロマトグラフィーは，混合物を各成分の固定相と移動相との親和性❶を利用して分離する方法の一つである。クロマトグラフィーを行うための装置(機械)を**クロマトグラフ**，クロマトグラフィーの結果，得られるデータを**クロマトグラム**という。

❶物質が結合したり引きつけ合ったりする度合い。

ペーパークロマトグラフィー

分配クロマトグラフィーの一種で，固定相にろ紙を，展開溶媒には，水に有機溶媒を混ぜたものを用いる。アミノ酸・糖・色素・有機酸などに適応でき，ろ紙という安価な相で行うことができる。

表6　クロマトグラフィーの分類

基準	種類	備考
移動相の違い	液体クロマトグラフィー	移動相が液体のもの(例：ペーパー，薄層，カラム[1]，高速液体)。
	ガスクロマトグラフィー	移動相が気体のもの。
固定相の形態の違い	薄層クロマトグラフィー	固定相を表面上に塗布して用いる。ペーパークロマトグラフィーもこれに含まれる。
	カラムクロマトグラフィー	固定相をカラム(管状容器)に充塡して用いる。
固定相と分離する機能の違い	吸着クロマトグラフィー	物質の充塡剤に対する吸着力によってわける。
	分配クロマトグラフィー	物質の溶ける割合でわける。
	イオン交換クロマトグラフィー	分子の電荷でわける。
	サイズ排除クロマトグラフィー(ゲルろ過クロマトグラフィー)	分子の大きさでわける。分子が大きいほど，はやくカラムを通過する。
	アフィニティー(親和性)クロマトグラフィー	充塡剤に物質が特別な関係で吸着するものをつけておき，わける。

1) ガラスや金属・プラスチックの筒に充塡物(固定相)を詰めたもので，充塡物が流れ出ないようにしてある。

実験付-4　ペーパークロマトグラフィーによるアミノ酸の検出

◉**原理**…ろ紙とろ紙に含まれた水が固定相となり，毛細管現象により移動する溶媒(移動相)とのあいだの分配により，試料中の各成分が分離する。分離後，ニンヒドリン反応によってアミノ酸を発色させ R_f 値から物質を確認する。

◉**準備**…(1) 器具：ペーパークロマトグラフィー用ろ紙，キャピラリ，展開槽，噴霧器

(2) 試薬：展開溶媒(*n*–ブタノール：氷酢酸：水 ＝ 4：1：2)，0.1 %ニンヒドリン–ブタノール溶液

◉**方法**

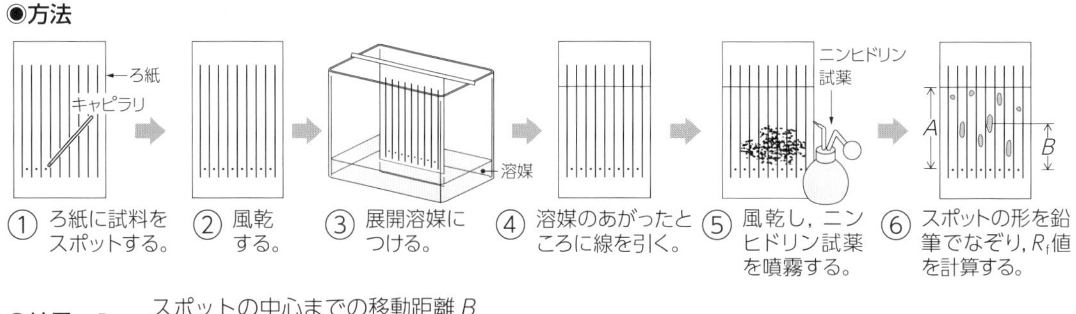

◉**結果**…$R_f = \dfrac{\text{スポットの中心までの移動距離 } B}{\text{溶媒が浸透した距離 } A}$

そのほかのクロマトグラフィー

◆薄層クロマトグラフィー　ガラス板や薄いアルミニウム板に，薄層用のシリカゲルやセルロースなどをつけて固定相をつくり，溶媒によって展開する吸着クロマトグラフィーである。

◆カラムクロマトグラフィー　ガラス管などに固定相となる物質を詰め，その上に試料をのせ，カラムに移動相となる液体を流して，移動の速度の差で試料成分を分離する(図 11)。

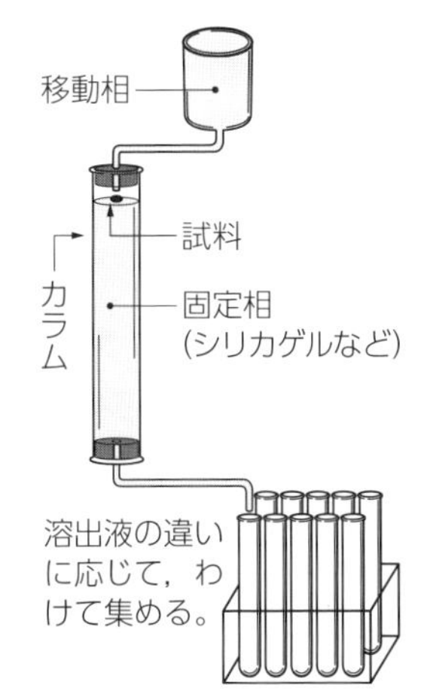

図 11　カラムクロマトグラフィー
固定相と移動相をいろいろと組み合わせることで，タンパク質や酵素などを分離後も性質を失うことなく分離できる。

◆高速液体クロマトグラフィー　カラムクロマトグラフィーが，移動相を重力によって移動させるのに対し，これは，耐圧定流量ポンプで移動相を送液させることで，試料を迅速(じんそく)に分離・測定する。近年，最も多く利用されている分析法の一つである。

◆ガスクロマトグラフィー　固定相に固体または液体を使い，移動相に不活性ガス(窒素やヘリウム)を使ったクロマトグラフィーである。試料を気体化して各成分を分離させ，測定する。

◆液体クロマトグラフ質量分析　液体クロマトグラフに質量分析装置をつけたもので，多種・多様な化合物の分離・溶出ができる。オリゴペプチドやオリゴヌクレオチドなど，生体関連物質の分析にも用いられる。

◆ガスクロマトグラフ質量分析　ガスクロマトグラフに質量分析装置をつけたもので，気化しやすい低分子量の有機化合物の分離・分析に用いられる。

付録

1 食品タンパク質中に含まれる主要アミノ酸とその構造

名称(略号)	構造式
グリシン(Gly)	$H-\overset{NH_2}{\underset{H}{C}}-COOH$
アラニン(Ala)	$CH_3-\overset{NH_2}{\underset{H}{C}}-COOH$
バリン*(Val)	$(CH_3)_2>CH-\overset{NH_2}{\underset{H}{C}}-COOH$
ロイシン*(Leu)	$(CH_3)_2>CH-CH_2-\overset{NH_2}{\underset{H}{C}}-COOH$
イソロイシン*(Ile)	$CH_3-CH_2(CH_3)>CH-\overset{NH_2}{\underset{H}{C}}-COOH$
セリン(Ser)	$HO-CH_2-\overset{NH_2}{\underset{H}{C}}-COOH$
トレオニン*(Thr)	$HO(CH_3)>CH-\overset{NH_2}{\underset{H}{C}}-COOH$
アスパラギン(Asn)	$H_2N-\underset{O}{\overset{\parallel}{C}}-CH_2-\overset{NH_2}{\underset{H}{C}}-COOH$
グルタミン(Gln)	$H_2N-\underset{O}{\overset{\parallel}{C}}-CH_2-CH_2-\overset{NH_2}{\underset{H}{C}}-COOH$
システイン(Cys)	$HS-CH_2-\overset{NH_2}{\underset{H}{C}}-COOH$
メチオニン*(Met)	$CH_3-S-CH_2-CH_2-\overset{NH_2}{\underset{H}{C}}-COOH$

名称(略号)	構造式
チロシン(Tyr)	$HO-C_6H_4-CH_2-\overset{NH_2}{\underset{H}{C}}-COOH$
フェニルアラニン*(Phe)	$C_6H_5-CH_2-\overset{NH_2}{\underset{H}{C}}-COOH$
トリプトファン*(Trp)	(インドール環: C=CH, N-H) $C-CH_2-\overset{NH_2}{\underset{H}{C}}-COOH$
アスパラギン酸(Asp)	$HOOC-CH_2-\overset{NH_2}{\underset{H}{C}}-COOH$
グルタミン酸(Glu)	$HOOC-CH_2-CH_2-\overset{NH_2}{\underset{H}{C}}-COOH$
リシン*(Lys)	$H_2N-(CH_2)_4-\overset{NH_2}{\underset{H}{C}}-COOH$
アルギニン(Arg)	$H_2N-\underset{NH}{\overset{}{\underset{\parallel}{C}}}-NH-(CH_2)_3-\overset{NH_2}{\underset{H}{C}}-COOH$
ヒスチジン*(His)	(イミダゾール環: N, NH) $-CH_2-\overset{NH_2}{\underset{H}{C}}-COOH$
プロリン(Pro)	(ピロリジン環: N-H) $-COOH$

（淡色網掛け）：酸性アミノ酸（アスパラギン酸, グルタミン酸）

（濃色網掛け）：塩基性アミノ酸（リシン, アルギニン）

上記以外は，中性アミノ酸

＊：必須アミノ酸

2 機器による水分活性の測定

グラフ内挿法による水分活性の測定は，多くの時間がかかるため実用的でない。そのため，機器による水分活性の測定も行われている。

機器を使った場合の測定の流れは，

①決められた量の試料を機器にセットする。
②測定スイッチを入れる。
③結果の表示を待つ。

で，5～10 分程度で測定できる。

機器による測定では，密閉された容器内に食品を入れ，その容器内の湿度を以下のいずれかの方法で測定し，計算で水分活性を求めている。

①電気抵抗の変化
②露点
③湿度センサ

3 化学の基礎知識

◆原子の性質と構造　原子は，物質を構成するきわめて小さい粒子で，次のような性質をもっている。

①大きさは，非常に小さい。
②質量も，非常に小さい。
③これ以上，分解できない。
④大きさや質量は，原子の種類によって決まっている。
⑤何もないところに新しくできたり，別のものに変化したり，消えたりしない。

原子は，図 1 のような構造をしている。

原子に含まれている陽子と電子の数は同じで，原子は電気的に中性である。

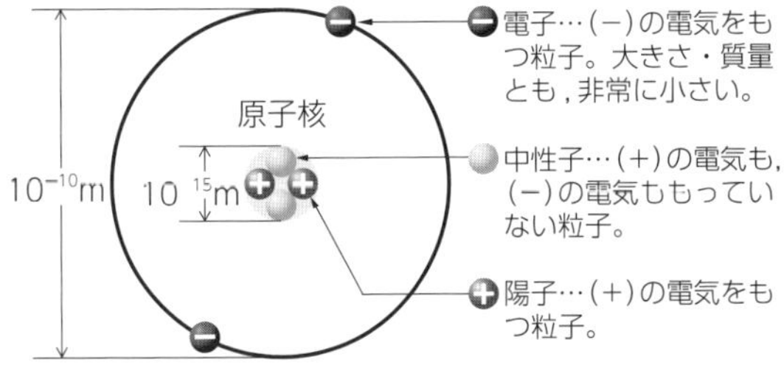

10^{-10}m
原子核
10^{-15}m
電子…(－)の電気をもつ粒子。大きさ・質量とも，非常に小さい。
中性子…(＋)の電気も，(－)の電気ももっていない粒子。
陽子…(＋)の電気をもつ粒子。

図 1　ヘリウム原子の構造

◆原子の質量　原子 1 個の質量は，炭素原子の 12 を基準として，原子量という数値で表される。最も軽い水素原子は 1 で，炭素原子の$\frac{1}{12}$の質量しかない。

◆原子の電子配置　原子核のまわりを回っている電子は，一定の規則に従って原子核のまわりに存在する。電子のはいる場所を**電子殻**といい，原子核に近いところから，K 殻・L 殻・M 殻となっている。

各電子殻にはいる電子の最大数は，図 2 のように決まっている。それぞれの原子で，電子のはいっている一番外側の電子殻を**最外殻**，そこにある電子のことを**最外殻電子**という。

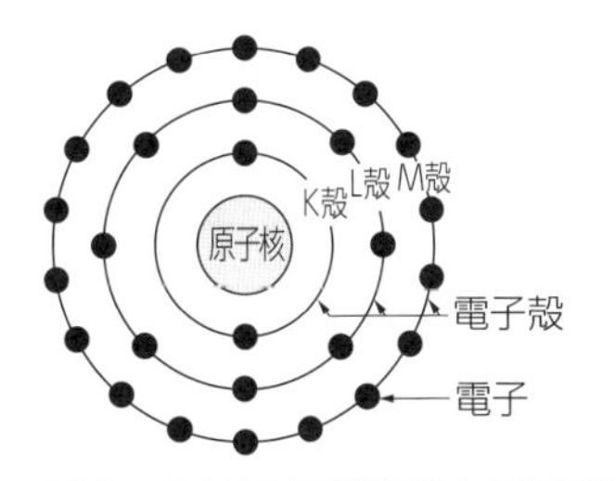

図 2　原子の電子配置と電子軌道

◆分子　2 個以上の原子が結合している粒子である。多くの物質は分子からなる。

◆電解質と非電解質　塩化ナトリウム(食塩)や水酸化ナトリウムのように，水に溶けると電流を流すようになる物質を**電解質**という。

それに対し，スクロース(砂糖)やアルコールのように，水に溶けても電流を流さない物質を**非電解質**という。

◆電解質とイオン　電解質は，水に溶けると**イオン**になる。これを**電離**という。イオンは，電気を帯びた原子や分子のことで，プラス(＋)の電気を帯びたものを**陽イオン**，マイナス(－)の電気を帯びたものを**陰イオン**という。

◆イオンのできかた　周期表の18族(一番右端。貴ガスともいう)の電子配置になるようなイオンになる。

ふつう，金属元素は陽イオン，非金属元素は陰イオンになる(図3)。

◆酸とアルカリ　水に溶けたとき，水素イオンを生じる化合物を**酸**，水酸化物イオンを生じる化合物を**アルカリ**という。

◆物質量　原子や分子・イオンの量を，質量ではなく，個数に注目して表したもの。

◆物質量の単位(mol(モル))　原子や分子・イオンの大きさと質量は非常に小さく，1個だけをとり出して質量をはかることはできない。しかし，たくさん集めることによって，目でみたり，質量をはかることができる。

そこで，鉛筆12本を1ダースとよぶのと同じように，原子や分子・イオンの6×10^{23}個分を1 molとする(図4)。

物質量は，化学反応における原子や分子の量との関連を考えるときなどにつごうがよい。

◆物質1 molの質量　原子量または分子量に，グラムをつけて1 molの質量とする。

たとえば，炭素1 molは，炭素原子が6×10^{23}個あり，原子量は12なので，質量は12グラムである(図5)。

◆グラム当量　物質の量を表す単位の一つで，物質を水に溶かしたときに生じる特定のイオンなどの個数に注目したもの。中和滴定では，H^+とOH^-に，酸化還元反応では，電子の数に注目する(表1)。

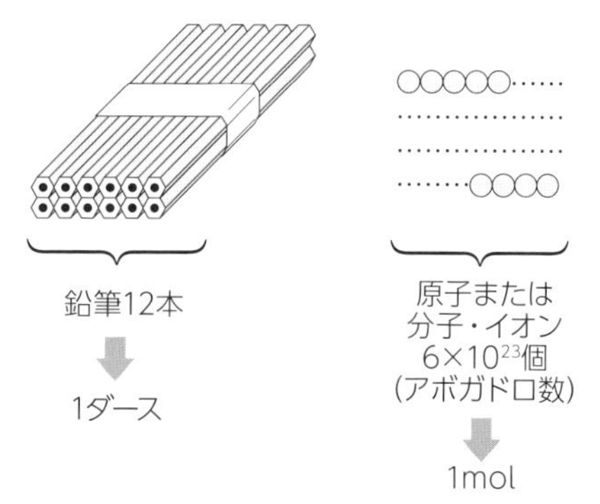

図4　物質量の考えかた

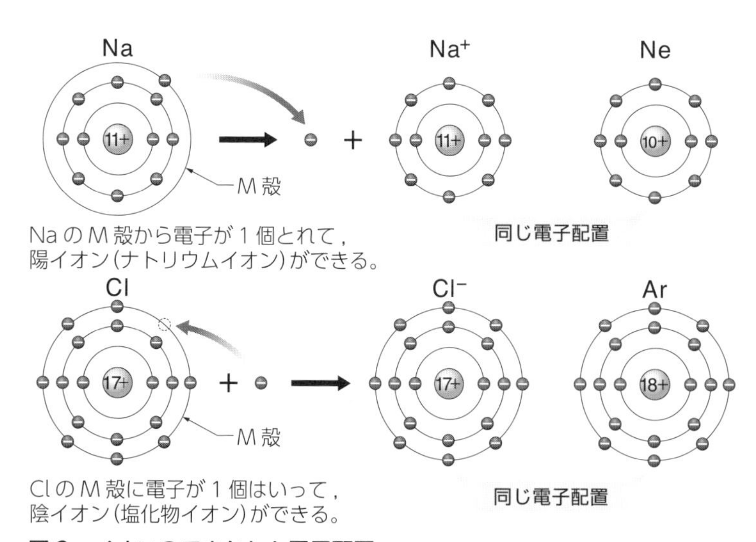

図3　イオンのできかた電子配置

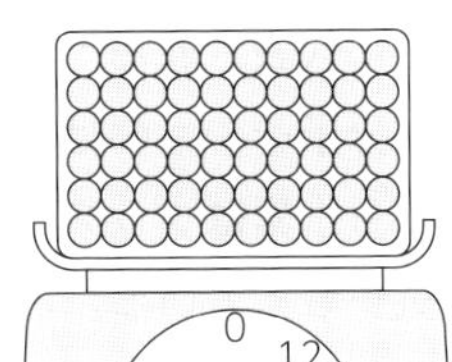

炭素 C 1 mol (6×10^{23} 個) は
12 g

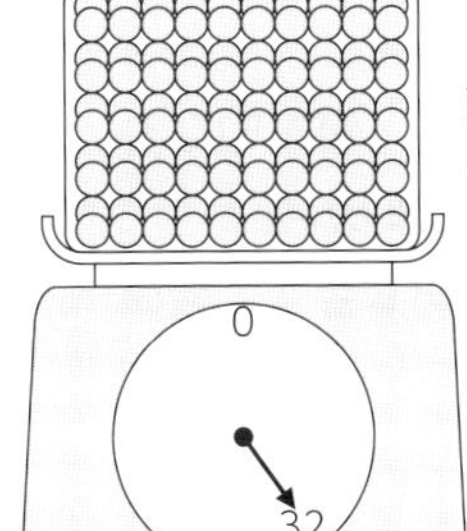

酸素 O_2 1 mol (6×10^{23} 個) は
32 g

図 5　物質 1 mol の質量

表 1　いろいろな物質のグラム当量

物質名	化学式	分子量	注目点	グラム当量	反応式	備考
水酸化ナトリウム	$NaOH$	40	OH^-	1	$NaOH \rightleftarrows Na^+ + OH^-$	電離
塩酸	HCl	36.5	H^+	1	$HCl \rightleftarrows H^+ + Cl^-$	電離
硫酸	H_2SO_4	98	H^+	2	$H_2SO_4 \rightleftarrows 2H^+ + SO_4^{2-}$	電離
硫酸	H_2SO_4	98	電子のやりとり	2	$H_2SO_4 + 2H^+ + 2e^- \longrightarrow SO_2 + 2H_2O$	酸化剤
重クロム酸カリウム	$K_2Cr_2O_7$	294	電子のやりとり	6	$Cr_2O_7^{2-} + 14H^+ + 6e^- \longrightarrow 2Cr^{3+} + 7H_2O$	酸化剤
過マンガン酸カリウム	$KMnO_4$	158	電子のやりとり	5	$MnO_4^- + 8H^+ + 5e^- \longrightarrow Mn^{2+} + 4H_2O$	酸化剤
過酸化水素	H_2O_2	34	電子のやりとり	2	$H_2O_2 + 2H^+ + 2e^- \longrightarrow 2H_2O$	酸化剤
過酸化水素	H_2O_2	34	電子のやりとり	2	$H_2O_2 \longrightarrow O_2 + 2H^+ + 2e^-$	還元剤
チオ硫酸ナトリウム	$Na_2S_2O_3$	158	電子のやりとり	2	$2S_2O_3^{2-} \longrightarrow S_4O_6^{2-} + 2e^-$	還元剤
硫化水素	H_2S	34	電子のやりとり	2	$H_2S \longrightarrow S + 2H^+ + 2e^-$	還元剤

注. e^-：電離した電子。　$\rightleftarrows$：どちらにも化学反応が起こる。
　グラム当量：1 mol あたりのグラム当量数。

◆酸化と還元　化学反応の一種で，酸化は，
①酸素がつく反応
②水素を失う反応
③電子を失う反応
のような反応をさす。
　それに対して，還元は，
①酸素を失う反応
②水素がつく反応
③電子を受けとる反応
のような反応をさす。したがって，酸化の反対は還元，還元の反対は酸化である。

◆酸化剤と還元剤　酸化剤は，ほかの物質に酸化を起こさせる物質で，酸化剤自体は還元されやすい性質をもつ。逆に，還元剤は，ほかの物質に還元を起こさせる物質で，還元剤自体は酸化されやすい性質をもつ。

◆官能基　有機化合物に特定の性質を与える原子や原子団を官能基（かんのうき）という（表 2）。

表 2　官能基と有機化合物の分類

官能基	一般名	化合物の例と示性式
ヒドロキシ基 $-OH$	アルコール	エタノール　C_2H_5OH
ヒドロキシ基 $-OH$	フェノール類	フェノール　C_6H_5OH
ホルミル基 $-C(=O)H$	アルデヒド	アセトアルデヒド CH_3CHO
カルボニル基 $>C=O$	ケトン	アセトン CH_3COCH_3
カルボキシ基 $-C(=O)OH$	カルボン酸	酢酸 CH_3COOH
エーテル基 $-O-$	エーテル	ジエチルエーテル $C_2H_5OC_2H_5$
アミノ基 $-NH_2$	アミン	エチルアミン　$C_2H_5NH_2$

◆化学結合

イオン結合　陽イオンと陰イオンが，電気的な力で互いに引き合って結びつく結合(図6)。

共有結合　原子が，互いに電子を出し合って結びつく結合(図7)。

グリコシド結合　糖類におけるエーテル結合 C—O—C(図8)。

ジスルフィド結合　タンパク質における S—S 結合。アミノ酸のシスチン Cys-Cys や，チオール基—SH をもつシステイン Cys が関係している(図9)。

水素結合　水分子どうしの結合に代表される，分子間で働く相互作用の一つ。水分子そのものは共有結合をしているが，分子内でも水素はプラスの電気を，酸素はマイナスの電気をもっている。ある分子の水素と別の分子の酸素が，それぞれのもつプラスの電気とマイナスの電気によって結合したもの(図10)。

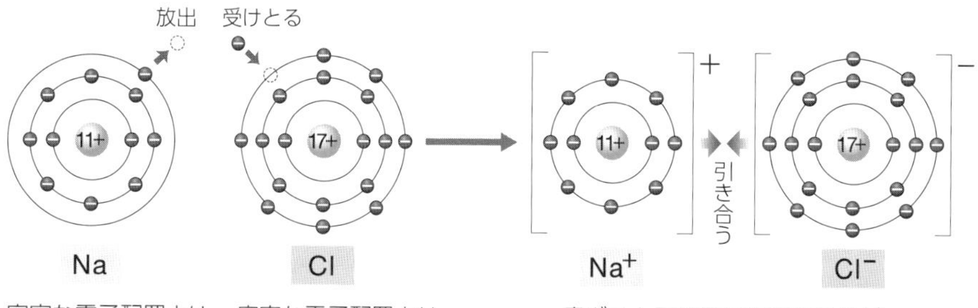

図6　イオン結合のできかた

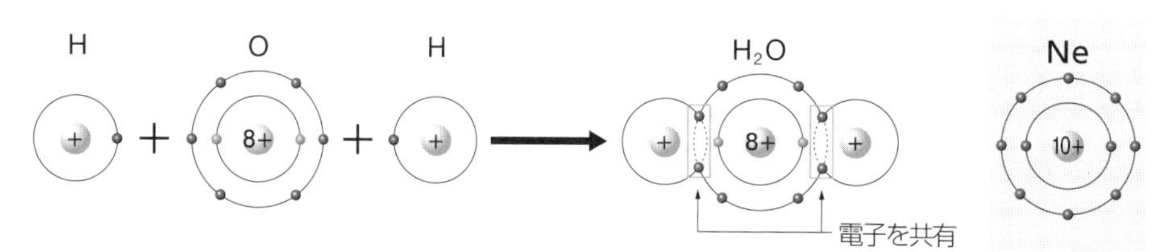

図7　共有結合のできかた

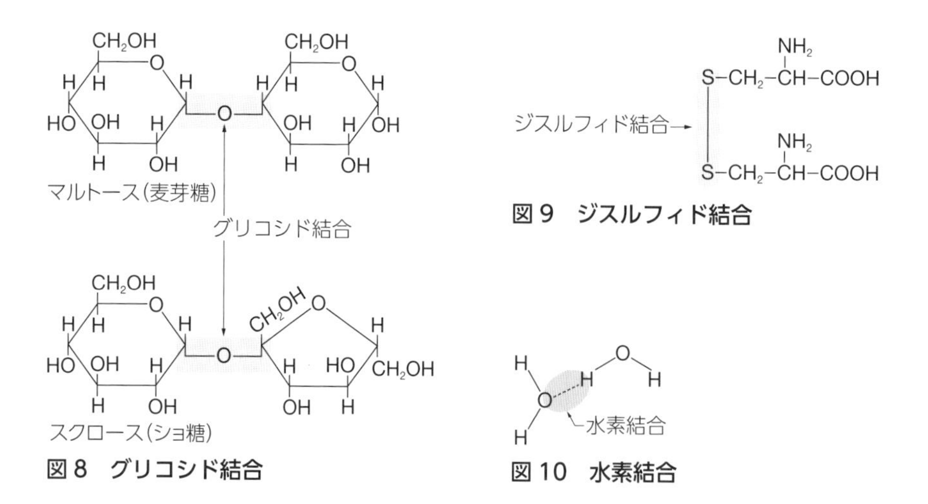

図8　グリコシド結合

図9　ジスルフィド結合

図10　水素結合

ペプチド結合　タンパク質におけるアミノ酸の結合のことで，アミノ酸のアミノ基とほかのアミノ酸のカルボキシ基とのあいだで，水分子がとれてアミノ酸どうしが結合する(図11)。

イオンの相互作用　タンパク質(アミノ酸)には，ペプチド結合に関係しないアミノ基—NH_2やカルボキシ基—COOHがある。これらが電気をもつことによって，プラスの電気をもつ物質とマイナスの電気をもつ物質が，イオン結合のように電気的に結合する。これを，イオンの相互作用という(図12)。

疎水(そすい)結合　タンパク質(アミノ酸)に含まれるアルキル基—C_nH_{2n+1}やフェニル基—C_6H_5のように，水分子とのあいだで結合をつくりにくい基(原子団)が，水との接触がなるべく小さくなるように立体的に可能な範囲でつくる結合。

キレート結合　金属イオン(陽イオン)を中心に，そのほかの原子団(陰イオン)が，その周囲を囲むように電気的に結合したもの。

エステル結合　カルボン酸とアルコールが反応して生じる物質をエステルといい，そのときにできる $-C{=}O(-O)$ を**エステル結合**という(図13)。

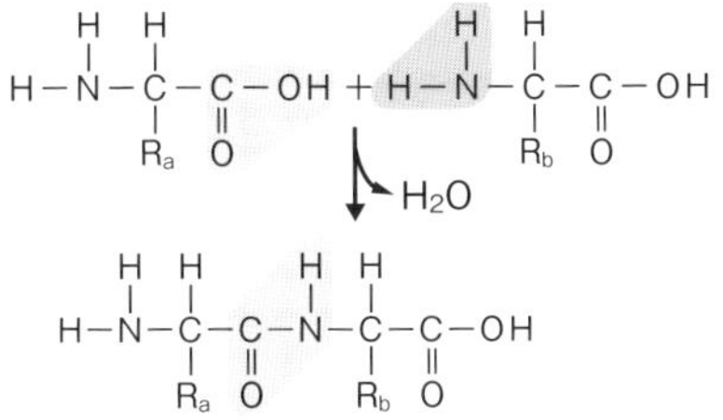

図11　ペプチド結合

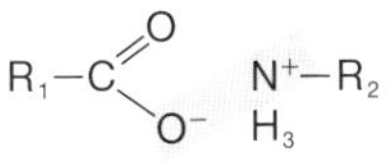

図12　イオンの相互作用

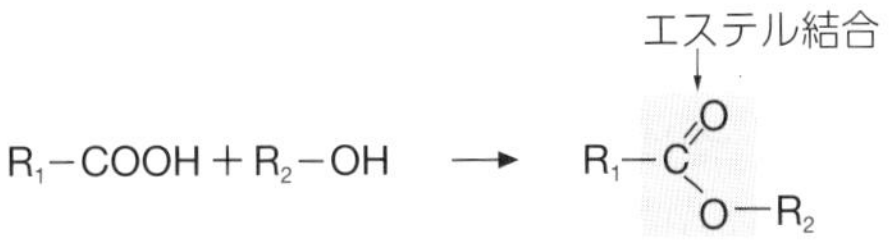

R₁−COOH ＋ R₂−OH → R₁−C(=O)−O−R₂（エステル結合）

図13　エステル結合

4　食品化学実験における数値のとり扱い

◆誤差と有効数字　誤差[1]とは，真の値と測定値の差である。1 mLごとに目盛りのある容量100 mLのメスシリンダーに水がはいっているとして，その量を読みとってみよう(図14)。メスシリンダーで体積を測定するときは，目盛りの$\frac{1}{10}$まで目分量で測定する。測定値を94.2 mLとした場合，水面は94と95の目盛りのあいだにあるのだから，94は確かな数値である。小数第1位を2としたが，この2は目分量のために誤差を含んでいる。しかし，この誤差は，94.15から94.25の範囲にあると考えられる。したがって，この測定値94.2 mLは，信頼のおける数値である。実験では，すべての測定値に誤差を含んでいるため，“確からしい”という意味で，有効な(意味のある)数字として**有効数字**[2]が用いられる。有効数字を最小桁で示す場合は「小数第○位まで有効」と表現する。数値が整数の場合は「1の位まで有効」と表現する。94.2 mLでは，小数第1位まで有効である。全桁数で示す場合は「有効数字○桁」と表現する。「94.2 mLは，有効数字3桁である」という。

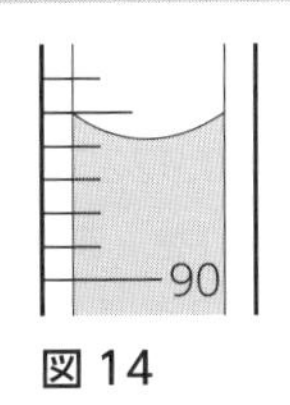

図14

[例]

94.2 mL：3桁

0.0942 L：5桁……0.0は，位どりなので3桁

どちらも，有効数字は3桁である。

94.20 mLとして，有効数字4桁とするのは正しくない。なぜなら，確かなのは，94.2までだからである。

❶測定値と真の値との誤差を絶対誤差という。

❷最小桁で示す場合と，全桁数で示す場合とがある。

◆数値の丸めかた　数値を小数第1位に丸めようとするとき，ふつうは，小数第2位の数字を四捨五入する。しかし，四捨五入の切り捨てと切り上げの割合を均等にするために，小数第2位が5のときは，小数第1位以下の数値をみて判断する。小数第2位の数字が5のとき，小数第3位以下の数値が0でなければ，切り上げる［例①］。小数第2位の数字が5で，小数第3位以下の数値が不明，あるいは0のときは，小数第1位が偶数のときは切り捨てる［例②］。小数第1位が奇数のときは切り上げる。

◆計算における有効数字　試薬の調製のときなどは，要求される精度+1桁の数値を使用して計算を進める。最後に有効数字を合わせる。

加減法の計算　足し算・引き算は，計算前後の小数点以下の桁数が最も少ないところにそろえる［例③］。

乗除法の計算　かけ算・わり算は，計算結果の有効数字を計算前の最も有効数字の少ない桁数に合わせる［例④］。

[例]

①
```
   12.32
 + 4.631
   16.951
     ↓
   17.0
```

②
```
    15.25
  × 23.4
     6100
    4575
   3050
   356.850
      ↓
   356.8
```

③
```
   12.3
 + 4.56
   16.86
     ↓
   16.9

   12.34
 − 4.5678
    7.7722
     ↓
    7.77
```

④
```
     15.3    ← 3桁
  ×1.015     ← 4桁
      765
     153
   1530
   15.5295
      ↓
   15.5 ← 3桁

       1.06 → 1.1
 15)15.9
    15
      90
      90
       0
```

参考　計算中の数値の丸め

丸めの操作は，1段階だけ行う。同じ数値に対して2段階以上の丸めを行うと，精度が落ちてしまうことがある。

たとえば，0.1 mol/L 水酸化ナトリウム溶液（F = 1.005）を使用して15 gのヨーグルトの乳酸酸度の測定実験を行ったとする。滴定値15.3 mLが得られたとして，その酸度を計算すると，次のようになる。

$$15.3 \times 1.005 \times 0.009 \times \frac{100}{15}$$

（0.009：乳酸への換算係数）

最後まで計算して，有効数字2桁に丸めると，

= 0.92259 → 0.92259　0.92 %　となる。

これを，まず，分子だけを計算して，

15.3 × 1.005 × 0.009　で1回丸めると（1段階），

= 0.1383885 → 0.1383885　0.14 となり，次に

$0.14 \times \frac{100}{15}$　の計算をして丸めると（2段階），

= 0.93333… → 0.93333　0.93 %　となり，答えが違ってしまう。

参考　どっちが精密？

0.003 g（小数第3位まで有効で，有効数字1桁）

25.3 g（小数第1位まで有効で，有効数字3桁）

25.3 gのほうが有効数字は多い。

0.003 gのほうが少ない量を計量している。

0.003 gと25.3 gとでは，どちらの精度が高いといえるだろうか。0.003 gは小数第3位まで有効であり，1桁が有効である。一方，25.3 gは小数第1位まで有効であり，3桁が有効である。したがって，最小桁も全桁数も違っている。そのため，どちらが精度が高いかを，ただちに判定できない。有効数字を話題にするときには，最小桁と全桁数のどちらに着目しているかを明確にする必要がある。

5　4，5，付章で使用する試薬の調製法　調製法欄の**太字**は，使用する薬品名。

実験 4-3　セミミクロケルダール法（→ p.95）

試薬	調製法
濃硫酸	**濃硫酸**をそのまま使用する。
分解促進剤	**硫酸カリウム**と**硫酸銅**を 9：1 の割合で，乳鉢でよくすりつぶして混ぜる。
0.005 mol/L 硫酸	**濃硫酸** 28 mL を水でうすめて 1 L とし，それを 100 倍に希釈する。0.01 mol/L 水酸化ナトリウム標準溶液で滴定し，力価を求める。
30 %水酸化ナトリウム水溶液	**水酸化ナトリウム** 30 g を水 70 g（70 mL）に溶かす。そのさい，かなりの発熱があるので注意する。また，気体が発生することもあるので，吸い込まないよう注意する。ドラフト内で冷却しながらの調製が望ましい。ポリびんに保存する。
0.01 mol/L 水酸化ナトリウム標準溶液	0.1 mol/L 水酸化ナトリウム標準溶液を 10 倍に希釈する。
混合指示薬	**メチルレッド** 0.2 g と**メチレンブルー** 0.1 g を**エタノール**に溶かして 300 mL にし，ろ過する。

実験 4-4　ホルモル滴定法（→ p.98）

試薬	調製法
10 %硫酸	純水 9 容に，**濃硫酸** 1 容を静かに加えて混ぜる。
5 %硫酸	**10 %硫酸**を 2 倍に希釈する。
リンタングステン酸溶液	**リン酸-水素ナトリウム** 120 g と**タングステン酸ナトリウム** 200 g を水 1 L に溶かし，4.5 mol/L 硫酸（濃硫酸を 4 倍に希釈）100 mL を加える。
0.05 mol/L 水酸化ナトリウム水溶液	0.1 mol/L 水酸化ナトリウム標準溶液を 2 倍に希釈する。
中性ホルマリン溶液	**ホルマリン溶液**（30～40 %）を，**フェノールフタレイン**を指示薬として，0.2 mol/L 水酸化ナトリウム水溶液で微紅色になるまで中和する。実験ごとに調製する。
0.1 mol/L 水酸化ナトリウム水溶液	**水酸化ナトリウム** 4 g を純水に溶かし，純水で 1000 mL に定容する。

実験 4-7　酸価の測定（→ p.103）

試薬	調製法
0.1 mol/L 水酸化カリウム-エタノール溶液	**水酸化カリウム** 6.4 g を純水 5 mL に溶かし，**95 %エタノール**で 1 L に定容する。2～3 日放置し，ろ過後，フタル酸水素カリウム標準溶液で滴定し，力価を求める。
フタル酸水素カリウム標準溶液	**フタル酸水素カリウム** 2.042 g を純水で溶かし，100 mL に定容する。
1 %フェノールフタレイン-エタノール溶液（指示薬）	**フェノールフタレイン** 1 g を **95 %エタノール** 100 mL に溶かす。
95 %エタノール	**エタノール**と純水を容量比 95：5 の割合で混合する。
ベンゼン-エタノール（容量比 1：1）混合溶媒	両溶媒を等量混合し，1 %フェノールフタレインを指示薬として，0.1 mol/L 水酸化カリウム-エタノール溶液で中和したものを使用する。

実験 4-8　ヨウ素価の測定（→ p.104）

試薬	調製法
ウィイス液	**三塩化ヨウ素** 7.9 g と**ヨウ素** 8.9 g を別々のフラスコに採取し，それぞれに少量の**氷酢酸**を加えて溶かした後，両者を混合して，氷酢酸で全量を 1 L に定容する。
1 %デンプン溶液（指示薬）*	**可溶性デンプン** 1 g に純水 100 mL を加え，煮沸・溶解後，ろ過する。
10 %ヨウ化カリウム水溶液	**ヨウ化カリウム** 100 g を純水で溶かした後，1 L に定容する。
0.1 mol/L チオ硫酸ナトリウム水溶液	**チオ硫酸ナトリウム五水和物** 24.8 g を純水に溶かし，全量を 1 L に定容する。数日放置後，0.1 mol/L 重クロム酸カリウム標準溶液（市販）で滴定し，力価を求める。

＊ヨウ素デンプン反応を利用した指示薬のため，正確な濃度を示すものではない。

実験 4-9　ケン化価の測定(→ p.105)

試薬	調製法
0.5 mol/L 水酸化カリウム-エタノール溶液	**水酸化カリウム** 32 g をできるだけ少量の純水で溶かし，**95 %エタノール**を加えて 1 L に定容する。2〜3 日放置後，ろ過して使用する。
1 %フェノールフタレイン-エタノール溶液(指示薬)	**フェノールフタレイン** 1 g を 95 %エタノール 100 mL に溶かす。
0.5 mol/L 塩酸	**濃塩酸** 40 mL に純水を加えて 1 L に定容する。0.5 mol/L 水酸化ナトリウム標準溶液(市販)で滴定し，力価を求める。

実験 4-10　過酸化物価の測定(→ p.106)

試薬	調製法
0.01 mol/L チオ硫酸ナトリウム水溶液	**チオ硫酸ナトリウム五水和物** 24.8 g を純水に溶かし，全量を 1 L に定容する。数日放置後，0.1 mol/L 重クロム酸カリウム標準溶液(市販)で滴定し，力価を求めたものを正確に 10 倍に希釈する。
クロロホルム-酢酸(容量比 2：3)混合溶媒	**酢酸** 600 mL に**クロロホルム** 400 mL を加えて混合する。
飽和ヨウ化カリウム水溶液	沸騰水に過剰の**ヨウ化カリウム**を加え，不溶のヨウ化カリウムを残したままの飽和状態とする。
1 %デンプン溶液(指示薬)*	**可溶性デンプン** 1 g に純水 100 mL を加え，煮沸・溶解後，ろ過する。

＊ヨウ素デンプン反応を利用した指示薬のため，正確な濃度を示すものではない。

実験 4-11　ベルトラン法(→ p.107)

試薬	調製法
ベルトラン A 液(硫酸銅(Ⅱ)水溶液)	**硫酸銅(Ⅱ)五水和物** 40 g を純水に溶かし，1 L に定容する。
ベルトラン B 液(酒石酸カリウム-ナトリウム水溶液)	**酒石酸カリウム-ナトリウム** 200 g を**水酸化ナトリウム** 150 g といっしょに純水に溶かし，放冷後 1 L に定容する。
ベルトラン C 液(硫酸第二鉄水溶液)	粉末の**硫酸第二鉄** 50 g を純水 500 mL に溶かし，これに**濃硫酸** 110 mL を少しずつ加え，放冷後 1 L に定容する。
ベルトラン D 液(過マンガン酸カリウム水溶液)	**過マンガン酸カリウム** 5 g を純水に溶かし，1 L に定容する。これを 2 日以上室温に放置後，ガラスフィルターで自然ろ過し，褐色びんに保存する。規定度係数を求めておく。放置やろ過は，含まれている有機物によりできる二酸化マンガンをとり除くためのもので，この操作を省略すると過マンガン酸カリウムの分解が起こり，濃度が少しずつうすくなってしまう。
中性酢酸鉛飽和溶液	**中性酢酸鉛**を飽和になるまで純水に溶かす(15 ℃の純水 100 g に約 40 g 溶ける)。
無水シュウ酸ナトリウム	**無水シュウ酸ナトリウム**をそのまま使用する。

実験 4-12　ソモギー変法(→ p.109)

試薬	調製法
ソモギー A 液	**酒石酸カリウム-ナトリウム** 90 g，**リン酸三ナトリウム** 225 g を純水 700 mL に溶かす。これに**硫酸銅(Ⅱ)五水和物** 30 g と**ヨウ素酸カリウム** 3.5 g をそれぞれ純水に溶かしたものを混ぜ合わせ，純水で 1 L に定容する。
ソモギー B 液	**シュウ酸カリウム** 90 g と**ヨウ化カリウム** 40 g を純水に溶かして 1 L に定容する。1 週間以上は保存できない。
ソモギー C 液(1 mol/L 硫酸)	**濃硫酸** 55.6 mL を純水に少しずつ加えて放冷後，1 L に定容する。
ソモギー D 液(0.05 mol/L チオ硫酸ナトリウム水溶液)	**チオ硫酸ナトリウム五水和物** 12.4 g を純水に溶かして 1 L に定容する。8.3×10^{-3} mol/L 重クロム酸カリウム標準溶液を用いて規定度係数を求めておく。
ソモギー E 液(デンプン指示薬)	**可溶性デンプン** 1 g を少量の純水に溶かし，沸騰している純水 60 mL によく混ぜる。2〜3 分煮沸し，放冷後，**塩化ナトリウム** 20 g を加えてから純水で 100 mL に定容する。塩化ナトリウムは腐敗防止のために添加しているものである。

実験 4-13　加水分解法(→ p.110)

試薬	調製法
25 %塩酸	純水 48 mL に**塩酸** 100 g を加える。
10 %水酸化ナトリウム水溶液	**水酸化ナトリウム** 10 g と純水 90 mL を混ぜ，溶かす。25 %塩酸を中和するのに必要な量を求めておく。
(実験 4-11 ベルトラン法で用いる試薬) (実験 4-12 ソモギー変法で用いる試薬)	

実験 4-14　プロスキー変法(→ p.111)

試薬	調製法
95 %エタノール	**エタノール** 95 mL に純水を加えて 100 mL に定容する。
78 %エタノール	**エタノール** 78 mL に純水を加えて 100 mL に定容する。
0.08 mol/L リン酸緩衝液(pH 6.0)	**リン酸水素二ナトリウム** 1.400 g と**リン酸二水素ナトリウム一水和物** 9.68 g を純水に溶かし，pH を 6.0 に調整して 1 L に定容する。
プロテアーゼ(P-3910)	0.08 mol/L リン酸緩衝液に 50 mg/mL 濃度で，実験ごとに調製する。
0.325 mol/L 塩酸	**36 %塩酸** 28 mL に純水を加え，1 L に定容する。
0.275 mol/L 水酸化ナトリウム水溶液	**水酸化ナトリウム** 11.00 g を純水に溶かし，1 L に定容する。

実験 4-16　モール法(→ p.115)

試薬	調製法
0.01 mol/L 硝酸銀標準溶液	**硝酸銀** 1.7 g を水に溶かして 1 L に定容する。0.01 mol/L 塩化ナトリウム標準溶液で滴定して，力価を求める。
10 %クロム酸カリウム溶液	**クロム酸カリウム** 10 g を純水に溶かし，100 mL に定容する。
0.01 mol/L 塩化ナトリウム標準溶液	**塩化ナトリウム**を白金るつぼに入れ，500〜650 ℃で 40〜50 分加熱後，デシケーター中で放冷する。放冷後，0.5845 g に精秤し，純水に溶かして 1 L に定容する。力価は計算で求める。

実験 4-17　過マンガン酸カリウム容量法(→ p.116)

試薬	調製法
6 mol/L 塩酸	純水 1 容に**濃塩酸**(37.2 %) 1 容を少しずつ加える。
3 mol/L 塩酸	純水 1 容に **6 mol/L 塩酸** 1 容を加える。
メチルレッド指示薬	**メチルレッド** 0.1 g を**エタノール** 100 mL に溶かす。
3 %シュウ酸アンモニウム水溶液	**シュウ酸アンモニウム** 3 g を純水に溶かし，100 mL にする。
0.3 mol/L アンモニア水溶液	**アンモニア水** 1 容を純水 49 容で希釈して使う。
0.7 mol/L 硫酸	純水 49 容に**硫酸** 1 容を少しずつ加える。
0.02 mol/L 過マンガン酸カリウム標準溶液	**過マンガン酸カリウム** 31.61 g を純水 800 mL に加えて加温しながらかき混ぜ，溶かす。放冷後，純水で 1L に定容し，暗所に一晩放置して，溶液中の酸化しやすい微量物質を完全に酸化させる。ガラスフィルターでろ過したものを，純水で 50 倍に希釈し，褐色びんに入れて保存する。0.01 mol/L シュウ酸ナトリウム標準溶液で滴定し，力価を求める。
尿素(特級)	**尿素**をそのまま使用する。

実験 4-18　モリブデンブルー比色法(→ p.118)

試薬	調製法
リン標準溶液	**リン酸二水素カリウム**を 2.1968 g とり，**硫酸**を数滴加えた純水に溶かして 1 L に定容する。この液を 5 mL とり，純水で 100 mL に定容する。この溶液 1 mL はリン酸 0.025 mg を含む。
モリブデン酸アンモニウム溶液	**モリブデン酸アンモニウム** 25 g を純水 300 mL に溶かしたものと，**濃硫酸** 75 mL を純水で希釈し 200 mL に定容したものを混ぜる。必要があればろ過する。
0.5 %ヒドロキノン溶液	**ヒドロキノン** 0.5 g を純水 100 mL に溶かし，**硫酸**を 1 滴加える。
10 %亜硫酸ナトリウム水溶液	**亜硫酸ナトリウム**を純水に溶かして使う。

実験 4-19　ジアゾ法(→ p.120)

試薬	調製法
0.05 mol/L 硫酸	**0.05 mol/L 硫酸**をそのまま使用する。
4 mol/L 酢酸ナトリウム溶液	**4 mol/L 酢酸ナトリウム溶液**をそのまま使用する。
5 %ジアスターゼ溶液	**ビタミン B_1 用タカジアスターゼ B** の一定量に pH 4.5 の**酢酸-酢酸ナトリウム緩衝液**を少しずつ加え，溶かす。
酸性白土	ビタミン B_1 標準液で B_1 の吸着能を確認する(未使用は，そのまま使用する)。
0.5 %フェノール-アルコール溶液	**フェノール** 1 g を **95 %アルコール** 200 mL に溶かす。
パラアミノアセトフェノン溶液	0.6 g の**パラアミノアセトフェノン**を**濃塩酸** 9 mL に溶かし，純水で 100 mL に定容する。褐色びんで，低温保存する。
亜硝酸ナトリウム水溶液	**亜硝酸ナトリウム** 23 g を 100 mL の純水に溶かす。
アルカリ溶液	**水酸化ナトリウム** 20 g と**重炭酸ナトリウム** 28 g を純水に溶かし，350 mL に定容する。
60～70 %アルコール	**60～70 %アルコール**をそのまま使用する。
キシロール	**キシロール**をそのまま使用する。

実験 4-20　インドフェノール滴定法(→ p.123)

試薬	調製法
5 %メタリン酸溶液，2 %メタリン酸溶液	**5 %メタリン酸溶液，2 %メタリン酸溶液**をそのまま使用する。
2,6-ジクロロフェノール-インドフェノール色素溶液	**2,6-ジクロロフェノール-インドフェノールナトリウム塩** 5 mg に純水 500 mL を加え，溶かす。不溶物をろ過して使用する。
ケイ砂	**精製ケイ砂**をそのまま使用する。
4 mg%アスコルビン酸標準溶液(検定用ビタミン C)	**アスコルビン酸** 4 mg を **2 %メタリン酸** 100 mL に溶かし，冷蔵する。濃度検定をする。
6 %ヨウ化カリウム水溶液	**ヨウ化カリウム** 6 g に純水を加えて 100 mL に定容する。
0.5 %可溶性デンプン溶液	**0.5 %可溶性デンプン溶液**をそのまま使用する。
1.7×10^{-4} mol/L ヨウ素酸カリウム標準溶液	**ヨウ素酸カリウムの結晶** 0.357 g を純水に溶かし，100 mL の 0.017 mol/L 溶液とする。実験ごとに 100 倍希釈で使用する。力価は計算で求める。

実験 5-7　水質硬度の測定(→ p.149)

試薬	調製法
アンモニア緩衝液(pH 10)	**塩化アンモニウム** 67.5 g に**アンモニア水** 570 mL を加えて溶かし，純水を加えて全量を 1 L に定容する。
EBT 試薬	**エリオクロムブラック T**(EBT) 0.5 g および**塩酸ヒドロキシルアミン** 4.5 g を **90 %エタノール** 100 mL に溶かし，褐色びんに入れ，冷暗所に保存する(1 か月間有効)。
0.01 mol/L EDTA 溶液	**エチレンジアミン四酢酸二ナトリウム**(EDTA 二ナトリウム)約 3.8 g をとり，純水に溶かして 1 L に定容する。
0.01 mol/L 塩化マグネシウム水溶液	加熱乾燥し，放冷した**酸化マグネシウム** 0.4032 g をビーカーにとり，純水約 10 mL を加えて時計皿でおおい，**10 %塩酸**を滴下して溶かす。湯浴上で蒸発・乾固して塩素臭がなくなったら，残留物を純水に溶かし，全量を 1 L に定容する。
10 %シアン化カリウム水溶液	**シアン化カリウム** 1 g を純水に溶かして 10 mL に定容する。

実験 5-8　インドフェノール法による定量(→ p.150)

試薬	調製法
フェノール-ニトロプルシッドナトリウム溶液	**フェノール** 5 g および**ニトロプルシッドナトリウム** 25 mg を純水に溶かして 500 mL に定容する。冷暗所で保存する(1 か月間有効)。
0.1 %次亜塩素酸ナトリウム溶液	**5 %次亜塩素酸ナトリウム溶液** 2 mL および**水酸化ナトリウム** 1.5 g を純水に溶かし 100 mL に定容する。実験ごとに調製する。
アンモニア性窒素標準溶液	**塩化アンモニウム** 0.3819 g をとり，純水に溶かして 1 L に定容し，原液とする。原液 10 mL をとり，純水を加えて 1 L に定容し，これを標準溶液とする。

実験 5-9　ジアゾ化法による定量(→ p.151)

試薬	調製法
スルファニルアミド溶液	**スルファニルアミド** 0.5 g を 2 倍に希釈した**塩酸**に溶かして 100 mL に定容する。
ナフチルエチレンジアミン溶液	***N*-(1-ナフチル)エチレンジアミン二塩酸塩** 0.12 g を純水 100 mL に溶かす。褐色びんに保存する。
亜硝酸性窒素標準溶液	**亜硝酸ナトリウム**をデシケーター中で 24 時間乾燥後，0.500 g とり，純水に溶かして 100 mL として原液とする。原液 10 mL をとり，純水を加えて 100 mL に定容し，さらにこの液を 10 mL とり，純水を加えて 1 L に定容し，これを標準溶液とする。

実験 5-10　溶存酸素量の測定(→ p.153)

試薬	調製法
硫酸マンガン水溶液	**硫酸マンガン(Ⅱ)四水和物** 480 g を純水に溶かして，全量を 1 L に定容する。
アルカリ性ヨウ化カリウム-アジ化ナトリウム水溶液	**水酸化ナトリウム** 500 g，**ヨウ化カリウム** 150 g および**アジ化ナトリウム** 10 g を純水に溶かして，全量を 1 L に定容する。褐色びんに入れ，冷暗所に保存する。
硫酸	**18 mol/L 濃硫酸**をそのまま使用する。
0.025 mol/L チオ硫酸ナトリウム水溶液	**チオ硫酸ナトリウム五水和物** 6.2 g(無水物の場合は 3.95 g)を純水に溶かして 1 L に定容する。使用のたびに，**0.025 mol/L ヨウ素酸カリウム標準溶液**を用いて滴定し，力価を求める。
デンプン溶液	**可溶性デンプン** 1 g を冷水 10 mL に混ぜ，これを熱湯 200 mL にかき混ぜながら徐々に加え，液が半透明になるまで煮沸し，静置したのち上澄み液を用いる。長く煮沸しすぎると鋭敏度が減ずる。実験ごとに調製する。

実験 5-11　生物化学的酸素要求量の測定（→ p.154）

試薬	調製法
緩衝液（pH 7.2）（A 液）	**リン酸水素二カリウム** 21.75 g，**リン酸二水素カリウム** 8.5 g，**リン酸水素二ナトリウム十二水和物** 44.6 g および**塩化アンモニウム** 1.7 g を純水に溶かして，全量を 1 L に定容する。
硫酸マグネシウム水溶液（B 液）	**硫酸マグネシウム七水和物** 22.5 g を純水に溶かして，全量を 1 L に定容する。
塩化カルシウム水溶液（C 液）	**塩化カルシウム** 27.5 g を純水に溶かして，全量を 1 L に定容する。
塩化鉄（Ⅲ）水溶液（D 液）	**塩化鉄（Ⅲ）六水和物** 0.25 g を純水に溶かして，全量を 1 L に定容する。実験ごとに調製する。
希釈液（pH 7.2）	水温を 20 ℃近くに調節し，清浄な空気を抜気して溶存酸素を飽和させた超純水 1 L に対し，A，B，C および D 液を各 1 mL ずつ加える。
そのほかの試薬	実験 5-10　溶存酸素量の測定の試薬を使用する。

実験 5-12　化学的酸素要求量の測定（→ p.155）

試薬	調製法
30 %硫酸	純水 2 容に**硫酸** 1 容をかき混ぜながら徐々に加えたあと，湯浴上で温めながら 5×10^{-3} mol/L 過マンガン酸カリウム溶液をうすい紅色が消えずに残るまで滴下する。
20 %硝酸銀水溶液	**硝酸銀** 200 g を純水に溶かして，全量を 1 L に定容する。褐色びんに保存する。
5×10^{-3} mol/L 過マンガン酸カリウム標準溶液	**過マンガン酸カリウム** 0.8 g を純水に溶かして，全量を 1 L に定容する。褐色びんに保存する。
12.5×10^{-3} mol/L シュウ酸ナトリウム水溶液	**シュウ酸ナトリウム**を 150～200 ℃で 2 時間乾燥し，デシケーター中で放冷する。その 1.675 g を正確にはかりとり，純水に溶かして，全量を 1 L に定容する。褐色びんに保存する。

実験 5-13　薄層クロマトグラフィーによる定性（→ p.158）

試薬	調製法
15 %酒石酸水溶液	**酒石酸** 15 g を純水に溶かして 100 mL に定容する。
10 %水酸化ナトリウム水溶液	**水酸化ナトリウム** 10 g に純水 90 g を加える。
10 %塩酸	**37 %塩酸** 50 mL に純水 135 mL を加える。
各標準溶液	**安息香酸**と**デヒドロ酢酸**の各 100 mg を**アセトン** 10 mL に溶かす。**ソルビン酸**と**パラオキシ安息香酸エステル** 20 mg を**アセトン** 10 mL に溶かす。
展開溶媒	**ヘキサン** 24 容と**酢酸** 1 容を混ぜ合わせる。
発色試薬（2 %硫酸第二鉄水溶液）	**硫酸第二鉄** 2 g を純水に溶かして 100 mL に定容する。

実験 5-14　紫外部吸収スペクトルによる定量（→ p.160）

試薬	調製法
緩衝液	2 mol/L 塩化カリウム水溶液 5 mL と 2 mol/L 塩酸 10.6 mL を混合し，純水を加えて 200 mL に定容する。
安息香酸標準溶液	**安息香酸** 100 mg を精密にはかりとり，0.1 mol/L 水酸化ナトリウム水溶液 8.5 mL に溶かし，純水を加えて 100 mL に定容する。その 10 mL を正確にはかりとり，純水を加えて 1 L とする。
ソルビン酸標準溶液	**ソルビン酸** 100 mg を精密にはかりとり，0.1 mol/L 水酸化ナトリウム水溶液 9 mL に溶かし，純水を加えて 100 mL に定容する。その 5 mL を正確にはかりとり，純水を加えて 1 L に定容する。
パラオキシ安息香酸ブチル標準溶液	**パラオキシ安息香酸ブチル** 100 mg を精密にはかりとり，0.1 mol/L 水酸化ナトリウム水溶液 9 mL に溶かし，純水を加えて 100 mL に定容する。その 10 mL を正確にはかりとり，純水を加えて 1 L に定容する。

試薬	調製法
デヒドロ酢酸標準溶液	**デヒドロ酢酸** 100 mg を精密にはかりとり，0.1 mol/L 水酸化ナトリウム水溶液 6 mL に溶かし，純水を加えて 100 mL に定容する。その 5 mL を正確にはかりとり，純水を加えて 1 L に定容する。
2 mol/L 塩化カリウム水溶液	**塩化カリウム** 74.5 g を純水に溶かして 500 mL に定容する。
2 mol/L 塩酸	**36 %塩酸** 36.5 g を純水に溶かして 500 mL に定容する。
0.1 mol/L 水酸化ナトリウム水溶液	**水酸化ナトリウム** 3.99 g を純水に溶かして 1 L に定容する。密栓したびんに保存する。

実験 5-15　クロマトグラフィーによる定性(ポリアミド染色法)(→ p.160)

試薬	調製法
ポリアミド	**ポリアミド**をそのまま使用する。
10 %酢酸	**酢酸** 10 mL に純水を加えて 100 mL に定容する。
2 %アンモニア-エタノール混液	**濃アンモニア水**(28 %) 10 mL に純水を加え，140 mL に定容して 2 %アンモニア水をつくり，それと**エタノール**を 1：1 で混合する。
50 %エタノール	**エタノール** 50 mL に純水を加えて 100 mL に定容する。

実験 5-15　クロマトグラフィーによる定性(毛糸染色法)(→ p.160)

試薬	調製法
脱脂毛糸	市販の**純毛毛糸**は，蛍光染料が使用されていることが多い。**エチルエーテル**で脱脂するか，中性洗剤あるいはアンモニア水で加温して脱脂する。
10 %酢酸	**酢酸** 10 mL に純水を加えて 100 mL に定容する。
0.5 %アンモニア水	**濃アンモニア水**(28 %) 2.5 mL に純水を加えて 140 mL に定容する。

実験 5-15　クロマトグラフィーによる定性(色素の定性)(→ p.160)

試薬	調製法
色素標準液	**各酸性色素** 50 mg を純水に溶かして，それぞれ 100 mL に定容する。
展開溶媒①	**エタノール** 25 mL に純水を加えて 100 mL に定容し，25 %エタノールをつくり，**濃アンモニア水**(28 %) 25 mL に純水を加えて 140 mL に定容し，5 %アンモニア水をつくる。25 %エタノールと 5 %アンモニア水を 1：1 で混合する。
展開溶媒②	**アセトン・イソアミルアルコール**・純水を 6：5：5 で混合する。
展開溶媒③	**硫酸ナトリウム** 5 g に純水を加えて溶かし，100 mL に定容して 5 %硫酸ナトリウム水溶液をつくる。**メタノール・アセトニトリル・5 %硫酸ナトリウム水溶液**を 3：3：10 で混合する。

実験 5-16　ヨウ素酸カリウム-デンプン紙による定性(→ p.162)

試薬	調製法
25 %リン酸溶液	**濃リン酸**(85 %) 25 mL に純水を加えて 85 mL に定容する。
ヨウ素酸カリウム-デンプン紙	**ヨウ素酸カリウム** 0.2 g を純水に溶かして 100 mL に定容し，0.2 %ヨウ素酸カリウム溶液をつくり，**可溶性デンプン** 0.5 g を純水に溶かして 100 mL に定容し，0.5 %デンプン試薬をつくる。0.2 %ヨウ素酸カリウム溶液および 0.5 %デンプン試薬を等量ずつ混ぜた溶液にろ紙を浸したあと，暗所で風乾し，遮光して保存する。

実験 5-17　ジアゾ化法による定量(→ p.163)

試薬	調製法
0.5 mol/L 水酸化ナトリウム水溶液	**水酸化ナトリウム** 19.95 g を純水に溶かして 1 L に定容する。密栓したびんに保存する。
スルファニルアミド溶液	**スルファニルアミド** 0.5 g を 2 倍にうすめた**濃塩酸**に加温して溶かし，全量を 100 mL に定容する。
ナフチルエチレンジアミン溶液	***N*-(1-ナフチル)エチレンジアミン二塩酸塩** 0.12 g を純水に溶かして，全量を 100 mL に定容する。褐色びんに入れ，冷暗所に保存する。
12 %硫酸亜鉛水溶液	**硫酸亜鉛** 12 g を純水に溶かして，全量を 100 mL に定容する。
酢酸アンモニウム緩衝液	**濃アンモニア水**(28 %) 50 mL に純水を加えて 140 mL に定容し，10 %アンモニア水をつくる。**酢酸アンモニウム** 100 g を純水約 900 mL に溶かし，10 %アンモニア水で pH 9.0 に調整したあと，純水を加えて全量を 1 L に定容する。
亜硝酸イオン標準溶液	**亜硝酸ナトリウム**をデシケーター中で 24 時間乾燥し，0.450 g をはかりとり，純水に溶かして 1 L に定容し，原液とする。原液 10 mL をはかりとり，純水を加えて 100 mL に定容し，さらにこの液 2 mL をはかりとり，純水を加えて 100 mL に定容し，これを標準溶液とする。実験ごとに調製する。本液 1 mL には亜硝酸イオン 0.6 μg を含む。

実験 5-18　ペーパークロマトグラフィーによる定性(→ p.164)

試薬	調製法
透析用補助液	**塩酸** 9 mL に純水を加えて，1 L に定容する。約 0.1 mol/L 塩酸となる。
展開溶媒	***n*-ブタノール** 60 mL，**エタノール** 20 mL および **1 %アンモニア水** 30 mL をはかりとり，十分に混和する。各溶媒の比率が 6：2：3 の展開溶媒を調製する。
サッカリン標準溶液	**サッカリンナトリウム二水和物** 118 mg を純水に溶かし，全量を 100 mL に定容し，原液とする。原液 10 mL をはかりとり，純水を加えて 100 mL に定容し，さらにこの液 10 mL をはかりとり，純水を加えて 100 mL に定容し，これを標準溶液とする。実験ごとに調製する。本液 1 mL にはサッカリンナトリウム 10 μg を含む。
アセスルファムカリウム標準溶液	**アセスルファムカリウム** 100 mg を純水に溶かし，全量を 100 mL に定容し，原液とする。以下，サッカリン標準溶液と同様に調製する。本液 1 mL にはアセスルファムカリウム 10 μg を含む。
そのほかの試薬	**食塩**，**酢酸エチル**，**無水硫酸ナトリウム**をそのまま使用する。

実験 付-3　オルトフェナントロリン法による鉄の定量(→ p.192)

試薬	調製法
0.01 mg/mL 鉄標準溶液	**硫酸第一鉄アンモニウム六水和物** 0.7021 g を約 50 mL の純水に溶かし，10 %硫酸 20 mL を加える。それに純水を加え，1 L に定容する。本液 1 mL には，Fe^{2+}を 0.1 mg 含む。
1 %ヒドロキノン溶液	**ヒドロキノン** 0.5 g を純水 30 mL に溶かし，純水で 50 mL に定容する。実験ごとに調製する。
クエン酸ナトリウム水溶液	**クエン酸ナトリウム** 25 g を純水 100 mL に溶かす。
BPB 指示薬	**ブロムフェノールブルー** 0.1 g を乳鉢にとり，**0.05 mol/L 水酸化ナトリウム溶液** 3 mL を加えてよく練る。これを純水 250 mL に溶かす。
2.5 g/L オルトフェナントロリン水溶液	**オルトフェナントロリン塩酸塩** 0.5 g を純水 200 mL に溶かす。褐色びんに入れ，冷暗所で保存する。

6 5章で使用する培地組成とそのつくりかた

(a) 普通寒天培地

試薬	分量	試薬	分量
肉エキス	5 g	寒天	12～15 g
ペプトン	10 g	純水	1000 mL
塩化ナトリウム	1～2 g	pH	7.0～7.4

加温溶解後，試験管に斜面培地用としては7～10 mL，平板培地用としては15～20 mL分注する。121 ℃，15分間，高圧滅菌する。

(b) 標準寒天培地

試薬	分量	試薬	分量
酵母エキス	2.5 g	寒天	15 g
ペプトン	5 g	純水	1000 mL
ブドウ糖	1 g	pH	6.8～7.7

加温溶解後，試験管に平板培地用として15～20 mL分注する。121 ℃，15分間，高圧滅菌する。

(c) 乳糖ブイヨン培地(LB培地)

試薬	分量	試薬	分量
肉エキス	20 g	ブロムチモールブルー(BTB)	0.024 g
ペプトン	10 g	純水	1000 mL
乳糖	5 g	pH	7.0～7.4

加温溶解後，ダーラム管を入れた試験管に約10 mLずつ分注する。121 ℃，15分間，高圧滅菌する。

(d) BGLB培地

試薬	分量	試薬	分量
牛胆汁末	20 g	ブリリアントグリーン	0.0133 g
ペプトン	10 g	純水	1000 mL
乳糖	10 g	pH	7.0～7.4

加温溶解後，ダーラム管を入れた試験管に約10 mLずつ分注する。121 ℃，15分間，高圧滅菌する。

(e) EMB培地

試薬	分量	試薬	分量
ペプトン	10 g	メチレンブルー	0.065 g
乳糖	5 g	寒天	18 g
リン酸一水素カリウム	2 g	純水	1000 mL
エオジンY	0.4 g	pH	6.6～7.0

加温溶解後，121 ℃，15分間，高圧滅菌して，混和する。滅菌したペトリ皿で平板に固める。

(f) デソキシコレート寒天培地

試薬	分量	試薬	分量
ペプトン	10 g	クエン酸鉄アンモニウム	2 g
乳糖	10 g	ニュートラルレッド	0.033 g
デソキシコール酸ナトリウム	1 g	寒天	15 g
塩化ナトリウム	5 g	純水	1000 mL
リン酸一水素カリウム	2 g	pH	7.0～7.4

加温溶解後，高圧滅菌せずに混釈平板培地として使用する。

7 おもな標準溶液のつくりかたと力価の求めかた

1. 0.1 mol/L シュウ酸標準溶液

◆つくりかた

①薬包紙に，シュウ酸二水和物 12.6066 g を電子天秤で正確にはかりとる。

②ビーカーに純水を入れ，はかりとったシュウ酸を加えてかくはん棒でかき混ぜ，溶かす。

③シュウ酸溶液をろうとでメスフラスコに入れる。

④シュウ酸溶液がはいっていたビーカーや，シュウ酸溶液をメスフラスコへ移すときに用いたろうとは，純水で 2～3 回洗浄し，メスフラスコへ加える。

⑤純水で 1 L に定容する。

⑥定容したら，よく混ぜる。

⑦定容したシュウ酸標準溶液を試薬びんに入れ，ラベルを貼って保存する。

◆力価の求めかた

シュウ酸二水和物を正確に 12.6066 g はかりとれずに，12.6192 g はかりとった場合は，

$$0.1 \times 12.6192 \div 12.6066 = 0.1001 \text{ mol/L}$$

のシュウ酸標準溶液となる。0.1 mol/L の標準溶液が必要なので，それに換算しておく（力価 F）。

$$0.1001 \div 0.1 = 1.001$$

0.1 mol/L シュウ酸標準溶液の力価$(F) = 1.001$

2. 0.1 mol/L 水酸化ナトリウム標準溶液

◆つくりかた

①薬包紙に，水酸化ナトリウム 4 g を電子天秤で正確にはかりとる[1]。

②ビーカーに純水を入れ，水酸化ナトリウムを加えてかくはん棒でかき混ぜ，溶かす。

③水酸化ナトリウム溶液を，ろうとでメスフラスコに入れる。

④水酸化ナトリウム溶液がはいっていたビーカーや，水酸化ナトリウム溶液をメスフラスコへ移すときに用いたろうとは，純水で 2～3 回洗浄し，メスフラスコへ加える。

⑤純水で 1 L に定容する。

⑥水酸化ナトリウム溶液をビュレットに入れ，ビュレットの目盛りを読む。

⑦三角フラスコへ，シュウ酸標準溶液をホールピペットで 10 mL 正確にはかり入れる。

⑧フェノールフタレイン指示薬を 2～3 滴入れる。

⑨三角フラスコを軽く振り回しながら，水酸化ナトリウム溶液を滴下する。

⑩30 秒間微紅色が続くところを終点として，ビュレットの目盛りを読む。

[1] 水酸化ナトリウムは，潮解性があるのですばやく行う。

◆力価の求めかた

水酸化ナトリウムの電離は，

$$NaOH \longrightarrow Na^{+} + OH^{-}$$

となり，水酸化ナトリウム 1 mol から水酸化物イオンが 1 mol 電離する。

一方，シュウ酸の電離は，

$$(COOH)_2 \longrightarrow 2H^{+} + (COO)_2^{2-}$$

となり，シュウ酸 1 mol から H^{+}が 2 mol 電離する。したがって，シュウ酸と水酸化ナトリウムとの化学反応式は，

$$(COOH)_2 + 2NaOH \longrightarrow 2H^{+} + (COO)_2^{2-} + 2Na^{+} + 2OH^{-} \longrightarrow (COONa)_2 + 2H_2O$$

0.1 mol/L シュウ酸溶液$(F = 1.001)$10.0 mL を中和するのに 0.1 mol/L 水酸化ナトリウム溶液 20.1 mL を要した場合は，次のような式で表すことができる。

$$0.1 \times 10.0 \times 2 \times 1.001 = 0.1 \times 20.1 \times 1 \times F'$$

$$F' = 0.9960199$$

0.1 mol/L 水酸化ナトリウム溶液の力価$(F) = 0.9960$

3. 0.1 mol/L 塩酸標準溶液

◆つくりかた

①濃塩酸 8.3～8.4 mL をドラフト内でメスシリンダーを用いてビーカーにはかりとる。

②500 mL 容ビーカーに純水を入れ，はかりとった濃塩酸を加えてかくはん棒でかき混ぜ，溶かす。

③ビーカーの塩酸をメスフラスコに入れ，純水で 1 L に定容する。

④定容した塩酸を，ホールピペットで 10 mL 正確にはかりとり，三角フラスコへ入れる。
⑤フェノールフタレイン指示薬を 2～3 滴入れる。
⑥ビュレットに，0.1 mol/L 水酸化ナトリウム標準溶液をビュレットの標線に合わせて入れ，滴定する。
⑦30 秒間微紅色が続くところを終点として，ビュレットの目盛りを読む。

◆力価の求めかた

次の計算によって求める。

$N \times V \times n \times F = N' \times V' \times n' \times F'$

N：水酸化ナトリウム溶液の濃度(0.1 mol/L)
V：塩酸 10 mL を中和するのに必要な 0.1 mol/L 水酸化ナトリウム標準溶液の量(mL)
n：1 mol/L の水酸化ナトリウムから電離する水酸化物イオンのモル数
F：0.1 mol/L 水酸化ナトリウム標準溶液の力価($F = 0.9960$)
N'：塩酸の濃度(0.1 mol/L)
V'：塩酸の量(10 mL)
n'：1 mol/L の塩酸から電離する水素イオンのモル数
F'：0.1 mol/L 塩酸の力価

塩酸 10 mL を中和するのに必要な水酸化ナトリウム標準溶液の量 V が 10.2 mL の場合，

$0.1 \times 10.2 \times 1 \times 0.9960 = 0.1 \times 10.0 \times 1 \times F'$
$1.01592 = 1F'$
$F' = 1.01592$

0.1 mol/L 塩酸の力価(F) = 1.0159

4. 0.1 mol/L フタル酸水素カリウム標準溶液

◆つくりかた

①フタル酸水素カリウム(分子量 204.22)をめのう乳鉢で軽く砕いて，120 ℃で約 60 分間加熱したのち，デシケーターに入れて放冷する。
②これを，約 20.4 g を電子天秤で正確にはかりとり，500 mL 容ビーカーに入れて純水で溶かす。
③フタル酸水素カリウム溶液をメスフラスコに入れ純水で 1000 mL に定容する。

◆力価の求めかた

はかりとった質量(g) ÷ 20.422 = 力価(F)

例：20.4117 g をはかりとった場合は，
20.4117 ÷ 20.422 ≒ 0.9995

5. 0.017 mol/L 重クロム酸カリウム標準溶液

◆つくりかた

①重クロム酸カリウムを乳鉢で砕き，100～110 ℃で 3～4 時間乾燥し，デシケーター中で放冷する。
②重クロム酸カリウム約 4.903 g を電子天秤ではかりとり，ビーカーへ入れる。
③そこへ約 500 mL の純水を注ぎ入れ，溶解する。
④1 L 容メスフラスコに，ろうとを用いて移す。
⑤重クロム酸カリウム溶液がはいっていたビーカーや重クロム酸カリウム溶液をメスフラスコへ移すときに用いたろうとは，純水で 2～3 回洗浄し，メスフラスコへ加える。
⑥純水で 1 L に定容する。

◆力価の求めかた

次の計算によって求める。

$W \div n = a \qquad a \div 1000 \times 1000 = b$
$b \div c = F$

W：実際にはかりとった重クロム酸カリウムの重量(g)
n：重クロム酸カリウムの式量
($39.1 \times 2 + 52.0 \times 2 + 16 \times 7 = 294.2$)
a：実際にはかりとった重クロム酸カリウムのモル数
b：重クロム酸カリウム溶液の実際の濃度(mol/L)
c：調製しようとした重クロム酸カリウム標準溶液の濃度(0.017 mol/L)
F：重クロム酸カリウム標準溶液の力価

6. 0.1 mol/L チオ硫酸ナトリウム標準溶液

◆つくりかた

①チオ硫酸ナトリウム五水和物 $Na_2S_2O_3 \cdot 5H_2O$(分子量 248.19)約 24.8 g，および炭酸ナトリウム(無水)約 0.2 g を電子天秤ではかりとり，あらかじめビーカーにはかりとっておいた純水 500 mL に加えて溶かす。

②チオ硫酸ナトリウム溶液を1L容メスフラスコに，ろうとを用いて移す。

③チオ硫酸ナトリウム溶液がはいっていたビーカーやチオ硫酸ナトリウム溶液をメスフラスコへ移すときに用いたろうとは，純水で2～3回洗浄し，メスフラスコへ加える。

④純水で1Lに定容する。

⑤試薬びんに溶液を移し，密封して冷暗所に2～3日静置する。

⑥0.017 mol/L 重クロム酸カリウム標準溶液25 mL をホールピペットで300 mL 容三角フラスコにはかりとり，濃塩酸5 mL および10 %ヨウ化カリウム溶液10 mL を加えて振り混ぜ，ヨウ素を遊離させる。

⑦遊離したヨウ素を0.1 mol/L チオ硫酸ナトリウム標準溶液で滴定する。

⑧三角フラスコ内の溶液の色が青色になったら，デンプン指示薬を2～3滴加えて，さらに滴定を続ける。

⑨溶液が濃紺色から淡青色になったときを終点とする。

◆力価の求めかた

チオ硫酸ナトリウムは，還元剤として

$$2S_2O_3^{2-} \longrightarrow S_4O_6^{2-} + 2e^-$$

のように働く。1 mol のチオ硫酸ナトリウムは1 mol の電子を放出する。

重クロム酸カリウムは，酸化剤として

$$Cr_2O_7^{2-} + 14H^+ + 6e^- \longrightarrow 2Cr^{3+} + 7H_2O$$

のように働く。1 mol の重クロム酸カリウムは6 mol の電子を受けとる。

次の計算によって求める。

$$N \times V \times F \times 1 = N' \times V' \times F' \times 6$$

N：チオ硫酸ナトリウム溶液の濃度(0.1 mol/L)

V：重クロム酸カリウム標準溶液25 mL を中和するのに必要なチオ硫酸ナトリウム溶液の量(滴定値 mL)

F：チオ硫酸ナトリウム標準溶液の力価

N'：重クロム酸カリウム標準溶液の濃度(0.017 mol/L)

V'：重クロム酸カリウム標準溶液の量(25 mL)

F'：重クロム酸カリウム標準溶液の力価

7. 0.5 mol/L 塩酸標準溶液

◆つくりかた

①濃塩酸41.5～42.0 mL をドラフト内でメスシリンダーを用いてビーカーにはかりとる。

②500 mL 容ビーカーに純水を入れ，はかりとった濃塩酸を加えてかくはん棒でかき混ぜ溶かす。

③ビーカーの塩酸を1L容メスフラスコに入れ，純水で1Lに定容する。

④定容した塩酸をホールピペットで5 mL 正確にはかりとり，フェノールフタレイン指示薬を2～3滴入れ，0.1 mol/L 水酸化ナトリウム標準溶液で滴定する。

◆力価の求めかた

次の計算によって求める。

$$N \times V \times F = N' \times V' \times F'$$

N：水酸化ナトリウム標準溶液の濃度(0.1 mol/L)

V：塩酸5 mLを中和するのに必要な0.1 mol/L 水酸化ナトリウム標準溶液の量(mL)

F：0.1 mol/L 水酸化ナトリウム標準溶液の力価

N'：塩酸の濃度(0.5 mol/L)

V'：塩酸の量(5 mL)

F'：塩酸の力価

8. 0.05 mol/L シュウ酸ナトリウム標準溶液

◆つくりかた

①シュウ酸ナトリウム $Na_2C_2O_4$ を150～200 ℃で1～1.5時間乾燥し，デシケーター中で放冷する。

②これを6.700 g はかりとり，500 mL 容ビーカーへ入れ，純水(熱水)で溶かす。

③シュウ酸ナトリウム溶液を1L容メスフラスコへ入れ，純水で1Lに定容する。

◆力価の求めかた

次の計算で力価を求める。

$A \div B = N \qquad N \div 0.05 = F$

A：1L中に溶けているシュウ酸ナトリウムの重量(g)

B：シュウ酸ナトリウムの式量
　(23 × 2 + 12 × 2 + 16 × 4 = 134)
N：実際のシュウ酸ナトリウム溶液の濃度
0.05：調製しようとしたシュウ酸ナトリウム溶液の濃度
F：シュウ酸ナトリウム標準溶液の力価

9. 0.01 mol/L 硝酸銀標準溶液

◆つくりかた

硝酸銀 1.7 g を純水に溶かして 1 L に定容する。

◆力価の求めかた

①0.01 mol/L 塩化ナトリウム標準溶液をホールピペットで 5 mL はかりとる。
②10 %クロム酸カリウムを指示薬として 2〜3 滴加え，0.01 mol/L 硝酸銀標準溶液で滴定し，赤褐色の沈殿ができたら終点とする。
③次の計算によって求める。

$$N \times V \times F = N' \times V' \times F'$$

N：塩化ナトリウム標準溶液の濃度(0.01 mol/L)
V：塩化ナトリウム標準溶液の量(5 mL)
F：0.01 mol/L 塩化ナトリウム標準溶液の力価
N'：硝酸銀溶液の濃度(0.01 mol/L)
V'：0.01 mol/L 塩化ナトリウム 5 mL と反応した硝酸銀の溶液量(滴定値 mL)
F'：0.01 mol/L 硝酸銀溶液の力価

10. 0.01 mol/L 塩化ナトリウム標準溶液

◆つくりかた

①塩化ナトリウムを白金るつぼに入れ，500〜650 ℃で 40〜50 分加熱する。
②デシケーター内で放冷する。
③塩化ナトリウム 0.5845 g を精秤し，純水に溶かし，1 L に定容する。

◆力価の求めかた

次の計算によって求める。

はかりとった塩化ナトリウムの質量(g) ÷ 0.5845 = 力価(F)

11. 0.02 mol/L 過マンガン酸カリウム標準溶液

◆つくりかた

①過マンガン酸カリウム(分子量 158.04)約 3.2 g をはかりとり，500 mL 容ビーカーへ入れ，純水で溶かす。
②これを 1 L 容メスフラスコに入れ，純水で 1 L に定容する。
③60〜70 ℃に約 2 時間保ったあと，不溶物をろ過する。
④0.05 mol/L シュウ酸ナトリウム標準溶液 25 mL をホールピペットで 300 mL 容三角フラスコにはかりとり，12 mol/L 硫酸 20 mL，純水 100 mL を加える。
⑤湯浴中で 70〜80 ℃に加熱する。
⑥0.02 mol/L 過マンガン酸カリウム溶液で滴定する❶。
⑦微紅色が約 30 秒間続いたところを終点とする。
⑧0.05 mol/L シュウ酸ナトリウム標準溶液 25 mL のかわりに純水を用いて，空試験を行う。

❶過マンガン酸カリウム標準溶液は，1 分間に 10〜15 mL 以上のはやさで滴下する。滴定中は，三角フラスコ中の溶液の温度が 60 ℃以下にならないようにする。酸が不足し，三角フラスコ内に沈殿(二酸化マンガン)が生じた場合は，やり直す。

◆力価の求めかた

シュウ酸ナトリウムは，還元剤として

$$C_2O_4^{2-} \longrightarrow 2CO_2 + 2e^-$$

のように働く。1 mol のシュウ酸ナトリウムは 2 mol の電子を放出する。

過マンガン酸カリウムは，酸化剤として

$$MnO_4^- + 8H^+ + 5e^- \longrightarrow Mn^{2+} + 4H_2O$$

のように働く。1 mol の過マンガン酸カリウムは 5 mol の電子を受けとる。

次の計算によって求める。

$$N \times V \times F \times 2 = N' \times V' \times F' \times 5$$

N：シュウ酸ナトリウム溶液の濃度(0.05 mol/L)
V：はかりとったシュウ酸ナトリウムの体積(25 mL)
F：シュウ酸ナトリウムの力価
N'：過マンガン酸カリウム溶液の濃度(0.02 mol/L)
V'：過マンガン酸カリウム溶液の量(シュウ酸ナトリウム標準溶液のときの滴定値－空試験の滴定値)(mL)
F'：過マンガン酸カリウム溶液の力価

8 ベルトラン糖類定量表

糖類(mg)	各糖類に相当する銅重量(mg)				
	転化糖	グルコース	ガラクトース	マルトース	ラクトース
10	20.6	20.4	19.3	11.2	14.4
11	22.6	22.4	21.2	12.3	15.8
12	24.6	24.3	23.0	13.4	17.2
13	26.5	26.3	24.9	14.5	18.6
14	28.5	28.3	26.7	15.6	20.0
15	30.5	30.2	28.6	16.7	21.4
16	32.5	32.2	30.5	17.8	22.8
17	34.5	34.2	32.3	18.9	24.2
18	36.4	36.2	34.2	20.0	25.6
19	38.4	38.1	36.0	21.1	26.9
20	40.4	40.1	37.9	22.2	28.4
21	42.3	42.0	39.7	23.3	29.8
22	44.2	43.9	41.6	24.4	31.1
23	46.1	45.8	43.4	25.5	32.5
24	48.0	47.7	45.2	26.6	33.9
25	49.8	49.6	47.0	27.7	35.2
26	51.7	51.5	48.9	28.9	36.6
27	53.6	53.4	50.7	30.0	38.0
28	55.5	55.3	52.5	31.1	39.4
29	57.4	57.2	54.4	32.2	40.7
30	59.3	59.1	56.2	33.3	42.1
31	61.1	60.9	58.0	34.4	43.4
32	63.0	62.8	59.7	35.5	44.8
33	64.8	64.6	61.5	36.5	46.1
34	66.7	66.5	63.3	37.6	47.4
35	68.5	68.3	65.0	38.7	48.7
36	70.3	70.1	66.8	39.8	50.1
37	72.2	72.0	68.6	40.9	51.4
38	74.0	73.8	70.4	41.9	52.7
39	75.9	75.7	72.1	43.0	54.1
40	77.7	77.5	73.9	44.1	55.4
41	79.5	79.3	75.6	45.2	56.7
42	81.2	81.1	77.4	46.3	58.0
43	83.0	82.9	79.1	47.4	59.3
44	84.8	84.7	80.8	48.5	60.6
45	86.5	86.4	82.5	49.5	61.9
46	88.3	88.2	84.3	50.6	63.3
47	90.1	90.0	86.0	51.7	64.6
48	91.9	91.8	87.7	52.8	65.9
49	93.6	93.6	89.5	53.9	67.2
50	95.4	95.4	91.2	55.0	68.5
51	97.1	97.1	92.9	56.1	69.8
52	98.8	98.9	94.6	57.1	71.1
53	100.6	100.6	96.3	58.2	72.4
54	102.2	102.3	98.0	59.3	73.7
55	104.0	104.1	99.7	60.3	74.9
56	105.8	105.7	101.5	61.4	76.2
57	107.4	107.6	103.2	62.5	77.5
58	109.0	109.3	105.0	63.5	78.8
59	110.9	111.1	106.6	64.6	80.1
60	112.6	112.8	108.3	65.7	81.4
61	114.3	114.5	110.0	66.8	82.7
62	115.9	116.2	111.6	67.9	83.9
63	117.6	117.9	113.3	68.9	85.2
64	119.2	119.6	115.0	70.0	86.5
65	120.9	121.3	116.6	71.1	87.7
66	122.6	123.0	118.3	72.2	89.0
67	124.2	124.7	120.0	73.3	90.3
68	125.9	126.4	121.7	74.3	91.6
69	127.5	128.1	123.3	75.4	92.8
70	129.2	129.8	125.0	76.5	94.1
71	130.8	131.4	126.6	77.6	95.4
72	132.4	133.1	128.3	78.6	96.6
73	134.0	134.7	130.0	79.7	97.9
74	135.6	136.3	131.5	80.8	99.1
75	137.2	137.9	133.1	81.8	100.4
76	138.9	139.6	134.8	82.9	101.7
77	140.5	141.2	136.4	84.0	102.9
78	142.1	142.8	138.0	85.1	104.2
79	143.7	144.5	139.7	86.1	105.4
80	145.3	146.1	141.3	87.2	106.7
81	146.9	147.7	142.9	88.3	107.9
82	148.5	149.3	144.6	89.4	109.2
83	150.0	150.9	146.2	90.4	110.4
84	151.6	152.5	147.8	91.5	111.7
85	153.2	154.0	149.4	92.6	112.9
86	154.8	155.6	151.1	93.7	114.1
87	156.4	157.2	152.7	94.8	115.4
88	157.9	158.8	154.3	95.8	116.6
89	159.5	160.4	156.0	96.9	117.9
90	161.1	162.0	157.6	98.0	119.1
91	162.6	163.6	159.2	99.0	120.3
92	164.2	165.2	160.8	100.1	121.6
93	165.7	166.7	162.4	101.1	122.8
94	167.3	168.3	164.0	102.2	124.0
95	168.8	169.8	165.6	103.2	125.2
96	170.3	171.4	167.2	104.2	126.5
97	171.9	173.1	168.8	105.3	127.7
98	173.4	174.6	170.4	106.3	128.9
99	175.0	176.2	172.0	107.4	130.2
100	176.5	177.8	173.6	108.4	131.0

9 薬品のとり扱い上の注意

◆劇薬・毒薬

<table>
<tr><th>物質名と特徴</th><th colspan="2">使用のさいや保管上の注意</th></tr>
<tr><td>濃 硫 酸
(濃度 96 %, 18 mol/L, 比重 1.84)
無色の液体
不 揮 発 性</td><td colspan="2">① 皮膚に触れると，やけどをするので，触れたら，すぐに多量の水で洗い流し，炭酸水素ナトリウム溶液で洗ったあと，さらに水洗いする。
② 繊維をいためるので，衣服につかないようにする。
③ 濃硫酸に水を注ぐと激しく発熱し，硫酸が飛散するので注意する[1]。</td></tr>
<tr><td>濃 硝 酸
(濃度 70 %, 15.7 mol/L, 比重 1.42)
無色の液体
揮 発 性</td><td colspan="2">① 皮膚に触れると，皮膚がおかされ黄変するので，触れたら，すぐに多量の水で洗い流す。蒸気は有害であるから，吸い込まないようにする。
② 繊維をいためるので，衣服につかないようにする。
③ 光により徐々に分解するので，褐色びんで，冷暗所に保存する。</td></tr>
<tr><td>濃 塩 酸
(濃度 37 %, 12 mol/L, 比重 1.19)
無色の液体
揮 発 性</td><td colspan="2">① 皮膚をおかす(赤くはれる)ので，触れたら，すぐに多量の水で洗い流す。
② 有害な刺激性の蒸気を出すので，吸い込まないようにする。
③ 蒸気は機械類をさびさせやすいので，密栓して蒸気がもれないようにして保存する。</td></tr>
<tr><td>酢 酸
(濃度 99.5 %, 17 mol/L)
揮 発 性</td><td colspan="2">① 皮膚をおかす(赤くはれる)ので，触れたら，すぐに多量の水で洗い流す。
② 刺激臭があるので，深く吸い込まないようにする。
③ 冬期は固体になる(融点約 17 ℃)ので，温めて液体にして用いる。</td></tr>
<tr><td>フェノール(石炭酸)
無色の結晶
揮 発 性</td><td colspan="2">① 皮膚に触れると，腐食する(痛みが激しい)から，手などに触れないように注意する。触れたときは，すぐに多量の水で洗い流す。
② 刺激性の蒸気を出すので，深く吸い込まないようにする。</td></tr>
<tr><td>過酸化水素水
(濃度 30 %)
無色の液体</td><td colspan="2">① 皮膚に触れると，激しく腐食するので，触れないように注意する。
② 二酸化マンガンに触れると，爆発することがあるので，注意する。
③ 日光が当たらないように，冷暗所に保存する。</td></tr>
<tr><td>水酸化ナトリウム
白色固体
潮 解 性</td><td colspan="2">① 皮膚を侵すので，手などについたら，すぐに多量の水で洗い流す。
② 水に溶かすと，多量の熱を出し，液の表面から霧状に飛散して目にはいることがあるので，注意する。
③ 水蒸気や二酸化炭素を吸収しやすいので，ゴムまたはプラスチックの栓で密栓して，空気に触れないように保存する。</td></tr>
<tr><td>アンモニア水
(濃度 28 %, 14.8 mol/L, 比重 0.9)
無色の液体
揮 発 性</td><td colspan="2">① 皮膚に触れると，アルカリの腐食性のために痛む。また，目にはいったときも激しい痛みを伴うので，すぐに多量の水で洗い流す。
② 刺激性の蒸気を出すので，吸い込まないようにし，また，密栓して冷暗所に保存する。</td></tr>
<tr><td>臭 素
暗赤色液体
揮 発 性</td><td colspan="2">① 蒸気は皮膚を腐食し，また，吸い込むと激しく痛むので，保存するときは，蒸気が出ないようにアンプルに入れて冷暗所に置く。
② 使用後に余った分は，水を加えて，褐色びんにたくわえる。</td></tr>
<tr><td>きわめて毒性の強い薬品</td><td>シアン化カリウム・シアン化ナトリウム・塩化水銀(Ⅱ)(その他の水銀(Ⅱ)塩)</td><td rowspan="2">保管・管理に注意する。また，使用後の廃液処理に注意する。</td></tr>
<tr><td>毒性の強い薬品</td><td>硫酸銅などの銅塩，酢酸鉛などの鉛塩，硝酸カドミウムなどのカドミウム塩</td></tr>
</table>

1) 濃硫酸・濃硝酸・濃塩酸を水でうすめるときは，水の中へそれぞれの薬品を静かに注ぎ入れる。

◆引火性の薬品

物 質	とり扱い上の注意
二硫化炭素・ジエチルエーテル・エタノール・メタノール・ガソリン類・石油エーテル・ベンゼン	いずれも密栓した容器に入れ，火気から離れた冷暗所に保存する。

10 食品化学実験で事故が起こったときの注意事項

食品化学実験では，いろいろな試薬をとり扱う。混合したり，加熱したりするときに事故が起こりやすい。指導に従って，慎重に実験を進めるようにする。

⑴**ガラスで手を切ったとき**　患部を水で洗い，手首をしっかり押さえて消毒薬を塗っておく。傷が深いときは，すぐに医師の治療を受ける。

⑵**やけどをしたとき**　熱水蒸気に触れたり，熱いガラス容器などに触れたとき，やけどをした部分が赤くなった程度であれば，冷水で冷やす。火ぶくれができる程度以上のときは医師の治療を受ける。

⑶**薬品に触れたとき**　濃い酸，濃いアルカリは，皮膚を腐食する性質が強いため，手についたら，すぐに多量の水で洗い流す。

【とり扱い上，注意を要するおもな薬品】

硫酸・硝酸・塩酸・酢酸・フェノール(石炭酸)・過酸化水素水・水酸化ナトリウム・アンモニア水・金属ナトリウム・金属カリウム

⑷**有毒ガスを吸ったとき**　すぐに室内の窓を開放し，新鮮な空気を吸う。衣服をゆるめ，静かに休む。めまいがしたり，呼吸が苦しいときは，すぐに医師の治療を受ける。

【とり扱い上，注意を要するおもな気体】

塩素・塩化水素・二酸化硫黄・二酸化窒素・アンモニア・フッ化水素・硫化水素・一酸化炭素・シアン化水素

⑸**薬品などが発火(引火)したとき**　すぐにガスを止め，まわりの引火性物質を除く。ごく小規模なら，自然消火を待つ。ぬれぞうきんでおおってもよい。

11 実験一覧(―の後の数字は，掲載しているページを示す。)

さくいん

し

す

せ

そ

た

ち

つ

て

と

な

に

の

は

■編修

東京農業大学名誉教授
高野克己

日本大学教授
竹永章生

一般財団法人東京顕微鏡院　食と環境の科学センター理事
安田和男

東京農業大学教授
山本祐司

東京農業大学教授
山内　淳

東京農業大学教授
辻井良政

東京農業大学助教
岡　大貴

神奈川県立吉田島高等学校総括教諭
片山章太郎

神奈川県立吉田島高等学校教諭
小澤清江

東京都立多摩科学技術高等学校講師
石塚和子

実教出版株式会社

写真提供・協力 —— アズワン㈱　㈱アマナイメージズ　㈱イマダ　㈱エー・アンド・ディ　東京理化器械㈱　㈱ニッカトー　日精㈱・共和真空技術㈱　日本分光㈱　㈱農業・食品産業技術総合研究機構 食品総合研究所　Adobe Stock

表紙・本文基本デザイン —— スギヤマデザイン

食品化学

©著作者　高野克己　ほか10名（別記）

●編者　実教出版株式会社編修部

●発行者　実教出版株式会社
代表者　小田　良次
東京都千代田区五番町5

●印刷者　壮光舎印刷株式会社
代表者　渡辺善広
東京都荒川区荒川8丁目20番1号

●発行所　実教出版株式会社
〒102-8377　東京都千代田区五番町5
電話〈営業〉(03) 3238-7777
〈編修〉(03) 3238-7781
〈総務〉(03) 3238-7700
https://www.jikkyo.co.jp/

002502020

ISBN 978-4-407-34874-3

3大栄養素の分解

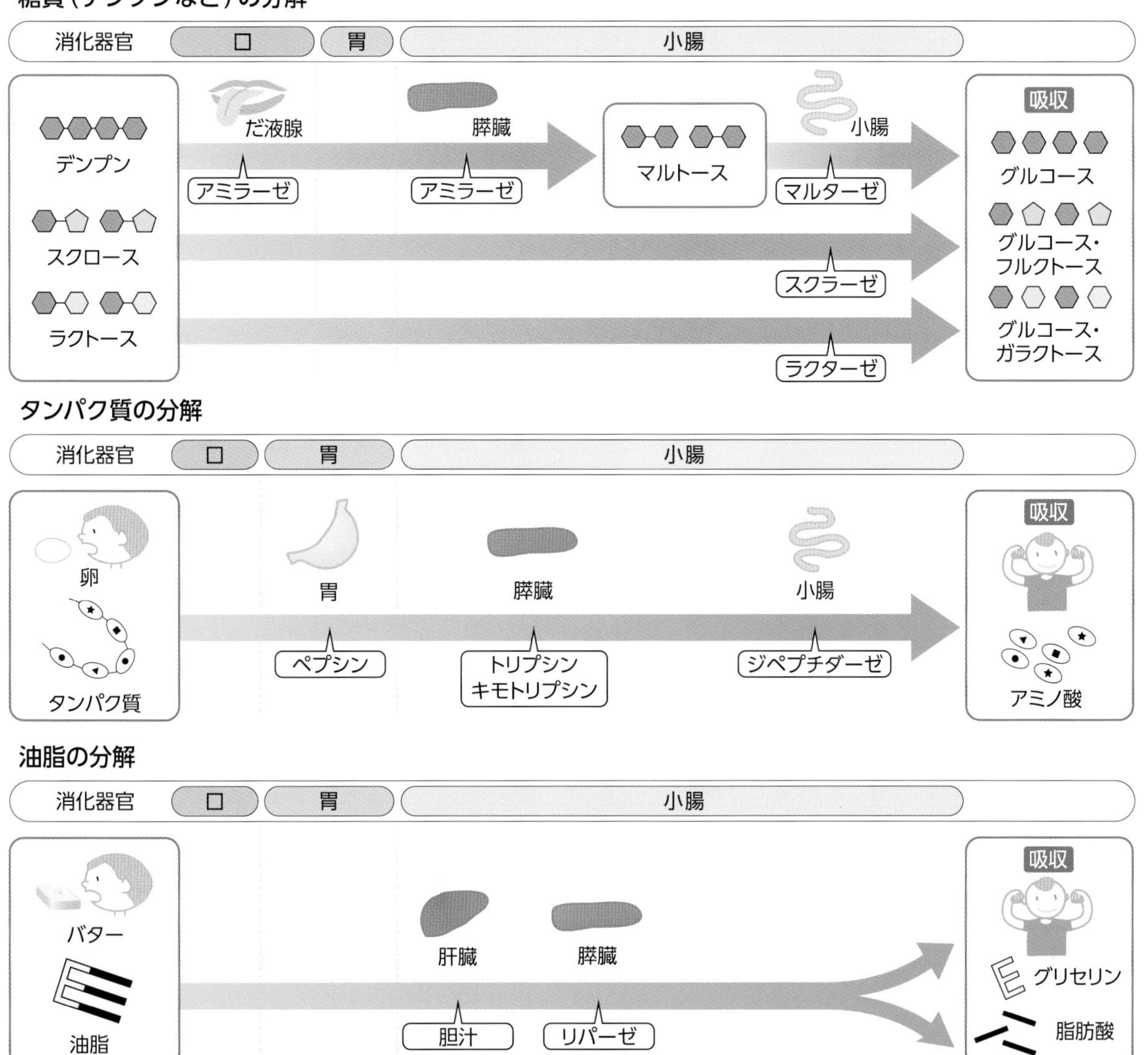

加水分解におけるヨウ素デンプン反応

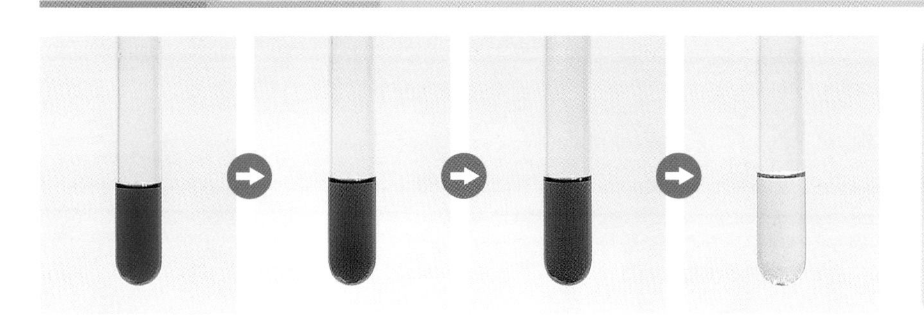

試験管にデンプン水溶液とヨウ素溶液を入れ，アミラーゼを加えて36℃に保つ（左端写真）。すると，徐々に加水分解され，ヨウ素デンプン反応により色が青紫～紫～赤褐色～無色へと変化していく。

食品化学にかかわるさまざまな化学反応

1 糖類の還元性

フェーリング液の還元反応

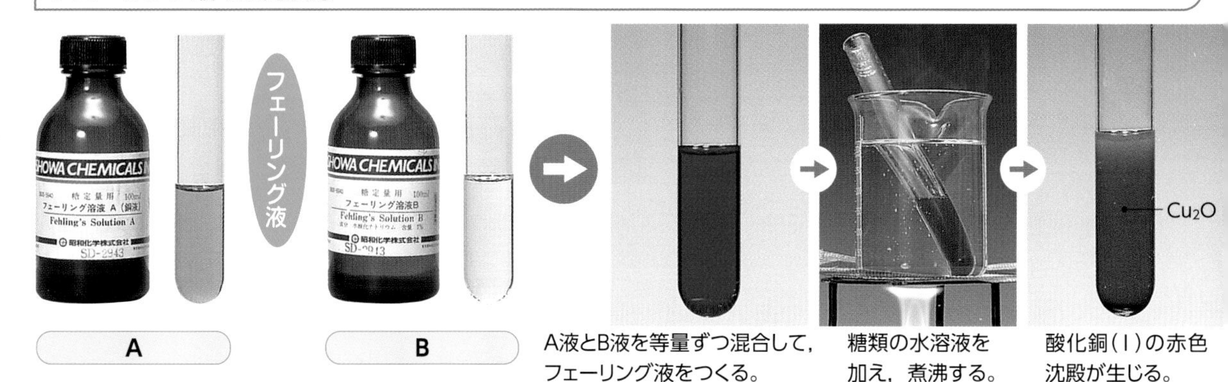

A液とB液を等量ずつ混合して，フェーリング液をつくる。

糖類の水溶液を加え，煮沸する。

酸化銅(Ⅰ)の赤色沈殿が生じる。

銀鏡反応

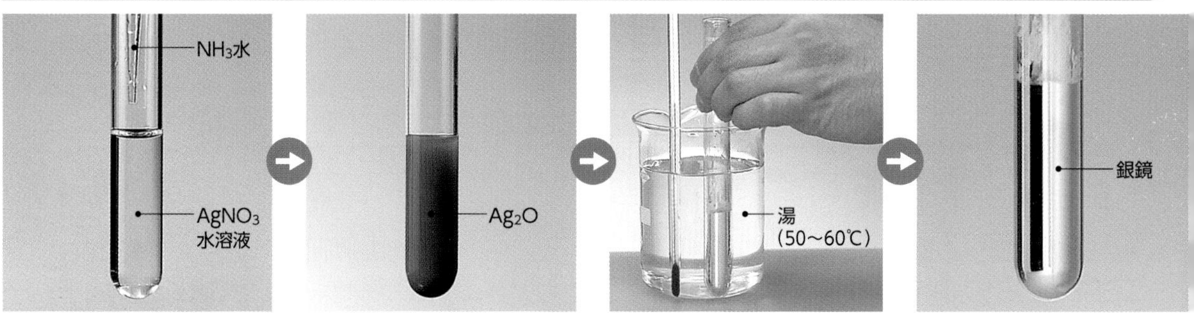

硝酸銀水溶液にアンモニア水を加える。

酸化銀の褐色沈殿が溶けるまでアンモニア水を加える。

糖類の水溶液を加えてあたためると，銀鏡ができる。

銀が析出する。

2 ヨウ素デンプン反応

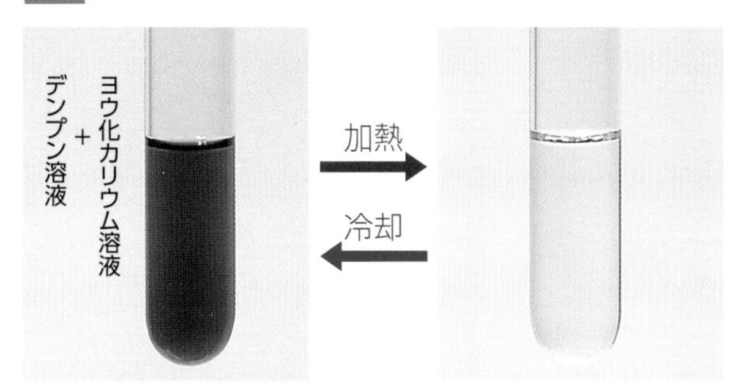

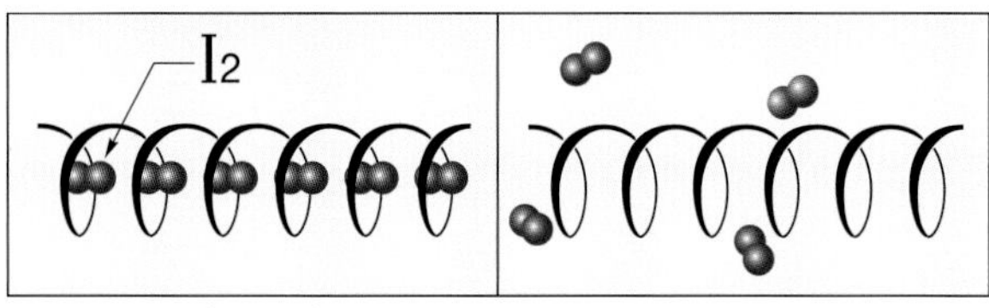

ヨウ素分子がデンプン分子のらせん構造にはいり込むことで呈色する。加熱すると，デンプン分子のらせん構造がゆるむのでヨウ素分子が遊離し色が消える。

3 アミノ酸の検出

アミノ酸にニンヒドリン水溶液を加えて加熱すると，青紫色になる（ニンヒドリン反応）。

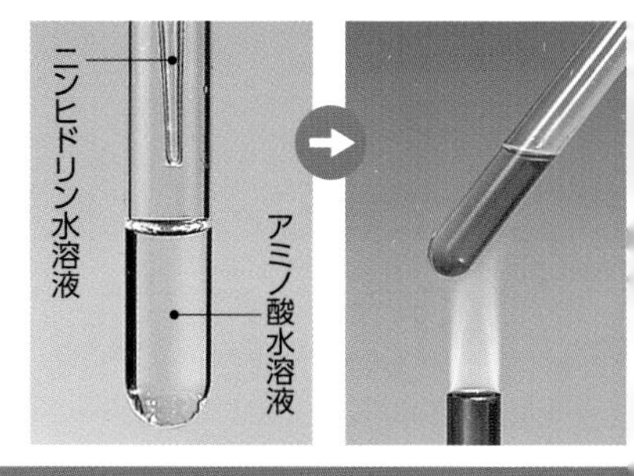

4 タンパク質の変性

酢酸によって魚肉タンパク質が変性し，白っぽくかたくなる。

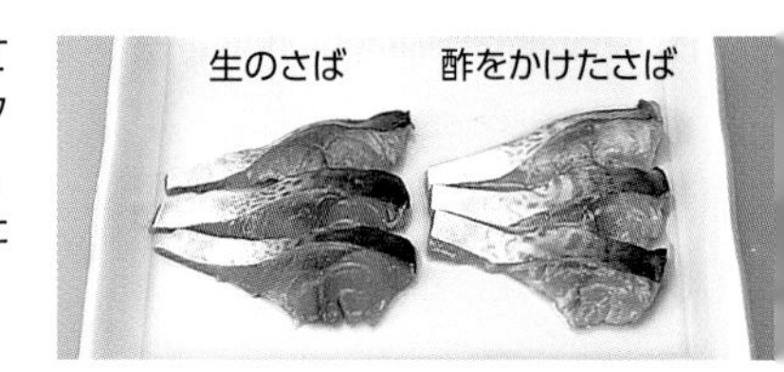

食用色素のペーパークロマトグラフィーによる定性

各食用色素の標準品

❶赤色102号 ❷赤色104号 ❸赤色105号 ❹赤色104号（上）・40号（下）
❺赤色2号 ❻赤色3号 ❼青色1号 ❽緑色3号 ❾黄色5号（上）・4号（下）

食品中に含まれる食用色素

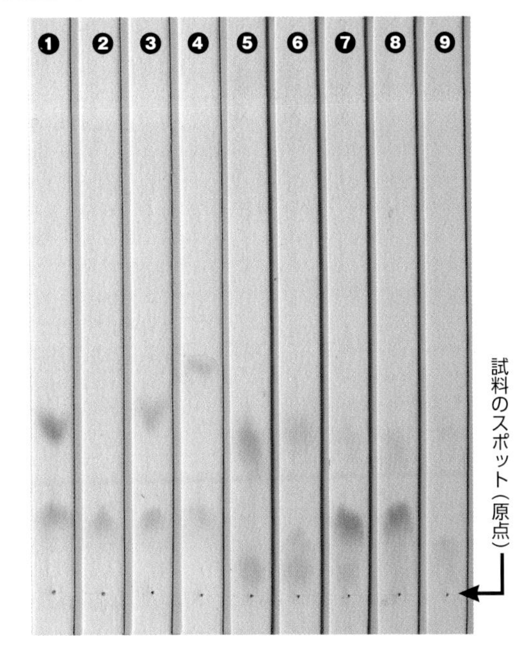

❶たくあん漬 ❷ドロップ ❸ゼリー ❹福神漬 ❺オレンジジュース ❻メロンジュース ❼グレープジュース ❽イチゴジュース ❾レモンジュース

細菌の培養

大腸菌群

■ EMB培地，35±1℃，24時間培養

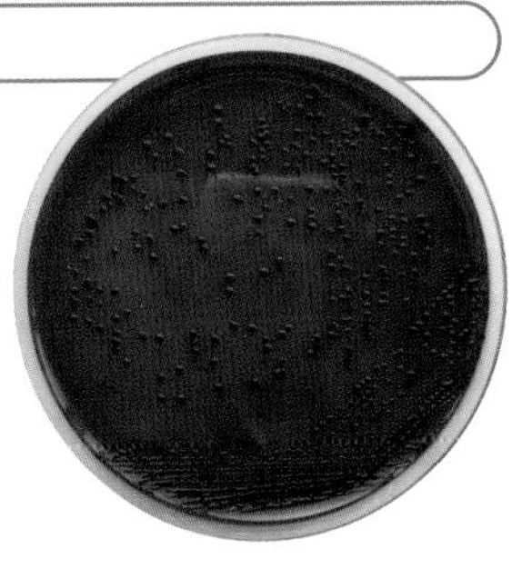

大腸菌群は，暗赤色の集落を形成する。培地の赤色は，培地組成に含まれる色素のエオジンＹとメチレンブルーの色である。

腸炎ビブリオ

■ TCBS寒天培地，35±1℃，24時間培養

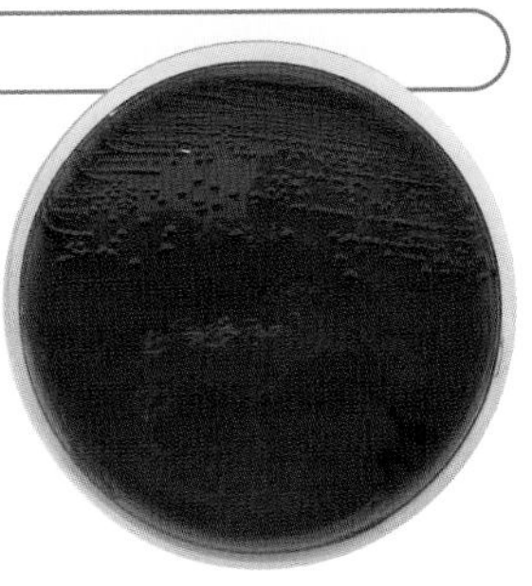

腸炎ビブリオは，青色の集落を形成する。培地の青緑色は，培地組成に含まれる色素のブロムチモールブルーとチモールブルーの色である。

手指の洗浄による付着菌数の変動

洗浄前の培養

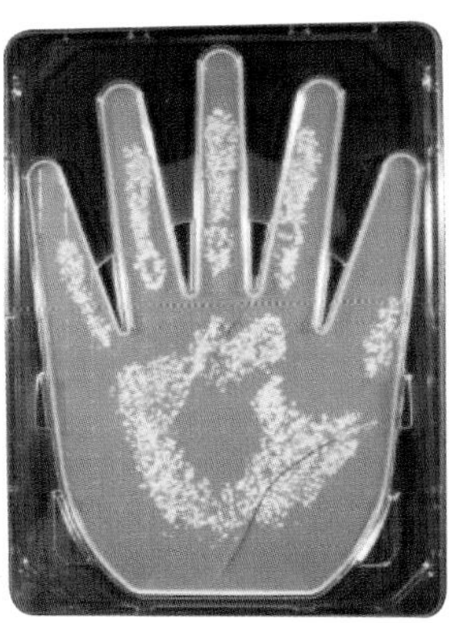

石けんによる洗浄後の培養

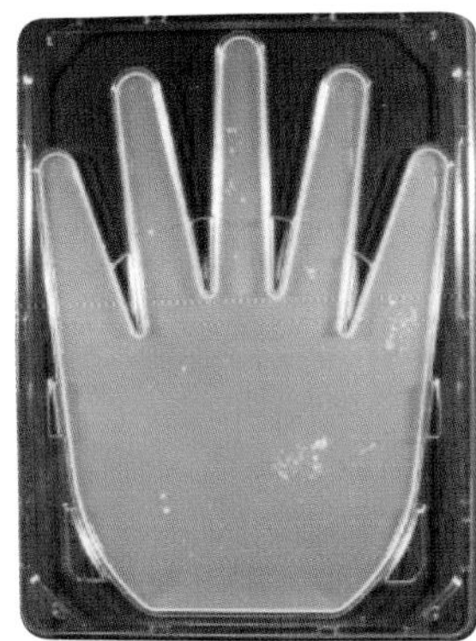

多数の一般生菌の繁殖がみられる。

■ 標準寒天培地，36℃，48時間培養